Dr. med. Anna Aulitzky

Dipl.-Psych. Julia König

KINDERWUNSCH

ALLES, WAS DU WISSEN MUSST

Medizinische Fakten und psychologische
Unterstützung für euer Familienglück

DK

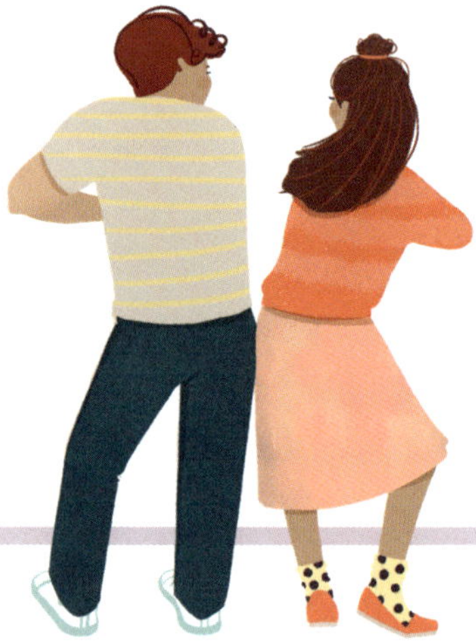

INHALT

KAPITEL 5

KINDERWUNSCH-BEHANDLUNGEN

KAPITEL 6

ZUKUNFTSPERSPEKTIVEN UND ALTERNATIVE MODELLE DER FAMILIENGRÜNDUNG

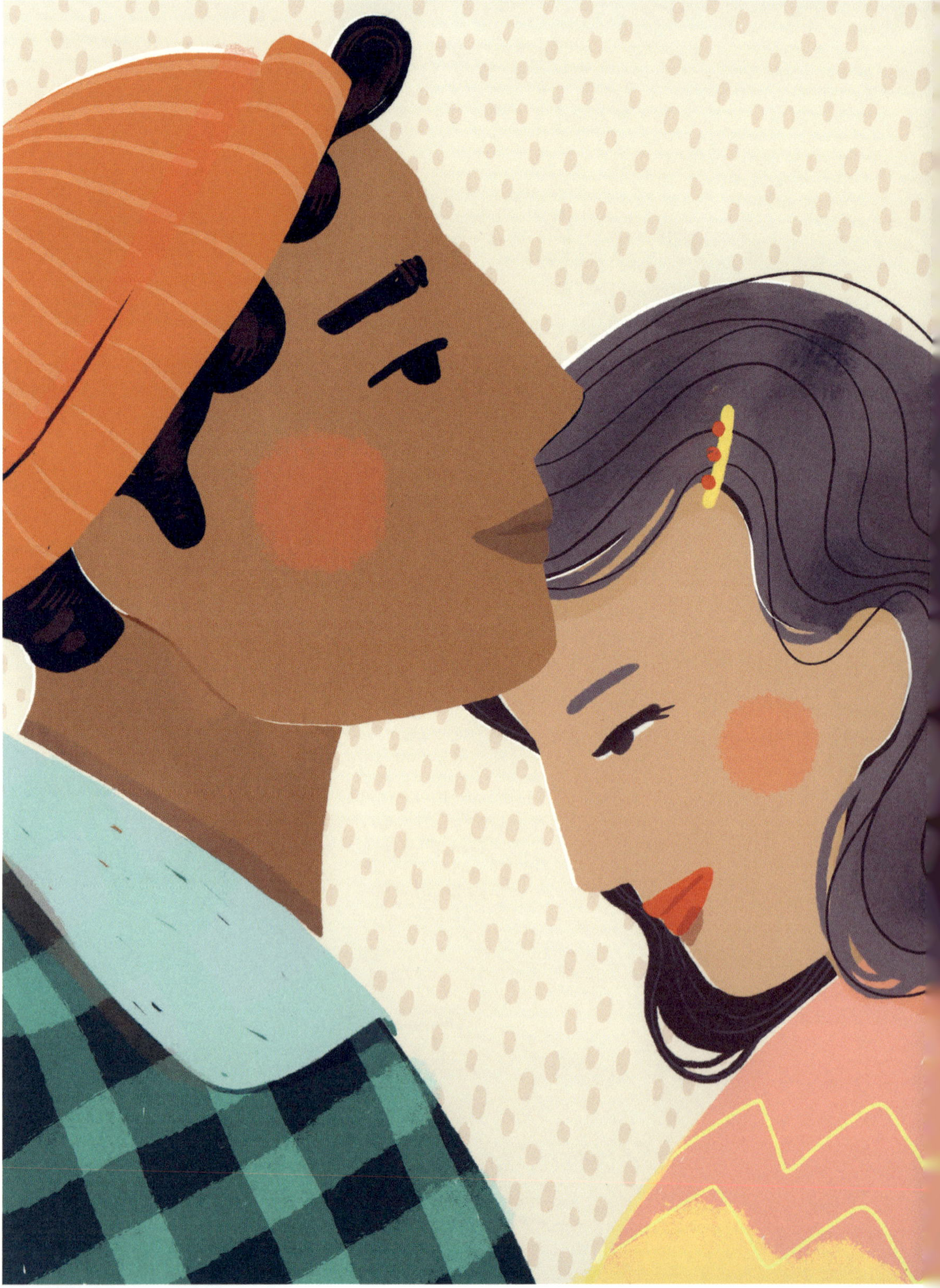

KAPITEL 1

WANN IST DER RICHTIGE ZEITPUNKT FÜR EIN BABY?

EINSTIEG IN DIE FAMILIENPLANUNG

Ein Kind zu bekommen, gehört für viele von uns zu einem erfüllten Leben dazu. Doch was, wenn dieser Wunsch nicht so leicht in Erfüllung geht? Immer mehr Paare und Einzelpersonen stehen genau vor dieser Herausforderung. Schätzungen zufolge ist jedes zehnte Paar ungewollt kinderlos. Während die Geburtenraten weltweit sinken, steigt die Zahl der künstlichen Befruchtungen im Labor, sogenannter IVF-Behandlungen, stetig an. Diese Entwicklung verdeutlicht, wie viele Menschen auf Unterstützung angewiesen sind, um sich ihren Traum von einer Familie zu verwirklichen.

Vermutlich haltet ihr dieses Buch gerade in den Händen, weil ihr euch in einer ähnlichen Situation befindet und euch fragt, ob es Zeit ist, ärztliche Hilfe in Anspruch zu nehmen. Vielleicht seid ihr auch schon einen Schritt weiter und habt bereits die Unterstützung einer Kinderwunschklinik in Anspruch genommen und wünscht euch emotionale Unterstützung und verständliche Erklärungen für den bevorstehenden Prozess. Ganz egal, an welchem Punkt ihr euch befindet, eines haben alle gemein: Ein unerfüllter Kinderwunsch ist immer eine intensive emotionale Achterbahnfahrt voller Hoffnungen, Zweifel, Glücksmomente und Enttäuschungen.

In unseren Praxen begleiten wir täglich Menschen, die unendlich viel Mühe, Hoffnung und Geld investieren, um sich ihren sehnsüchtigen Wunsch nach einem Kind zu erfüllen. Wir kennen nicht nur die körperlichen Herausforderungen und Schwierigkeiten, die diese Zeit mit sich bringt, sondern auch die enormen psychischen Belastungen, die sie begleiten.

Unser Buch soll euch helfen, wichtige Fragen zu klären und den Überblick zu behalten, und möchte euch mit wertvollen Tipps auf eurer Reise stärken und unterstützen. Es beinhaltet neben medizinischem Wissen auch praktische Ratschläge aus unserer täglichen Arbeit und liefert Antworten auf die drängendsten Fragen: Welche natürlichen Methoden können die Empfängnis fördern? Wann ist es sinnvoll, ärztliche Hilfe in Anspruch zu nehmen? Was erwartet euch bei einer Kinderwunschbehandlung? Wie geht man mit dem gesellschaftlichen Druck um? Wie bleibt ihr als Paar stark? Und wie entwickelt ihr die mentale Stärke, um diese herausfordernde Zeit zu meistern?

Dieser Ratgeber vereint medizinische und psychologische Perspektiven, um euch ganzheitlich zu unterstützen. Mit praktischen Informationen und einfühlsamen Tipps möchten wir euch auf eurem Weg begleiten. Unser Ziel ist es, euch Sicherheit, Zuversicht und Orientierung zu bieten, damit ihr euren persönlichen Weg zum Wunschkind gestärkt und mit Vertrauen gehen könnt.

Männer und Frauen mit Kinderwunsch: gemeinsam und doch verschieden

Die Entscheidung für ein Kind ist ein sehr persönlicher Prozess, der Frauen und Männer auf unterschiedliche Weise betrifft. Während Frauen biologisch stärker in den Prozess der Familiengründung eingebunden sind, nehmen Männer den Kinderwunsch häufig aus einer anderen Perspektive wahr. Diese geschlechtsspezifischen Unterschiede haben Einfluss auf die Fruchtbarkeit und die emotionalen Herausforderungen.

Einige biologische Fakten:

Frauen bilden bereits vor ihrer eigenen Geburt, noch im Mutterleib, eine festgelegte Anzahl an Eizellen aus, die als Follikel im Eierstock angelegt sind. Nach Einsetzen des natürlichen Zyklus in der Pubertät erhalten sie einmal im Monat die Chance, schwanger zu werden. Mit zunehmendem Alter nimmt nicht nur die Zahl der Eizellen Monat für Monat ab, sondern zusätzlich verringert sich auch deren Qualität. Die biologische Uhr beeinflusst also, wie lange die Möglichkeit zur Schwangerschaft besteht. Diese Voraussetzungen können die Sicht auf die Kinderplanung beeinflussen und sollten bei der Entscheidung für oder gegen ein Kind berücksichtigt werden.

Männer hingegen produzieren ihr Leben lang Spermien, und das in sehr großen Mengen – täglich sogar mehrere Millionen. Die Produktion bleibt bis ins hohe Alter erhalten. Doch auch bei Männern verringern sich mit der Zeit sowohl die Anzahl als auch die Qualität der Spermien. Trotz dieses natürlichen Rückgangs zweifeln wenig Männer an ihrer Fruchtbarkeit und fühlen sich auch in fortgeschrittenem Alter noch in der Lage, Kinder zu zeugen. Das könnte erklären, warum Männer das Thema Kinderwunsch eher ihrer Partnerin überlassen.

Unterschiedliche Vorstellungen: „Ich möchte ein Baby, aber mein Partner ist noch nicht so weit."

Gespräche über den Kinderwunsch können Paare vor große Herausforderungen stellen, vor allem, wenn es unterschiedliche Vorstellungen zum Timing gibt. Frauen beschäftigen sich früher und intensiver mit dem Thema, da sie sich ihrer biologischen Uhr bewusst sind und daher eher Zeitdruck empfinden. Aber manchmal ist es auch umgekehrt – der Mann denkt schon an ein Kind, während die Frau sich noch unsicher ist. In jedem Fall kann eine unterschiedliche Sichtweise zu Konflikten führen. Schließlich geht es um eine Entscheidung, die das Leben auf einschneidende Weise verändert.

Familie im Wandel der Zeit – der Trend zur späten Elternschaft

Prominente wie Janet Jackson oder Halle Berry zeigen, dass späte Schwangerschaften heute nichts Ungewöhnliches mehr sind. Das lässt uns glauben, dass wir den Zeitpunkt für ein Kind frei wählen können. So schieben Paare die Familienplanung auf, bis die Karriere läuft, das Haus gebaut ist oder der ideale Partner gefunden wurde. Doch die Realität ist: Das Alter spielt für die Fruchtbarkeit nach wie vor eine große Rolle.

Besonders in westlichen Ländern zeigt sich ein klarer Wandel: Immer mehr Frauen möchten sich heute Zeit nehmen, um ihre Ausbildung abzuschließen und beruflich auf sicheren Beinen zu stehen. Sie genießen ihre persönliche Freiheit und sind sich der Tatsache bewusst, dass die Betreuungsmöglichkeiten für Kinder oft unzureichend sind. Deshalb entscheiden sich viele, mit dem Kinderwunsch zu warten, bis eine verlässliche Betreuung sichergestellt ist. Noch vor einigen Jahren galt es als ungewöhnlich, wenn eine Frau mit Mitte 30 ihr erstes Kind bekam. Heute wird es eher als Ausdruck eines liberalen, selbstbestimmten Lebensstils angesehen, bei dem individuelle Entfaltung und bewusste Entscheidungen im Vordergrund stehen.

Dieser Trend ist eng verbunden mit den zahlreichen Möglichkeiten der modernen Reproduktionsmedizin, wie IVF (In-vitro-Fertilisation), ICSI (Intrazytoplasmatische Spermieninjektion) oder Eizellspenden, die den Weg zur Elternschaft auch in späteren Jahren ermöglichen. Doch trotz dieser Fortschritte bringt eine späte Elternschaft Herausforderungen mit sich. In der Medizin gelten Frauen ab Mitte 30 nach wie vor als „Spätgebärende“, was mit bestimmten Risiken verbunden sein kann. Worauf sollte man also achten, wenn man sich für eine späte Elternschaft entscheidet?

Ab etwa 35 Jahren nehmen die Probleme während der Schwangerschaft nachweislich zu, darunter Bluthochdruck, Schwangerschaftsdiabetes sowie Fehl- und Frühgeburten. Auch die Wahrscheinlichkeit für genetische Besonderheiten wie Trisomien steigt. Was zunächst vielleicht eine bewusste Entscheidung für späte Elternschaft war, kann zu ungewollter Kinderlosigkeit führen.

> *Ab etwa 35 Jahren nehmen zahlreiche Risiken während der Schwangerschaft nachweislich zu.*

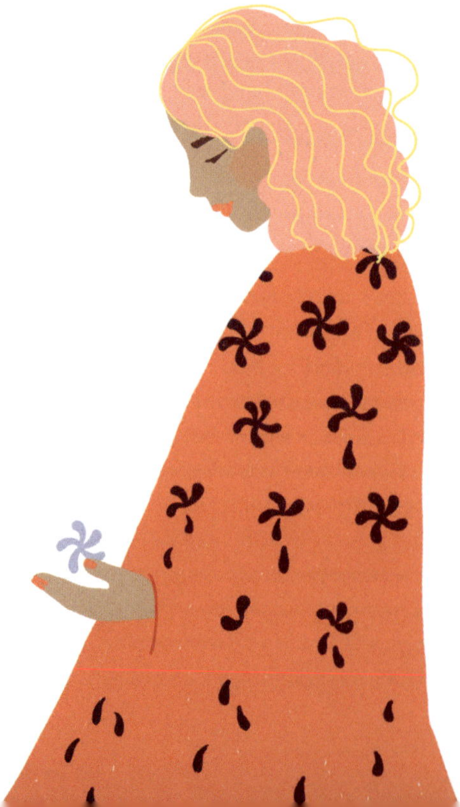

Trotz der Risiken bringt eine späte Elternschaft auch Vorteile mit sich. Ältere Paare sind oft finanziell besser abgesichert und verfügen über mehr Lebenserfahrung. Sie haben zumeist eine gute Ausbildung und die Partnerschaft ist stabiler. Ihre Entscheidung, Eltern zu werden, ist oft gut überlegt, und die Kinder sind echte Wunschkinder.

Wichtige Punkte, die ihr bei später Elternschaft beachten solltet:

- ***Ungewollte Kinderlosigkeit und Überschätzung der eigenen Fruchtbarkeit:*** *Sehr viele Paare sind sich der Bedeutung einer frühzeitigen Fruchtbarkeitsprüfung nicht bewusst. Häufig gehen Frauen und Männer davon aus, dass sie problemlos ein Kind bekommen können oder dass die moderne Reproduktionsmedizin im Problemfall eine Lösung parat hat. Deshalb entscheiden sich immer mehr Frauen erst mit 30 oder später für ein Kind, ohne sich darüber im Klaren zu sein, dass die Chancen auf eine Schwangerschaft und ein gesundes Kind mit zunehmendem Alter deutlich sinken – unabhängig davon, ob das Kind natürlich oder mit medizinischer Unterstützung gezeugt wird.*
- ***Nicht nur die Eizellreserve, die bereits im Mutterleib angelegt war, auch die Qualität der Eizellen nimmt mit den Jahren ab.*** *Das erhöht das Risiko für Fehlbildungen, Chromosomenanomalien und Schwangerschaftskomplikationen wie Präeklampsie. Späte Familienplanung führt daher häufig dazu, dass Paare auf medizinische Unterstützung angewiesen sind, um ihren Kinderwunsch zu verwirklichen.*
- ***Künstliche Befruchtung:*** *Für Paare, die Schwierigkeiten haben, auf natürlichem Weg ein Kind zu bekommen, bieten Methoden wie IVF oder ICSI eine wertvolle Unterstützung in einer Kinderwunschklinik. Zwar ist die Behandlung oft mit hohen Kosten und erheblichen körperlichen sowie psychischen Belastungen verbunden, doch sie ermöglicht es Paaren, ihren Kinderwunsch doch noch zu verwirklichen.*
- ***Eine Kinderwunschklinik bietet keine Garantie,*** *dass der lang ersehnte Wunsch nach einem Kind auch tatsächlich in Erfüllung geht. Trotz mehrerer Behandlungszyklen und intensiver medizinischer Bemühungen bleiben nicht wenige Paare kinderlos. Der Aufwand und die Hoffnung, die in diesen Prozess gesetzt werden, sind meist enorm, und die psychische Belastung ist entsprechend hoch. Daher ist es ratsam, von Anfang an eine realistische Erwartungshaltung zu entwickeln.*

TIPP:

Ängste oder Unsicherheiten rund um den Kinderwunsch sind ganz normal. Es empfiehlt sich, miteinander offen darüber zu sprechen.

Den richtigen Zeitpunkt für ein Baby finden

Die Frage nach dem „richtigen" Zeitpunkt wird heute, wie bereits erwähnt, oft von äußeren Faktoren wie beruflicher Flexibilität und individueller Freiheit bestimmt. Darüber hinaus kennt fast jeder eine oder mehrere Frauen, die ihr erstes Kind mit 40 Jahren oder später bekommen haben. Schnell wird daraus gefolgert, dies sei für jedes Paar realisierbar.

Doch natürlich geht es bei der Entscheidung für ein Kind vor allem auch um das innere Gefühl, bereit zu sein. Die Sehnsucht nach einem Kind erwächst oft aus dem Wunsch, sein Leben mit einem neuen, kleinen Menschen zu teilen.

Kinder sind erfrischend lustig, fantasievoll und für viele das größte Geschenk ihres Lebens. Doch neben Liebe und Zuneigung sind auch gute Nerven und Verantwortungsbewusstsein gefragt, denn eines ist sicher: Ein Kind stellt den Alltag völlig auf den Kopf! Die Entscheidung, ein Kind zu bekommen, ist eine der größten und bedeutendsten, die ihr als Paar treffen könnt. Sie verändert euer Leben in vielerlei Hinsicht und deshalb ist es wichtig, dass ihr euch ausreichend Zeit dafür nehmt.

Dabei müssen individuelle Wünsche und Bedürfnisse berücksichtigt werden. Plant ein Paar eine Schwangerschaft, umfasst diese Entscheidung soziale, finanzielle sowie natürlich medizinische und allgemein gesundheitliche Aspekte. Die Vorbereitung für eine möglichst gesunde Schwangerschaft, Überlegungen hinsichtlich der pränatalen Betreuung, also während der Schwangerschaft, und auch Gedanken und Vorstellungen zur Geburt beschäftigen viele bereits bei den ersten Überlegungen.

Auf den folgenden Seiten möchten wir euch bei genau diesen Aspekten unterstützen und euch helfen, eure Gedanken zu sortieren.

Praktische Tipps zur emotionalen Vorbereitung auf die Elternschaft

Eltern zu werden bedeutet, dass ihr euch auf eine ganz neue Lebensphase einlasst. Es ist wichtig, sich auch innerlich auf die Veränderung einzulassen. Als Eltern werdet ihr zahlreiche neue Erfahrungen machen, von Leichtigkeit und Freude bis hin zu Sorgen und Überforderung – die Palette an möglichen Gefühlen ist groß.

Diese Fragen helfen, euch auf die Elternschaft vorzubereiten:

- *Warum möchten wir eigentlich Eltern werden?*
- *Was erhoffen wir uns von diesem neuen Lebensabschnitt?*
- *Wie stellen wir uns das Leben mit einem kleinen Kind vor?*
- *Wer würde in dieser neuen Situation welche Aufgaben übernehmen?*
- *Wie könnte unser neuer Alltag aussehen?*
- *Wie teilen wir uns die Verantwortung und stellen sicher, dass auch Zeit für uns als Paar bleibt?*
- *Welche Werte sind uns in der Erziehung des Kindes wichtig?*

- *Gibt es Menschen in unserem Freundes- oder Familienkreis, die uns mit ihren Erfahrungen und Ratschlägen unterstützen können?*

Diese Überlegungen können euch Sicherheit für den nächsten Schritt geben:

Stabilität in der Beziehung: Es ist wichtig, dass ihr euch als Paar gut kennt und eure Werte und Ziele für die gemeinsame Zukunft grundsätzlich übereinstimmen. Überlegt euch: Wie seid ihr in der Vergangenheit mit Streit oder Unstimmigkeiten umgegangen? Konntet ihr Probleme gemeinsam bewältigen und Lösungen dafür finden? Fühlt ihr euch sicher, verstanden und wohl in eurer Beziehung? Kennt ihr die Stärken und Schwächen des anderen gut?

Denkt daran: *Die Entscheidung für ein Kind sollte aus Liebe und immer gemeinsam getroffen werden – nicht, um Probleme in der Beziehung zu lösen oder den Partner an sich zu binden. Ein Kind bringt oft neue Herausforderungen mit sich, wie Schlafmangel oder unterschiedliche Erziehungsvorstellungen, die Konflikte verstärken können. Die beste Basis für ein glückliches Familienleben ist, wenn eure Partnerschaft stabil ist und ihr ein starkes Team seid.*

Beruf und Karriere: Die Frage nach dem „richtigen Zeitpunkt" für ein Baby ist besonders in Hinblick auf die berufliche Situation nicht einfach. Frauen sind aufgrund biologischer Faktoren wie der Schwangerschaft oder Stillzeit stärker von Veränderungen betroffen. Die wachsende Tendenz, Elternschaft immer weiter hinauszuschieben, zeigt, wie schwierig es sein kann, den passenden Moment zu finden. Plötzlich steht man vor der Frage: Wie lassen sich die eigenen beruflichen Träume und der Wunsch nach einer Familie unter einen Hut bringen?

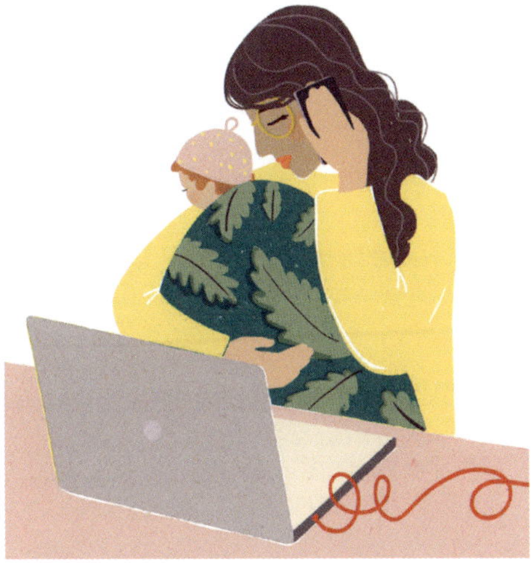

TIPP:

Setzt euch zusammen und überlegt, wie ihr euch euer Leben in den nächsten 2, 5 oder sogar 10 Jahren vorstellt. Wo seht ihr euch?

Besprecht auch, wie ihr euch die Rollenverteilung in eurem Alltag mit Kind vorstellt. Wer übernimmt welche Aufgaben und wie könnt ihr euch gegenseitig unterstützen? Wichtig ist, dass sich am Ende beide von euch wertgeschätzt und gleichberechtigt fühlen.

Fragebogen:

SIND WIR BEREIT FÜR EIN BABY?

Wie schätzen wir unsere momentane Beziehung ein?

- ☐ Unsere Beziehung ist stabil, wir können uns über unsere Bedürfnisse austauschen und wir fühlen uns beide bereit für ein Kind.
- ☐ Unsere Beziehung ist gefestigt, kleinere Konflikte lösen wir gut.
- ☐ Wir streiten oft und finden schwer einen gemeinsamen Nenner.
- ☐ Unsere Beziehung ist angespannt, wir finden selten Lösungen, die für uns beide passen.

Sind wir beide der Meinung, dass wir bereit sind, ein Kind zu bekommen?

- ☐ Ja, wir sind beide bereit und freuen uns darauf.
- ☐ Ja, einer ist bereit, der andere ist noch unsicher.
- ☐ Wir sind uns beide unsicher, ob wir schon bereit sind.
- ☐ Wir haben Angst vor den Herausforderungen und fühlen uns überfordert.

Haben wir ausführlich über die Herausforderungen der Elternschaft gesprochen?

- ☐ Ja, wir haben mehrfach darüber gesprochen und sind uns der Veränderungen bewusst.
- ☐ Wir haben grundsätzlich darüber gesprochen und sind zuversichtlich, Lösungen zu finden.
- ☐ Nein, wir haben nur oberflächlich darüber gesprochen.
- ☐ Nein, wir haben noch nicht darüber gesprochen.

Wie gut können wir unsere Arbeitszeiten an die Betreuung eines Kindes anpassen?

- ☐ Wir sind beide flexibel und können unsere Arbeitszeiten selbst mitgestalten.
- ☐ Einer von uns beiden ist flexibel und wir haben einige Möglichkeiten, Einfluss zu nehmen.
- ☐ Unsere Arbeitszeiten sind weitgehend vorgegeben. Freiräume zu schaffen ist schwierig.
- ☐ Unsere Arbeitszeiten sind festgelegt und bieten keine Anpassungsmöglichkeiten.

Haben wir uns Gedanken darüber gemacht, wie sich unser Beruf durch die Elternschaft verändern könnte (z. B. Elternzeit, Teilzeitarbeit)?

- [ ] Wir haben mögliche berufliche Veränderungen gut durchdacht.
- [ ] Wir sprechen öfter darüber, aber wir haben noch keinen genauen Plan.
- [ ] Über berufliche Aspekte haben wir uns erst wenig unterhalten.
- [ ] Nein, wir haben noch keine Pläne oder Ideen für berufliche Anpassungen.

Haben wir Familie und Freunde, die uns bei der Kinderbetreuung unterstützen können?

- [ ] Ja, wir haben verlässliche Menschen um uns, auf die wir zählen können.
- [ ] Ja, es gibt einige unterstützende Personen, aber sie sind nicht immer verfügbar.
- [ ] Wir haben nur begrenzte Möglichkeiten, auf Hilfe von Familie und Freunden zurückzugreifen.
- [ ] Nein, wir müssen andere Wege finden, um Unterstützung bei der Betreuung zu erhalten.

Fühlen wir uns emotional bereit, die Verantwortung für das Wohlergehen eines Kindes zu übernehmen?

- [ ] Ja, wir fühlen uns gut vorbereitet und sicher in unserer Entscheidung.
- [ ] Ja, wir fühlen uns größtenteils bereit, haben aber auch Bedenken.
- [ ] Wir sind unsicher, ob wir schon so weit sind.
- [ ] Nein, wir fühlen uns momentan nicht bereit, diese Verantwortung zu tragen.

Auswertung des Fragebogens:

→ ***Überwiegend positive Antworten:*** Wenn die meisten Antworten in die positive Richtung zeigen, zeigt es, dass ihr euch gut vorbereitet fühlt und bereit seid, den nächsten Schritt zur Familiengründung zu machen. Ihr habt bereits wichtige Aspekte bedacht und seid bereits gut informiert und vorbereitet!

→ ***Gemischte Antworten:*** Es gibt Bereiche, die möglicherweise weiterer Klärung oder Diskussion bedürfen. Es wäre sinnvoll, gezielt an den noch offenen Fragen zu arbeiten, bevor ihr euch dafür entscheidet, Eltern zu werden.

→ ***Überwiegend negative Antworten:*** Sind eure Antworten häufig negativ ausgefallen, scheint es sinnvoll, dass ihr euch mit der Familiengründung noch Zeit lasst. Überlegt, ob euch professionelle Unterstützung helfen könnte, mehr Klarheit über euren Wunsch nach einer Familie zu erhalten.

Dieser Fragebogen hilft euch zu reflektieren, wie gut ihr euch mit dem Thema Familiengründung auseinandergesetzt habt. Er dient dazu, ein besseres Gefühl für eure Wünsche, Vorstellungen und die praktischen Aspekte der Familiengründung zu bekommen.

GRUNDLAGEN DER MENSCHLICHEN FORTPFLANZUNG

Die Entscheidung für Schwangerschaft und Familie bewusst und gut informiert zu treffen, hat aus gesundheitlicher Sicht viele Vorteile. So können Risiken für eine Schwangerschaft oder die Geburt und bestehende oder zuvor nicht bekannte Erkrankungen frühzeitig erkannt, eingegrenzt oder idealerweise sogar ganz aus der Welt geschafft werden.

Besonders wichtige Aspekte sind dabei das Wissen um eine gesunde, ausgewogene Ernährung, ein gesundes Körpergewicht, körperliche Fitness sowie die Vermeidung von schädlichen Substanzen und gesundheitsgefährdendem Verhalten.

Aber auch das Verständnis für den eigenen Zyklus sowie das Wissen um Krankheiten, die die Fruchtbarkeit einschränken können, sind sehr nützlich, um eine möglichst gute Grundlage für eine gesunde Schwangerschaft zu schaffen und einem Kind den bestmöglichen Start ins Leben zu ermöglichen.

In diesem Kapitel möchten wir leicht verständlich darstellen, wie eine Schwangerschaft zustande kommt. Wir erklären den weiblichen Zyklus sowie die Fortpflanzungsorgane und die Hormone, die zusammenspielen müssen, damit eine Schwangerschaft eintreten kann.

Wie lange kann es dauern, bis eine Schwangerschaft eintritt?

Versucht ein Paar, ein Kind zu zeugen, ist es sehr schwer vorauszusagen, wie lange es dauern wird, bis eine Schwangerschaft eintritt. Manchmal funktioniert es schnell, aber oft dauert es auch einige Monate. Gesunde Paare mit regelmäßigem Geschlechtsverkehr zum richtigen Zeitpunkt haben eine 93%ige Chance auf eine spontane Schwangerschaft innerhalb von 12 Monaten. Es ist also völlig normal, dass es länger, sogar bis zu einem Jahr, dauern kann, bis sich eine Schwangerschaft einstellt. Ist die Fruchtbarkeit eines Paares geringfügig eingeschränkt, reduziert sich die Chance auf eine Schwangerschaft innerhalb eines Jahres bereits deutlich. Solch leichtere Einschränkungen können bereits ein unregelmäßiger Zyklus oder langsamere Samenzellen sein. Zudem hängt die Wahrscheinlichkeit, spontan schwanger zu werden, (leider) stark vom Alter der Frau ab und sinkt bereits ab etwa 35 Jahren.

Für die Frage, ob eine gesundheitliche Abklärung bei Ausbleiben einer Schwangerschaft sinnvoll ist, spielen also die Vorgeschichte beider Partner, eventuelle Vorerkrankungen, die Lebensweise und auch das Alter eine wichtige Rolle. Während man jungen Frauen eine gesundheitliche Abklärung empfiehlt, sofern über einen Zeitraum von 12 Monaten keine Schwangerschaft eingetreten ist, empfiehlt sich für Frauen ab 35 Jahren unter Umständen bereits nach eine Vorstellung beim Frauenarzt, wenn die Schwangerschaft 6 Monate ausbleibt.

Prozentsatz der Personen, die nach 1 Jahr schwanger werden

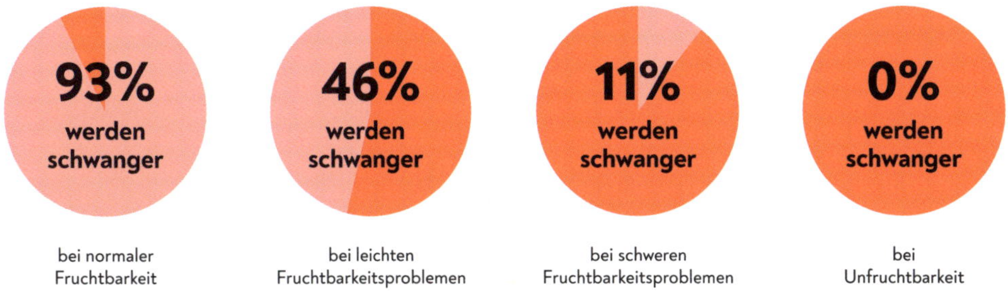

Adaptiert nach Evers, J.L.H. (2002). Female sub fertility. Lancet, 360, 151-159.

Was bedeuten Sterilität und Infertilität?

Gut zu wissen:

Definitionen

Sterilität *bedeutet das Ausbleiben einer Schwangerschaft trotz regelmäßigem ungeschütztem Geschlechtsverkehr über einen Zeitraum von 12 Monaten oder länger.*

Infertilität *bedeutet die Unfähigkeit, eine Schwangerschaft auszutragen.*

Nachdem jedoch international der Begriff „Sterilität“ durch „Infertilität“ ersetzt wurde, ist heute auch in der aktuellen medizinischen Leitlinie nur noch der Begriff „Infertilität“ üblich. Tritt trotz ungeschütztem Geschlechtsverkehr keine Schwangerschaft ein, spricht man von „primärer Infertilität“. Von „sekundärer Infertilität“ ist die Rede, wenn nach einer vorherigen Schwangerschaft keine weitere zustande kommt. Die Ursachen der Unfruchtbarkeit sind sehr vielfältig und können folgendermaßen zugeordnet werden: weibliche Ursachen 33-41 %, männliche Ursachen 25-39 %, gemischte Ursachen 9-39 %.

Meine Geschichte

„Am Anfang waren wir völlig entspannt. Wir hatten uns entschieden, es locker anzugehen und es einfach mal ‚zu probieren'. Aber dann war ich schon nach wenigen Monaten enttäuscht, dass es noch nicht geklappt hatte. Ich hätte nie gedacht, dass ich so schnell nervös und ungeduldig würde. Gedanklich hatte ich mich einfach schon darauf eingestellt, Mama zu werden. Ich dachte immer, dass es eher rasch geht mit dem ‚schwanger werden', wenn wir nicht mehr verhüten, und frage mich: Warum funktioniert es bei anderen so unkompliziert und bei uns nicht? Dann habe ich mich immer mehr mit dem Thema beschäftigt und viel dazu recherchiert. Dass ich und mein Partner Schwierigkeiten haben könnten, Kinder zu bekommen, habe ich mir vorher einfach nicht vorstellen können."

Anja, 34 Jahre

Wenn man sich gedanklich schon darauf eingestellt hat, Eltern zu werden, wird die Wartezeit schnell zur Geduldsprobe. Das geht sehr vielen so. Nicht wenige Paare haben in der Zeit des Probierens das Gefühl, es dürfte nicht so lange dauern, und Zweifel kommen schneller auf, als man denkt. Man fragt sich, ob bei einem selbst und dem Partner alles in Ordnung ist.

Diese Unsicherheit ist vollkommen normal, denn es geht um eine lebensverändernde Entscheidung. Bei vielen Paaren dauert es länger, bis sie schwanger werden, und das ist erst mal kein Grund zur Sorge.

Grundlagen der weiblichen Fruchtbarkeit

Das Verständnis des Zyklus und das Wissen um das fruchtbare Zeitfenster sind sowohl für die Zeugung als auch zur Vermeidung einer Schwangerschaft essenziell. In diesem Kapitel möchten wir diese Zusammenhänge etwas genauer beschreiben.

Der weibliche Zyklus dauert etwa 28 Tage. Dies ist ein Durchschnittswert, der etwas länger oder kürzer sein kann. Zykluslängen zwischen 21 und 35 Tagen sind dabei normal. Die Phase zwischen dem ersten Tag der Menstruation und dem Eisprung nennt man auch Follikelphase. Sie kann in der Länge variieren, während die Phase nach dem

Eisprung, auch Lutealphase genannt, in der Regel konstanter ist und etwa 14 Tage dauert.

Gut zu wissen:

Definitionen

*Die erste Regelblutung im Leben einer Frau heißt **Menarche**.*

***Zyklus** meint den Zeitraum zwischen zwei Regelblutungen, also die Phase vom ersten Tag einer Blutung bis zum ersten Tag der nächsten Blutung.*

*Ein anderes Wort für Regelblutung ist **Menstruation.***

***Oligomenorrhoe** bedeutet, dass die Zeitspanne zwischen zwei Regelblutungen zu lang ist (mehr als 35 Tage).*

***Amenorrhoe** bedeutet, dass die Regelblutung über einen Zeitraum von mindestens 3 Monaten komplett ausfällt.*

*Die **Menopause** ist die Phase nach der letzten Regelblutung im Leben einer Frau.*

Der erste Zyklustag entspricht dem ersten Tag der Regelblutung. Ab diesem Zeitpunkt wachsen in den Eierstöcken die Eibläschen oder Follikel heran. In diesen Follikeln reifen die Eizellen. Eizellen kann man mit dem bloßen Auge nicht sehen, die Follikel aber zum Beispiel mit einer Ultraschalluntersuchung gut erkennen. Einer dieser Follikel entwickelt sich zum sogenannten dominanten Leitfollikel und darf seine Eizelle mit dem Eisprung (auch: Ovulation) in den Eileiter und in Richtung Gebärmutter entlassen. Die anderen Eibläschen dieses Zyklus bilden sich wieder zurück. Manchmal kommt es auch zur Bildung von zwei dominanten Follikeln und es können somit zwei Eisprünge stattfinden. Auf diese Weise können zweieiige Zwillinge entstehen. Je älter Frauen werden, desto häufiger kommen mehrfache Follikelreifungen vor. Mehr als zwei Follikel reifen in natürlichen Zyklen allerdings nur sehr selten heran.

Außer der Reifung der Eizelle hat der Follikel noch eine zweite Funktion: den Aufbau der Schleimhaut in der Gebärmutter. Bestimmte Zellen des Follikels bilden das Hormon Östrogen, das für den Aufbau der Gebärmutter-Schleimhaut (auch: Endometrium) sorgt. Je größer der Follikel wird und je näher der Zeitpunkt des Eisprunges rückt, desto mehr Östrogen bildet er und umso höher wächst die Schleimhaut in der Gebärmutter.

Der Eisprung, der etwa 14 Tage vor der nächsten Menstruation stattfindet, ist der Zeitpunkt, an dem eine Eizelle aus dem Eierstock freigesetzt, vom Eileiter aufgefangen und durch den Eileiter zur Gebärmutter transportiert wird.

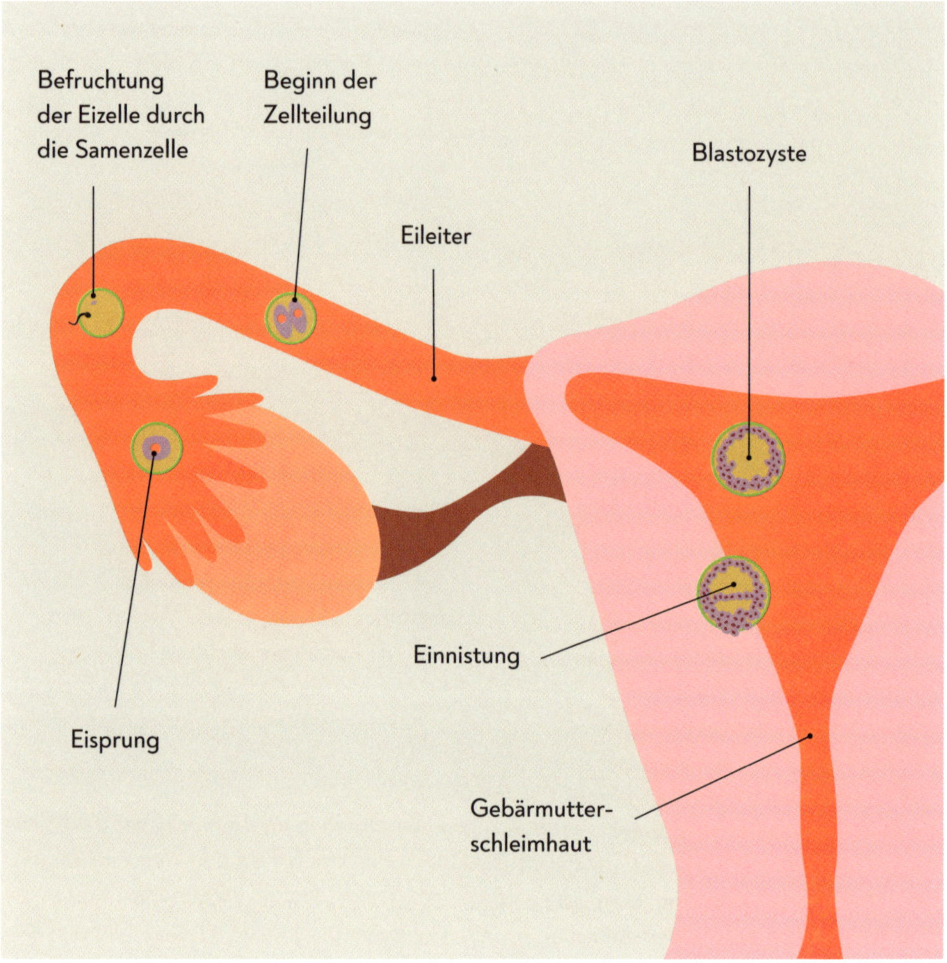

Es gibt in jedem Zyklus nur ein bestimmtes Zeitfenster, in dem man schwanger werden kann. Dieses Zeitfenster nennt man das „fruchtbare Fenster“. Es umfasst die fünf Tage vor dem Eisprung und den Tag des Eisprungs selbst. Dies liegt daran, dass Samenzellen bis zu fünf Tage im weiblichen Körper überleben können und die Eizelle nach dem Eisprung etwa 12–24 Stunden befruchtungsfähig ist.

Es gibt in jedem Zyklus nur ein bestimmtes Zeitfenster, in dem man schwanger werden kann.

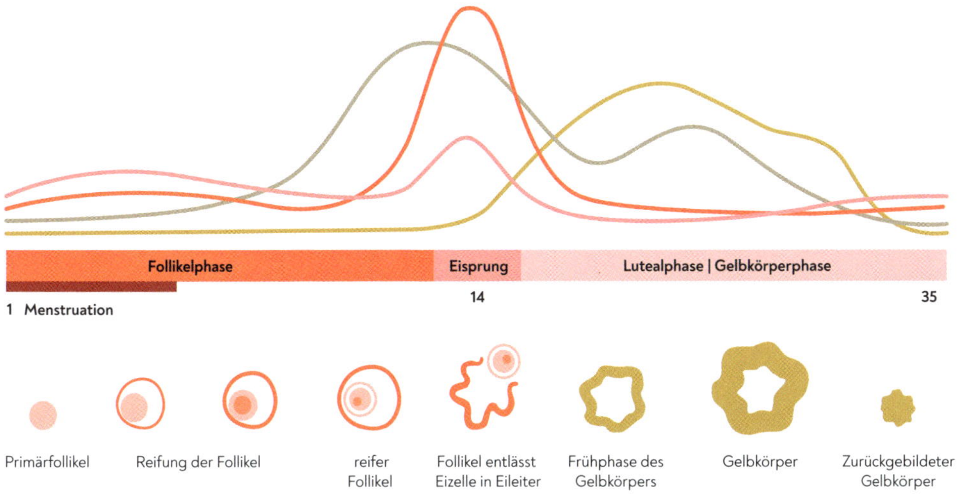

Männer haben kein „fruchtbares Fenster“, da Samenzellen in den männlichen Hoden ständig in großer Zahl neu gebildet sowie gespeichert werden.

Meistens findet die Befruchtung einer Eizelle bereits im Eileiter statt. Die befruchtete Eizelle kann sich dann in eine gut aufgebaute Gebärmutterschleimhaut einnisten.

Nach dem Eisprung fällt der zurückgebliebene Follikel leicht in sich zusammen und wird zum sogenannten Gelbkörper (auch: Corpus luteum). Dieser bildet nun weniger Östrogen als vor dem Eisprung, dafür aber zusätzlich Progesteron. Dieses Hormon sorgt für die Umwandlung der Schleimhaut in der Gebärmutter und für ein Einwachsen von Blutgefäßen und Drüsen in die Schleimhaut. Diese sind wichtig für die Versorgung des Embryos während der Schwangerschaft.

TIPP:

So wichtig das Wissen um das fruchtbare Fenster zur Planung einer Schwangerschaft auch ist, so sollte es euch nicht dazu verleiten, Sex nur noch um diesen Zeitpunkt herum zu planen. Setzt euch nicht zu sehr unter Druck und genießt Nähe und Intimität auch außerhalb der fruchtbaren Tage.

Also: Östrogen baut auf und Progesteron wandelt um und verfeinert

Dies ist ein fein aufeinander abgestimmter Ablauf, der durch viele Faktoren wie beispielsweise Stress, Schlafmangel, Reisen, Krankheiten oder auch schlechte Ernährungsgewohnheiten gestört werden kann.

Übrigens: Die Wahrscheinlichkeit, schwanger zu werden, ist etwas höher, wenn man bereits vor dem Eisprung Sex hatte. Dann können die Samenzellen, die bis zu fünf Tage überleben, bereits den Weg bis zum Eileiter zurücklegen und dort auf die empfindliche Eizelle warten. Sie haben dann eine größere Chance, die Eizelle in einem befruchtungsfähigen Zustand vorzufinden. Sind die Samenzellen zu spät dran, kann es sein, dass die Eizelle bereits verfallen und nicht mehr befruchtungsfähig ist.

Der Gelbkörper überlebt nach dem Eisprung ungefähr 14 Tage. Danach bildet er sich zurück. Wenn sich in der Gebärmutter kein Embryo eingenistet hat, verringert sich der Progesteronwert, was die nächste Regelblutung einleitet.

Eizellreserve und Eizellqualität

Mit zunehmendem Alter nehmen bei Frauen die Fruchtbarkeit und die Chance auf eine Schwangerschaft immer mehr ab, bis in der Menopause eine Schwangerschaft nicht mehr möglich ist. Der Grund dafür ist, dass jede Frau nur über eine endliche Anzahl an Eizellen verfügt, die bereits lange vor ihrer eigenen Geburt während ihrer embryonalen Entwicklung in der Frühschwangerschaft angelegt wurden, also in der frühen Phase der Entwicklung eines ungeborenen Mädchens im Mutterleib. Im Laufe des Lebens kommen keine weiteren Eizellen mehr hinzu.

Neuere Untersuchungen zeigen zwar, dass im Eierstock noch Stammzellen vorhanden sind, welche die Fähigkeit zur Bildung von Eizellen hätten, aber im Großen und Ganzen kann man wohl davon ausgehen, dass nach der Anlage beim weiblichen Embryo die endgültige Zahl der Eizellen festgelegt ist und keine neuen mehr gebildet werden.

Warum nimmt die Eizellreserve mit dem Alter ab?

Bei einem ungeborenen Mädchen sind um die 20. Schwangerschaftswoche herum etwa sieben Millionen Eizellen vorhanden. Zum Zeitpunkt der Geburt verfügt das Mädchen dann noch über etwa zwei Millionen Eizellen. Bis zum Eintritt der Pubertät wird sich diese Zahl weiter verringern, sodass mit Einsetzen der ersten Regelblutung (Menarche) noch 300 000 – 500 000 Eizellen vorhanden sind.

Ab diesem Zeitpunkt werden nun jeden Monat viele dieser Eizellen in ihren Follikeln zur Reifung bereitgestellt, doch nur eine oder in Ausnahmefällen zwei werden tatsächlich einen Eisprung durchlaufen. Die anderen Eizellen werden abgebaut und ihre Follikel bilden sich zurück.

In einem Zyklus werden so bis zu etwa 1000 Eizellen „verbraucht“, nur etwa 500 Eizellen können im Laufe des Lebens einer

Frau einen Eisprung vollziehen. So kommt es zu stetiger Abnahme der ursprünglich angelegten Eizellreserve, bis schließlich in der Menopause keine Zellen mehr in den Reifungsprozess eintreten. Interessanterweise ist dieser Vorgang unabhängig von der Anzahl der Schwangerschaften oder der Einnahme von Kontrazeptiva (Antibabypille).

Eizellqualität

Doch nicht nur die Anzahl der Eizellen nimmt mit zunehmendem Alter einer Frau ab, auch deren Qualität verschlechtert sich zunehmend. Das hat folgenden Hintergrund: Je älter wir werden, desto häufiger kommt es während der Reifeteilungen der Eizellen zu Fehlern. Reifeteilungen (die sog. Meiose) sind notwendig, um eine Befruchtung durch die Samenzelle überhaupt zu ermöglichen. Dabei wird, vereinfacht gesagt, das Erbgut einer Vorläuferzelle zweimal aufgeteilt. Die Erbanlagen werden sowohl bei den Reifeteilungen als auch bei der Befruchtung neu gemischt.

Durch die fehlerhafte Trennung von Chromosomen kann eine Chromosomenstörung entstehen. Dies kann beispielsweise zum Fehlen eines Chromosoms (Monosomie) oder auch zu einem zusätzlichen Chromosom (Trisomie) beim Kind führen.

Gut zu wissen:

Die erste Reifeteilung findet bereits vor der Geburt statt. Die zweite Reifeteilung durchläuft die Eizelle jedoch erst kurz vor dem Eisprung.

Diese Zunahme an fehlerhaften Verteilungen der Erbanlagen ist auch der Grund für das erhöhte Risiko für Chromosomenstörungen, Fehlbildungen und Schwangerschaftsverlusten bei Frauen in höherem Alter.

Gut zu wissen:

Verantwortlich für die richtige Aufteilung der Erbanlagen ist vor allem der sogenannte Spindelapparat der Zelle. Dieser wird unzuverlässiger, je älter eine Frau ist. Spätestens ab dem 35. Lebensjahr zeigt sich diese Tendenz, und die Erfolgsraten für eine natürliche Empfängnis sowie die Erfolgsraten bei Fruchtbarkeitsbehandlungen sinken aufgrund der schlechteren Eizellqualität.

Die männliche Fruchtbarkeit

Auch die männliche Fruchtbarkeit hängt von verschiedenen Faktoren ab. Bei Männern gibt es aber, wie bereits erwähnt, kein „fertiles Fenster". Die männliche Fruchtbarkeit wird vielmehr von Faktoren wie Qualität und Quantität (Anzahl) der Samenzellen sowie dem allgemeinen Gesundheitszustand des Mannes und der Gesundheit seines Fortpflanzungssystems bestimmt.

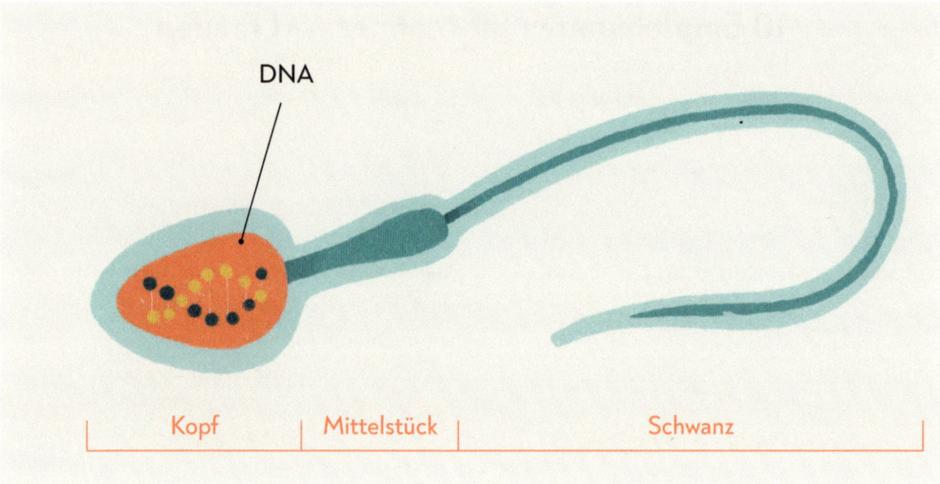

Männer produzieren kontinuierlich viele Samenzellen. Diese brauchen im Durchschnitt 74 Tage, um vollständig zu reifen, und werden in den Hoden gespeichert. Fruchtbare Spermien sind in der Regel bis zu drei Tage nach der Ejakulation befruchtungsfähig, können aber unter idealen Bedingungen bis zu fünf Tage im weiblichen Körper überleben. Auch die Samenzellen müssen Reifeteilungen durchlaufen, um die Bildung und Mischung neuer Erbanlagen zu ermöglichen. Sie sind zum Zeitpunkt der Reifeteilung aber „jünger" als die Eizellen, da sie ständig neu gebildet werden. Daher passieren bei ihrer Teilung seltener Fehler, die zu Chromosomenstörungen führen.

Fruchtbarkeitsprobleme bei Männern können mit der Produktion der Samenzellen, den Organen des Fortpflanzungsapparats, hormonellen Störungen oder genetischen Ursachen zusammenhängen. Auch die Ernährung und der Lebensstil, Umweltfaktoren oder Krankheiten können die Qualität der Samenzellen beeinflussen. Durch eine starke Grippe beispielsweise können die Samenzellen geschädigt werden, sodass sich die Samenqualität verschlechtert.

Hierbei spielt der Lebensstil eine wichtige Rolle. So können übermäßiger Alkoholkonsum, Rauchen, Drogen, Anabolika, schlechte Ernährung und Bewegungsmangel die Samenzellen nachhaltig schädigen.

Auch das Alter des Mannes spielt bei der Fertilität eine Rolle, allerdings in etwas geringerem Maße als bei der Frau. Es gibt Hinweise darauf, dass sich bei Männern ab 40 Jahren die Samenzellen langsamer bewegen und sie weniger mobil sind. Auch genetische Anomalien liegen häufiger vor.

Insgesamt kann die Samenqualität mitunter ein Spiegel des gesamten Gesundheitszustandes des Mannes sein. So haben Männer, die einen gesunden Lebensstil pflegen, auf eine gute Ernährung achten sowie sich ausreichend bewegen, eine bessere Chance, gesunde Samenzellen zu bilden.

10 Empfehlungen für Männer und Frauen zur Verbesserung der Fruchtbarkeit

→ *Gesund essen:* *Eine ausgewogene Ernährung mit zahlreichen Vitaminen, Antioxidantien und Mineralien sowie hochwertigen Kohlenhydraten unterstützt die Qualität der Ei- und Samenzellen.*

→ *Rauchen:* *Ein Verzicht ist unter Umständen schwer, lohnt sich aber! Nikotin schädigt Samen- und Eizellen gleichermaßen.*

→ *Gesundes Gewicht:* *Übergewicht und Untergewicht können die Fruchtbarkeit beeinflussen.*

→ *Bewegung:* *Regelmäßige und angemessene Sporteinheiten fördern Fitness und Wohlbefinden.*

→ *Alkohol in Maßen:* *Frauen 1-2 Einheiten und Männer maximal 4 Einheiten pro Woche.*

→ *Drogen aller Art, beispielsweise Marihuana, sowie Anabolika vermeiden.*

→ *Ausreichend Schlaf:* *Gute Schlafqualität unterstützt das körperliche Wohlbefinden; Schlafmangel ist ein Feind der Libido.*

→ *Falls eine Krankheit wie z. B. Diabetes mellitus oder Schilddrüsendysfunktion besteht, lasst sie durch einen Arzt möglichst gut einstellen.*

→ *Regelmäßiger Geschlechtsverkehr:* *alle 1-3 Tage zum richtigen Zeitpunkt erhöht die Chance auf eine spontane Schwangerschaft.*

→ *Gutes Timing ist wichtig:* *Versucht das fertile Fenster zu ermitteln und möglichst zu nutzen.*

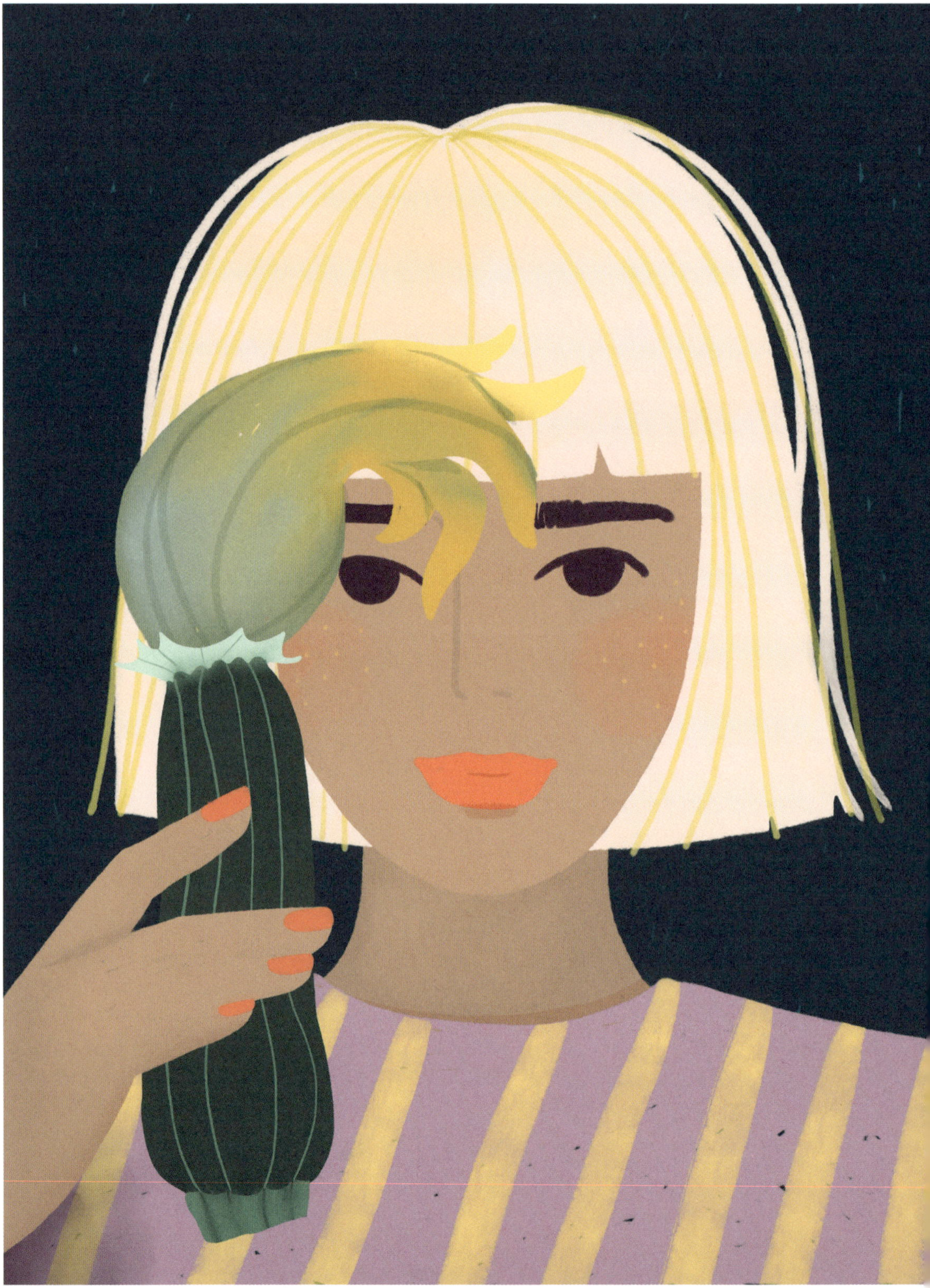

KAPITEL 2

GESUNDER LEBENSSTIL UND PSYCHISCHES WOHLBEFINDEN

LIFESTYLE UND ERNÄHRUNG

Was kann man selbst tun, um die Chancen auf eine Schwangerschaft zu erhöhen? Änderungen des Lebensstils sind oft schwierig und scheinbar anstrengend. Die eigenen Gewohnheiten einer kritischen Prüfung zu unterziehen, lohnt sich aber. Oftmals schleichen sich in unseren Alltag ungesunde Verhaltensweisen oder Ernährungsgewohnheiten ein, die sich mit wenig Aufwand ändern lassen.

In diesem Kapitel wollen wir Anhaltspunkte geben, welche Lebensgewohnheiten für den Kinderwunsch förderlich sind und was wenig hilfreich oder sogar potenziell schädlich ist. Ob man sich erst seit kurzer Zeit eine Familie wünscht oder sich schon länger mit diesem Thema beschäftigt, spielt dabei keine Rolle. Die bewusste Entscheidung für einen gesünderen Lebensstil ist immer sinnvoll.

Im Idealfall gelingt das schon drei bis sechs Monate, bevor ein Paar aktiv versucht, ein Kind zu zeugen, weil sich die Chancen auf eine Schwangerschaft dann verbessern. Gesündere Schwangere werden tendenziell schneller schwanger, haben aber außerdem auch unkompliziertere Schwangerschaftsverläufe und Geburten. Es gibt also viele gute Gründe, die eigenen Lebensgewohnheiten zu überprüfen.

Vornehmlich selbst beeinflussen kann man folgende Aspekte: ein gesundes Körpergewicht, regelmäßige körperliche Aktivität, gesunde Ernährung und gutes Stress-Management.

Ist unser Lebensstil in mehrfacher Hinsicht nicht ideal, verstärken sich die negativen Effekte gegenseitig: Wenig Sport und permanenter Stress sind also potenziell schädlicher als Bewegungsmangel allein. Im Umkehrschluss bedeutet dies aber auch: Je mehr Faktoren man ändert – hin zu einem gesünderen Lebensstil –, desto stärker wirkt sich das positiv aus.

Gesundes Körpergewicht

Ein gesundes Körpergewicht hat nichts mit einem fixen Idealgewicht zu tun, sondern kann individuell sehr unterschiedlich sein und ist in Relation zu Körpergröße, Geschlecht, Alter und Muskelmasse zu sehen. Es reduziert das Risiko für verschiedene gesundheitliche Probleme, erhöht die Fruchtbarkeit und hat einen positiven Einfluss auf Schwangerschaft und Geburt. Übergewicht ebenso wie Untergewicht hingegen schaden der Eizellqualität, dem Biorhythmus und der Fruchtbarkeit. Ein Lebensstil, der auf gesunde Ernährung und körperliche Aktivität setzt, ist daher wichtig. Auf keinen Fall sollte man aber in Eigenregie Crash- oder Radikaldiäten durchführen. Diese können schlimmstenfalls zu Mangelzuständen oder zum bekannten Jo-Jo-Effekt führen, bei dem man nämlich nach der Diät sofort wieder zunimmt. Eine sanfte Gewichtsregulation ist viel gesünder. Gerade bei Übergewicht hat schon eine Gewichtsabnahme von 5–10 % einen deutlich positiven Effekt auf die Fruchtbarkeit.

Wie bereits erwähnt, kann sich sowohl Über- wie auch Untergewicht negativ auf die Fruchtbarkeit von Männern und Frauen auswirken. Zur Beurteilung eines gesunden Körpergewichts werden verschiedene Größen herangezogen:

Body-Mass-Index (BMI): Der BMI ist eine grobe Orientierung für ein gesundes Körpergewicht. Ein BMI zwischen 18,5 und 24,9 gilt für die meisten Erwachsenen als gesund. Dieser Wert berücksichtigt aber weder den Anteil an Muskelmasse noch die Fettverteilung, zwei weitere wichtige Faktoren, und ist daher mit Vorsicht zu genießen.

Zur Berechnung wird folgende Formel herangezogen:

Körpergewicht in kg / (Körpergröße in m)^2

Körperfettanteil: Neben dem BMI spielt auch der Körperfettanteil eines Menschen eine wichtige Rolle. Ein Wert von ungefähr 10–20 % wird für Männer als Referenzbereich angesehen, Frauen sollten einen Wert von etwa 20–30 % anstreben – natürlich abhängig vom individuellen Fitnessniveau.

Taillen-Hüft-Verhältnis: Dieses Verhältnis liefert einen Anhaltspunkt für die körperliche Fettverteilung. Ein hoher Bauchumfang kann mit Gesundheitsrisiken verbunden sein, da er auf einen zu hohen Anteil an viszeralem Fett hindeutet. Im Gegensatz zum subkutanen Fett, dem Unterhautfettgewebe, ist das viszerale Fett in der Bauchhöhle eingelagert und umhüllt die inneren Organe. Dieses Fett ist ein Risikofaktor für verschiedene gesundheitliche Probleme.

Für Männer gilt ein Taillen-Hüft-Verhältnis unter 0,9 und für Frauen ein Wert unter 0,85 als gesund.

Muskelmasse: Der Anteil an Muskelmasse eines Menschen kann seine Gesundheit positiv beeinflussen. Ein höherer Anteil an Muskelmasse geht im Allgemeinen mit besserer Fitness einher und fördert den Stoffwechsel.

Bewegung und körperliche Aktivität

Körperliche Aktivität trägt zu einem gesunden Lebensstil bei und reduziert Gesundheitsrisiken. Sie ist dem Wohlbefinden ebenso förderlich wie dem Stressabbau und wirkt sich damit positiv auf die Gesundheit und somit auch auf die Fruchtbarkeit aus. Ein ausgewogenes, balanciertes Training mit einer Mischung aus Krafttraining und Ausdauersport unterstützt die Fettverbrennung und den Muskelaufbau und hilft dem Körper, im Gleichgewicht zu bleiben.

Exzessive Sporteinheiten oder Leistungssport in Verbindung mit einem niedrigen

Körperfettanteil können hingegen den Hormonhaushalt aus dem Gleichgewicht bringen. In manchen Fällen stellt die Hirnanhangsdrüse die Hormonausschüttung sogar komplett ein. Der übergeordnete Taktgeber des Körpers – der Hypothalamus – ist dann so empfindlich gestört, dass kein Eisprung mehr stattfindet. Das Resultat ist eine verringerte Rate fruchtbarer Zyklen. Das ist besonders relevant bei Frauen mit niedrigem Körpergewicht, denn in Kombination mit geringem Körperfettanteil und exzessiven Sporteinheiten kann bei manchen Frauen der Biorhythmus aus dem Gleichgewicht geraten. Spürbar ist für die Frauen dann oft erst die Folge – ein längerfristiges Ausbleiben der Regelblutung. Hier gilt es, Gewicht zuzunehmen und die Sporteinheiten zu reduzieren bzw. durch sanftere Bewegungseinheiten zu ersetzen.

Merke: *Leistungssteigernde Mittel wie Anabolika sind körperlich schädlich und können sich besonders bei Männern gravierend auf die Samenqualität auswirken.*

Meine Geschichte

„Seit meiner frühen Jugend war ich Leistungssportlerin. Ein straffes Trainingsprogramm war für mich Pflicht und an der Tagesordnung. Ski-Bergsteigen gehört eher zu den Nischensportarten, deswegen habe ich mir meine Trainingseinheiten größtenteils selbst und ohne professionelles Team oder Trainer zusammengestellt. ‚Mehr ist mehr' war dabei oftmals mein Motto. Außerdem ist wenig Gewicht bei diesem Sport ein großer Vorteil. Dass meine Menstruation ausgeblieben ist, habe ich zunächst gar nicht bemerkt. Später habe ich es sogar als angenehm empfunden, beim Sport nicht auf lästige Blutungen Rücksicht nehmen zu müssen. Irgendwann hat sich mein Leben aber geändert, der Sport wurde weniger wichtig und wir haben uns ein Kind gewünscht. Ich habe meine Sporteinheiten deutlich reduziert und auch an Gewicht zugenommen. Trotzdem hat es mehr als ein Jahr gedauert, bis mein Zyklus wieder regelmäßig wurde."

Judith, Extremsportlerin, 32 Jahre

Einige Empfehlungen zum Thema Sport und Bewegung:

- *Ausbalancierte Mischung aus Krafttraining und Ausdauersport*
- *Um eine Muskelgruppe zu trainieren, sind mindestens zwei Einheiten pro Woche sinnvoll*
- *Ausdauertraining und Krafttraining beeinflussen den Fettstoffwechsel und die Durchblutung des Körpers positiv*
- *Sport in über 2000 m Höhe über dem Meeresspiegel sollte man in der Schwangerschaft vermeiden*

Ernährung und Mikronährstoffe

Möchte man den Körper so gut wie möglich auf eine Schwangerschaft vorbereiten, sollte man auf eine ausgewogene, ballaststoffreiche Ernährung achten. Dabei geht es vor allem um die balancierte Aufnahme von Proteinen, Kohlenhydraten, wertvollen Fetten, Vitaminen, Mineralien und komplexen Kohlenhydraten. Dies entspricht z. B. einer mediterranen Ernährungsweise. Zudem sind regelmäßige Mahlzeiten wichtig. Insbesondere Fasten kann den Biorhythmus und den Hormonstoffwechsel empfindlich stören und die Fruchtbarkeit reduzieren. Eine ausgewogene Ernährung verbessert nicht nur die Chancen, schneller schwanger zu werden, sondern gibt auch dem Baby den bestmöglichen Start ins Leben.

Konkret bedeutet das:

- *Ideal ist ein Speiseplan mit einem hohen Anteil an Früchten und Gemüse*
- *Bei Kohlenhydraten auf Vollkorn achten, wie z. B. Naturreis und Vollkornbrot*
- *Ungesättigte Fettsäuren vorziehen und gesättigte Fettsäuren vermeiden*
- *Auf eine möglichst ballaststoffreiche Ernährung achten*
- *Fertiggerichte vermeiden und möglichst selbst mit frischen Zutaten kochen*
- *Nahrungsmittel vermeiden, die chemisch hergestellte Konservierungsstoffe, Zusatzstoffe und künstliche Süßstoffe enthalten*
- *Die Aufnahme von Zucker durch Süßgetränke sowie durch süße Nahrungsmittel reduzieren. Achtet auch auf versteckten Zucker (z. B. in Fertiggerichten)*
- *Salz möglichst reduzieren*
- *Fisch ist rotem Fleisch vorzuziehen*
- *Nüsse, Samen und natürliche pflanzliche Öle (wie Olivenöl) liefern wertvolle Fette, wichtige Proteine, Vitamine, Mineralstoffe und Ballaststoffe*
- Die Aufnahme von Koffein auf maximal 200 mg pro Tag (dies entspricht etwa 2–3 Tassen Kaffee) beschränken. Beachtet, dass Koffein auch in anderen Getränken wie Tee oder auch in manchen Energy-Drinks enthalten ist.
- Bei Lust auf Schokolade: Dunkle Schokolade ist Milchschokolade vorzuziehen, sie hat weniger Zucker und einen hohen Kakaoanteil mit wertvollen Antioxidantien.
- Wann immer möglich natürliche Nahrungsmittel bevorzugen, die nur geringfügig mit Pflanzenschutzmitteln behandelt wurden und nur wenige Konservierungsstoffe oder andere zugesetzte Stoffe enthalten.

Die Ernährungspyramide ist eine gute Orientierungshilfe, um den Körper mit allen notwendigen Nährstoffen zu versorgen. Sie zeigt anschaulich, Lebensmittel welcher Gruppen häufig und welche eher sparsam verzehrt werden sollten. Die Basis bilden die wichtigsten Lebensmittel, die Spitze die weniger empfehlenswerten.

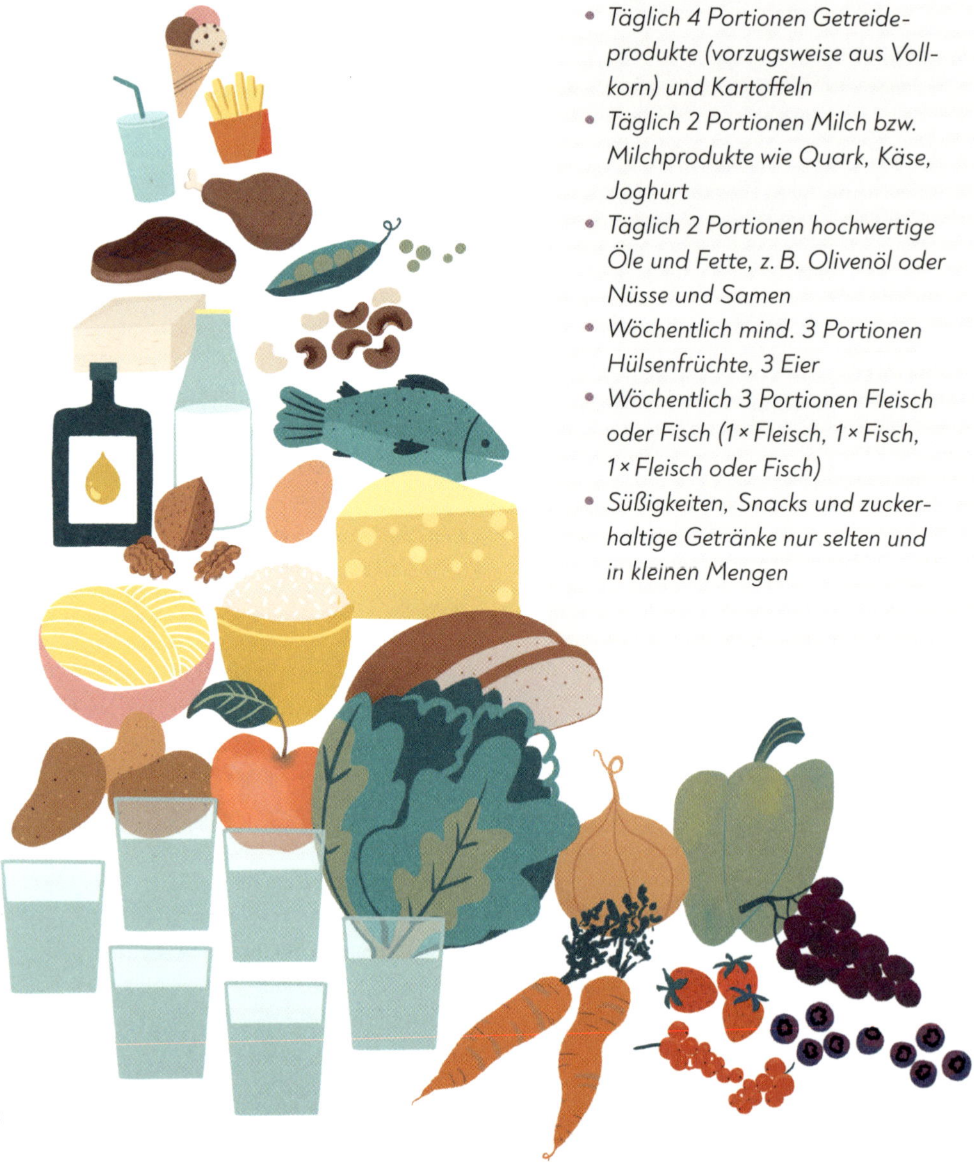

Empfehlungen:

- *Täglich mindestens 1,5 Liter Wasser oder andere ungesüßte Getränke wie Tee*
- *Täglich 5 Portionen Gemüse und Obst (3 Portionen Gemüse, 2 Portionen Obst)*
- *Täglich 4 Portionen Getreideprodukte (vorzugsweise aus Vollkorn) und Kartoffeln*
- *Täglich 2 Portionen Milch bzw. Milchprodukte wie Quark, Käse, Joghurt*
- *Täglich 2 Portionen hochwertige Öle und Fette, z. B. Olivenöl oder Nüsse und Samen*
- *Wöchentlich mind. 3 Portionen Hülsenfrüchte, 3 Eier*
- *Wöchentlich 3 Portionen Fleisch oder Fisch (1 × Fleisch, 1 × Fisch, 1 × Fleisch oder Fisch)*
- *Süßigkeiten, Snacks und zuckerhaltige Getränke nur selten und in kleinen Mengen*

Wichtige Mikronährstoffe bei Kinderwunsch und Schwangerschaft:

Mikronährstoffe und Nahrungsergänzung sind ein wichtiges und aktuell viel diskutiertes Thema. Oft herrscht jedoch noch Unsicherheit, welche Supplemente wirklich relevant und hilfreich sind. Als gesichert gilt, dass einige Vitamine, Mineralien und Nährstoffe für die Fruchtbarkeit von Männern und Frauen, aber auch in der Schwangerschaft eine wichtige Rolle spielen. Diese werden im Folgenden vorgestellt.

Zink: Das Spurenelement Zink ist wichtig für die Fruchtbarkeit von Frauen und Männern. Es trägt maßgeblich zur hohen Qualität der Eizellen bei und wird außerdem in hohen Konzentrationen für die Bildung der Hülle und der Geißel („Schwanzbereich") der Samenzelle benötigt. Während der Schwangerschaft kann ein Zinkmangel genetische Veränderungen beim Kind (Chromosomenveränderungen) verursachen und daher das Risiko für eine Fehlgeburt erhöhen.

Selen: Wirkt als Antioxidans und hilft somit, den Körper vor freien Radikalen zu schützen. Ein gutes Level an Selen fördert zudem die Bildung von Samenzellen.

Vitamin E: Wirksam als Antioxidans, schützt es vor Zellschädigung durch freie Radikale.

Vitamin C: Wie auch Vitamin E wirkt Vitamin C als Antioxidans.

Folsäure: Dieses Vitamin ist nicht nur wichtig für die Entwicklung des Fötus, sondern bildet auch eine wichtige Brücke vom Kinderwunsch zum Wunschkind, da es dem weiblichen Körper hilft, qualitativ hochwertige Eizellen zu produzieren. Die Einnahme von Folsäure ab etwa 3 Monaten vor der Schwangerschaft und während der ersten 12 Wochen der Schwangerschaft reduziert das Risiko für einen „offenen Rücken" (Spina bifida) beim Baby. Empfohlen wird die tägliche Einnahme von 400 mcg Folsäure.

Omega-3-Fettsäuren: Diese wertvollen Fettsäuren, enthalten z. B. in Fisch, Nüssen und Samen, sind bedeutend für die Fruchtbarkeit, den Hormonhaushalt und viele andere Körperfunktionen. In der Schwangerschaft haben sie Einfluss auf die Entwicklung des kindlichen Gehirns. Auch für die Samenqualität spielen sie eine entscheidende Rolle. Omega-3-Fettsäuren finden sich auch in Lebertran, von dessen Einnahme in der Schwangerschaft allerdings abzuraten ist, da Lebertran auch viel Vitamin A enthält, das in zu hohen Dosen dem Schwangerschaftsverlauf und dem ungeborenen Kind schaden kann (maximale Tagesdosis für Vitamin A 8000 IE und maximale Einzeldosis 3000 IE).

L-Arginin und L-Carnitin: Besonders für die Samenzellproduktion spielen diese wertvollen Aminosäuren eine Rolle. L-Arginin ist dabei ein wichtiger Bestandteil für den Aufbau des Kopfteils der Samenzelle.

Vitamin D3: Dies ist ein fettlösliches Vitamin, das als einziges Vitamin nach der Aufnahme über die Nahrung und bei Einstrahlung von Sonnenlicht in Körperzellen in seine aktive Form umgewandelt wird. Dieses Vitamin spielt eine Rolle für viele wichtige

Körperfunktionen wie beispielsweise die Knochengesundheit und das Immunsystem. Im Rahmen der reproduktiven Gesundheit scheint es auch Einfluss auf die Qualität der Samen- und Eizellen zu haben. Während der Schwangerschaft trägt Vitamin D positiv zum Aufbau der Knochen und des Immunsystems beim ungeborenen Kind bei.

Blutbild und Eisenstoffwechsel: Eisen ist ein Spurenelement, das der Körper zum Transport von Sauerstoff benötigt. Es wird in den roten Blutkörperchen in das Protein Hämoglobin eingebaut. So kann der Sauerstoff im Blut gebunden und transportiert werden. Aufgrund der Monatsblutung und des damit einhergehenden Blutverlusts leiden viele Frauen in der Kinderwunschzeit an einem Eisenmangel. Auch während einer Schwangerschaft besteht ein erhöhter Bedarf an Eisen. Durch die Geburt kommt es wiederum zu Blutverlust und dadurch zu Verlust von Eisen. Daher ist es sinnvoll, den Eisenstoffwechsel vor einer geplanten Schwangerschaft zu prüfen und Eisenmangel gegebenenfalls auszugleichen.

Typische Symptome (Anzeichen) für Eisenmangel sind Müdigkeit, Schwäche, Blässe, Kopfschmerzen, Konzentrationsschwierigkeiten oder auch kleine Einrisse der Mundwinkel (Mundwinkelrhagaden).

Die Therapie eines Eisenmangels richtet sich danach, wie ausgeprägt der Mangel ist.

1. Ernährung: Man kann selbst darauf achten, eisenreiche Nahrungsmittel in den Speiseplan einzubauen. Zu den Eisenlieferanten gehören rotes Fleisch, Fisch, Eier, grünes Blattgemüse, Hülsenfrüchte und Vollkornprodukte.

2. Eisenpräparate: Bei einem ausgeprägteren Mangel, ärztlich über ein Blutbild und einen Eisenstatus festgestellt, können Eisenpräparate zum Einsatz kommen. Sie werden als Tabletten oder Tropfen verschrieben und sollten regelmäßig eingenommen werden.

TIPP:

Vitamin C, enthalten in Zitrusfrüchten wie Orange oder Zitrone, verbessert die Aufnahme von Eisen und kann z. B. in Form von Orangensaft zu den Eisentabletten eingenommen werden.

3. Bei schwerem Eisenmangel, der sich auch mit Tabletten nicht behandeln lässt, oder in Fällen, in denen der Körper das Eisen in Tablettenform nicht gut genug aufnimmt, ist eine **Eiseninfusion** notwendig.

Größere Nährstoffmängel treten bei einer ausgewogenen Ernährung nur selten auf. Somit sind bei einer gesunden Lebensweise in der Regel auch keine Nahrungsergänzungsmittel notwendig. Ein häufiges Problem ist allerdings eine ausreichende Eisen- und Vitamin-D-Versorgung.

Gerade Frauen, die sich vegetarisch oder vegan ernähren, sollten sehr genau darauf achten, dass alle wichtigen Vitamine und Nährstoffe in ausreichender Menge in ihrer Ernährung enthalten sind.

Wenn ihr unsicher seid oder wenn der Kinderwunsch schon eine Zeit lang Thema ist, kann es sinnvoll sein, den Eisenstatus, die Schilddrüsenwerte, Vitamin D, Zink und Selen ärztlich überprüfen zu lassen.

Exkurs: Nikotin, Alkohol und Drogen

Nikotinkonsum

Durch Rauchen oder Nikotinkonsum in anderer Form wird der Körper Zellgiften ausgesetzt, die an allen Organen, auch den Fortpflanzungsorganen, erhebliche Schäden anrichten können.

So stellt man bei Männern, die rauchen, häufiger Störungen der Erbanlagen in den Samenzellen fest. Insgesamt finden sich weniger, langsamere und mehr anormal geformte Spermien als bei Nichtrauchern.

Bei Raucherinnen ist die Zahl an Eizellen mit geschädigten Erbanlagen erhöht. Auch die Eizellreserve und der biologische Zustand der Zellen ist schlechter als bei Nichtraucherinnen. Als gesichert gilt inzwischen auch, dass Raucherinnen tendenziell früher in die Menopause kommen als Nichtraucherinnen.

Durchblutungsstörungen und Zellgifte stören die Funktion der Eileiter und der Gebärmutter und senken die Fruchtbarkeit. Zudem steigt das Risiko für Fehlgeburten, wenn eine Frau vor der Schwangerschaft geraucht hat. In der Schwangerschaft selbst ist Rauchen strengstens verboten: Es schadet der körperlichen und geistigen Entwicklung des Ungeborenen und kann zu Fehl-, Früh- und Totgeburten führen.

Gut zu wissen:

Nikotinkonsum erhöht das Risiko für Eileiterschwangerschaften. Der Grund dafür ist, dass Nikotin die Beweglichkeit der Eileiter herabsetzt und damit den Transport der befruchteten Eizelle stören kann, was wiederum Eileiterschwangerschaften begünstigt.

Alkohol und Drogen

Der Konsum größerer Mengen Alkohol kann bei Männern und Frauen die Fruchtbarkeit senken, wobei die negativen Auswirkungen individuell sehr unterschiedlich sein können. Trotzdem gibt es klare Empfehlungen zu Grenzen der maximalen Alkoholmenge pro Tag bei Kinderwunsch. Diese liegt bei etwa 10 g-20 g Reinmenge Alkohol pro Woche – das entspricht maximal zwei Einheiten Alkohol pro Woche abhängig vom Alkoholgehalt des Getränks.

Ein gelegentliches Glas Wein hat also wahrscheinlich keine starke negative Auswirkung auf die Fruchtbarkeit. Größere Mengen Alkohol aber schaden der allgemeinen Gesundheit, der Eizell- und Samenqualität sowie den Fortpflanzungsorganen.

Drogen richten abhängig von der Substanz massive Schäden im gesamten Organismus an, sind übergreifend gesundheitsschädlich und schlecht für die Fruchtbarkeit. Substanzen wie Cannabis können zudem den Hormonhaushalt stören und auf diese Weise Unfruchtbarkeit herbeiführen.

Gut zu wissen:

Durch die Wirkung von Zellgiften stört Alkohol die Zellteilung und kann zu Fehlbildungen von Organen oder Körperteilen beim ungeborenen Kind führen. Seine giftige Wirkung schadet außerdem der Entwicklung der Nervenbahnen und des Gehirns, geistige Behinderung des Kindes kann die Folge sein. Alkoholkonsum ist in der Schwangerschaft also unbedingt zu vermeiden.

Hormone und Blutwerte

Hormonstatus

Eine umfassende Bestimmung der Hormone ist zu Beginn der Kinderwunschreise bei gesunden Paaren meistens nicht notwendig. Bleibt eine Schwangerschaft aber aus oder treten gesundheitliche Probleme auf, ist die Bestimmung des Hormonstatus durchaus sinnvoll. Da die meisten Hormone, die in einer Basisdiagnostik interessant sind, zyklischen Schwankungen unterliegen, wird ein Hormonstatus üblicherweise am 2.–5. Zyklustag bestimmt.

Je nachdem, welche Symptome abgeklärt werden sollen, oder je nach Lebenssituation werden mehr oder weniger Werte bestimmt. Bei der Basisdiagnostik des weiblichen Hormonstatus werden untersucht: Luteinisierendes Hormon (LH), Follikelstimulierendes Hormon (FSH), Östradiol, Prolaktin, Testosteron, Dehydroepiandrosteron (DHEAS), freier Androgenindex, Sexual-Hormon-bindendes-Globulin (SHBG) und das Anti-Müller-Hormon (AMH).

Der folgende Überblick über die beim Thema Kinderwunsch wichtigsten Hormone erklärt ihre Eigenschaften und Aufgaben:

Östrogen: Auch Estrogen geschrieben, bezeichnet dieses Wort eigentlich eine ganze Gruppe weiblicher Geschlechtshormone. Das wirksamste Hormon dieser Gruppe heißt Östradiol. Es wird von Zellen im Eibläschen gebildet und unterliegt zyklischen Schwankungen. Östrogen ist wichtig für die Entwicklung der weiblichen Geschlechtsorgane sowie für die Fortpflanzung und die Schwangerschaft. Es spielt aber auch allgemein für die Frau eine wichtige Rolle, etwa für die Knochengesundheit, das Herz-Kreislaufsystem, die psychische Gesundheit und viele andere Körperfunktionen.

Übrigens: Das Wort „Estrogen“ kommt aus dem Griechischen und bedeutet so viel wie „Leidenschaft“ oder „Schwung“.

Progesteron: Auch dieses Hormon ist essenziell für die Fortpflanzung und unterliegt ebenfalls zyklischen Schwankungen. Progesteron entsteht bei Frauen vor allem im Gelbkörper in der zweiten Zyklushälfte, daher auch der Name Gelbkörper-Hormon. Es ist wichtig für den Umbau der Gebärmutterschleimhaut zur Vorbereitung auf eine Schwangerschaft und für den Erhalt der Schwangerschaft in den ersten Wochen nach der Empfängnis.

Meine Geschichte

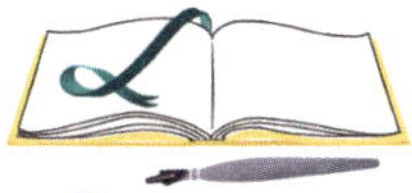

„Ich achte wirklich sehr bewusst auf meine Ernährung, treibe regelmäßig Sport und habe sogar mein Gewicht um 6 kg reduziert, um dadurch unsere Chancen auf ein Baby zu verbessern. Doch mein Partner raucht weiterhin und achtet nicht wirklich auf eine ausgewogene Ernährung. Jedes Mal, wenn ich ihn mit einer Zigarette sehe, ärgere ich mich innerlich. Es fühlt sich an, als ob es ihm nicht wichtig genug ist und die ganze Last auf mir liegt. Seitdem streiten wir häufiger, und ich weiß nicht mehr, wie ich ihm das klar machen soll. Es ist, als ob wir uns immer weiter voneinander entfernen, obwohl wir doch beide dasselbe wollen."

Martina, 35 Jahre

Es ist häufig so, dass vor allem die Frauen sich von Anfang an intensiv mit dem Thema Kinderwunsch auseinandersetzen, viel lesen und recherchieren. Häufig stellt sich bei ihnen der Wunsch ein, nichts auszulassen, um ihre Chancen zu erhöhen. Männer sind häufig emotional weniger stark involviert und erleben die Belastung daher anders. Sprecht offen darüber, was jeder von euch braucht und wie ihr euch gegenseitig unterstützen könnt. Es geht darum, den Weg gemeinsam zu gehen und Verständnis füreinander zu entwickeln.

Gut zu wissen:

Etwa ab der 8. Schwangerschaftswoche übernimmt die Plazenta die Produktion von Progesteron und verhindert so eine Abbruchblutung.

Follikelstimulierendes Hormon (FSH): Das FSH wird in der Hirnanhangsdrüse (Hypophyse) gebildet und dient als Regulierungshormon der Fortpflanzung. Durch FSH wird in der ersten Phase des Menstruationszyklus (der Follikelphase) das Wachstum der Eibläschen angeregt und schließlich der Eisprung ermöglicht. Auch die FSH-Werte unterliegen zyklischen Schwankungen. Ab dem Eintritt der Menopause bleiben die FSH-Werte dauerhaft erhöht.

Luteinisierendes Hormon (LH): Auch das LH wird in der Hirnanhangsdrüse gebildet. Durch einen plötzlichen, steilen Anstieg von LH im Blut wird der Eisprung im Eierstock ausgelöst. Auch der Wert des LH bleibt, wie der des FSH, nach dem Eintreten der Menopause erhöht.

Prolaktin: Das Hormon Prolaktin wird wie LH und FSH in der Hirnanhangsdrüse gebildet. Prolaktin dient hauptsächlich der Milchbildung während der Stillzeit. Darüber hinaus reguliert es die Freisetzung anderer Hormone, beispielsweise unterdrückt es das Follikelstimulierende Hormon (FSH) in der Stillzeit. Dadurch bleiben der Eisprung und die Regelblutung während dieser Zeit aus.

Testosteron: Testosteron ist das bekannteste männliche Geschlechtshormon. Auch bei Frauen kommt dieses Hormon natürlicherweise vor, allerdings in deutlich geringeren Mengen als bei Männern. Bei Frauen wird es in den Eierstöcken und der Nebennierenrinde produziert. Es ist unter anderem wichtig für Libido, Muskeln und Knochen.

Dehydroepiandrosteron (DHEA) ist das am häufigsten vorkommende Steroidhormon im menschlichen Körper und die Vorstufe sowohl für die männlichen Sexualhormone (Androgene) als auch für die weiblichen Sexualhormone (Östrogene).

Anti-Müller-Hormon (AMH): Das AMH hat viele unterschiedliche Funktionen und ist unter anderem in der Embryonalphase wichtig für die Ausbildung der männlichen Geschlechtsorgane. Im Erwachsenenalter ist dieses Hormon bei Frauen ein Marker für die Eizellreserve und kann diese relativ genau anzeigen. Allerdings können die Werte mitunter auch stark schwanken und sollten mit Vorsicht interpretiert werden.

Sexualhormon-bindendes Globulin (SHBG) ist ein von der Leber gebildeter Bluteiweißstoff, der die männlichen Sexualhormone Testosteron, Dihydrotestosteron und die weiblichen Sexualhormone aus der Gruppe der Östrogene im Blut bindet, speichert und transportiert.

Freier Androgen-Index (FAI): Der FAI gibt Hinweise auf die Menge der Androgene, die ungebunden (frei) vorkommen und somit ihre Wirkung aktiv entfalten können.

Gut zu wissen:

Das „Schwangerschaftshormon" humanes Choriongonadotropin (beta-HCG) wird in der Schwangerschaft von der Plazenta gebildet und dient dem Erhalt der Schwangerschaft. Es ist in Blut und Urin nachweisbar und wird somit für Schwangerschaftstests verwendet. Ein solcher Test durch Nachweis des beta-HCG ist frühestens 6–9 Tage nach der Befruchtung möglich, da das Hormon erst dann einen ausreichend hohen Wert erreicht. Schwangerschaftstests mit Urin kann man somit frühestens 4 Tage vor der erwarteten Menstruation durchführen. Ist der Test zu diesem Zeitpunkt negativ, empfiehlt sich bei Ausbleiben der Regelblutung ein weiterer Test zur Kontrolle.

Schilddrüsenwerte

Schilddrüsenwerte werden im Blut gemessen und geben Auskunft über die Funktionsfähigkeit der Schilddrüse (Thyroidea). Die wichtigsten Größen, die einen Überblick über die Schilddrüsenfunktion geben, sind dabei das TSH (Thyroidea-stimulierendes Hormon), fT3 (freies T3) und fT4 (freies T4). Bei Auffälligkeiten dieser Werte können Schilddrüsenautoantikörper weiteren Aufschluss über die Ursache der Funktionsstörung geben. Bei Kinderwunsch werden die Grenzwerte der Schilddrüsenwerte etwas strenger gesetzt als die Normwerte für Erwachsene üblicherweise angegeben werden. Wie hier bereits deutlich wird, ist das Thema Hormone und Schilddrüsenwerte sehr komplex. Dennoch liefern die o. g. Werte einen ersten Anhaltspunkt. Ihre Bestimmung und Analyse liefern bei einer länger ausbleibenden Schwangerschaft erste Anzeichen für ein mögliches hormonelles Ungleichgewicht, das dann weiter ärztlich abgeklärt werden kann.

Extra: Methoden zur Bestimmung der fruchtbaren Tage

Den eigenen Zyklus besser kennenzulernen und die verschiedenen Zyklusphasen zu verstehen, ist auch bei Kinderwunsch zur Unterstützung sinnvoll. Es gibt verschiedene Methoden, um den Zyklus genauer zu verfolgen. Vieles kann man mit einfachen Mitteln selbst beobachten. Unter Umständen kann es aber auch hilfreich sein, ärztliche Unterstützung einzuholen. Gerade bei langen oder unregelmäßigen Zyklen ist es manchmal schwierig, die verschiedenen Zyklusphasen klar zu bestimmen.

Temperatur-Methode:
Die Körpertemperatur wird morgens nach dem Aufstehen gemessen. So erhält man die Basaltemperatur, die man konsequent aufzeichnen sollte. Entscheidend ist dabei, sie möglichst immer zum gleichen Zeitpunkt zu messen und niederzuschreiben, um eine genaue Kurve der Körpertemperatur zu erhalten. Nach dem Eisprung steigt die Basaltemperatur um 0,2–0,5 °C an, wodurch sich das fertile Fenster mit größerer Genauigkeit bestimmen lässt.

Zervixschleim-Methode:
Im Verlauf des weiblichen Zyklus verändert der Zervixschleim seine Konsistenz und Struktur. Beobachtet man dies genau, lassen sich darüber die Zyklusphasen identifizieren. In der frühen Follikelphase, am Zyklusanfang, ist der Zervixschleim eher trüb und klebrig. Um den Zeitpunkt des Eisprungs herum wird er zunehmend klarer und flüssiger, ähnlich rohem Eiweiß. Man spricht nun auch von „Spinnbarkeit“ des Zervixschleims, weil er sich zwischen den Fingern zu einem Faden ziehen lässt, ein Zeichen für erhöhte Fruchtbarkeit. Dies wird vor allem durch das weibliche Hormon Östrogen hervorgerufen und hat zur Folge, dass die Samenzellen den Zervixschleim leichter durchdringen können. Nach dem Eisprung wird die Konsistenz dann wieder eher trüb und klebriger.

Hormonmessungen:
Die Hormonschwankungen während des Zyklus sind gut messbar und können ebenfalls zum Zyklus-Monitoring verwendet werden. Labore können diese Hormone im Blut messen, sodass die Zyklusphasen ärztlich genau bestimmt werden können.

Das fertile Fenster lässt sich aber auch mit einfacheren Methoden finden, die man problemlos selbst anwenden kann. LH-Tests messen das luteinisierende Hormon (LH), welches den Eisprung auslöst. Diese Tests werden unkompliziert mit Urin durchgeführt und zeigen den bevorstehenden Eisprung an. Dafür vorgesehene Teststreifen können das LH ab einer gewissen Konzentration messen. Der Eisprung findet dann ungefähr 24–36 Stunden nach dem messbaren Anstieg des LH statt.

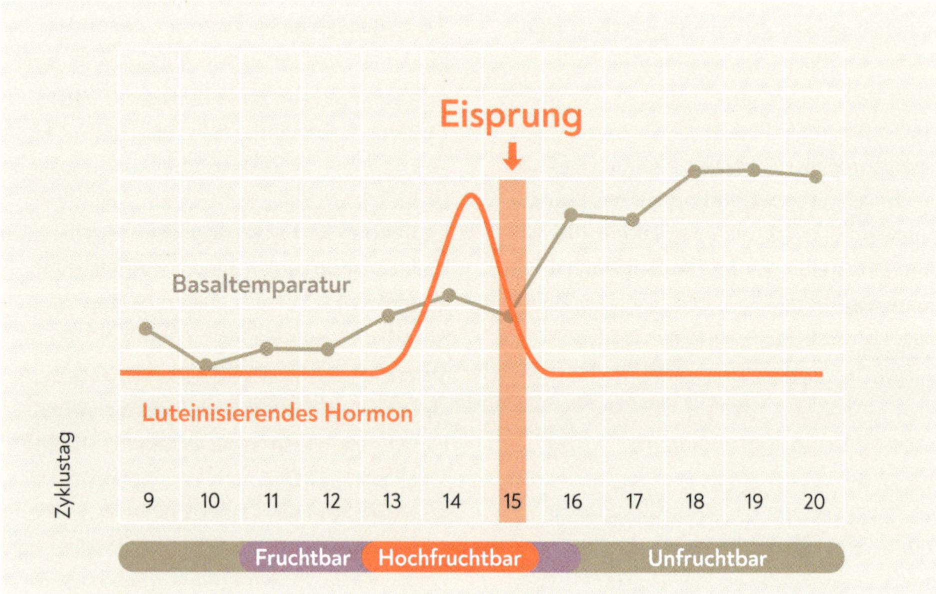

Ultraschalluntersuchungen und Bestimmung der Hormone im Blut: Mittels Ultraschalluntersuchungen kann die Höhe der Gebärmutterschleimhaut (Endometrium) und auch die Größe der Follikel im Eierstock bestimmt werden. Die Dicke des Endometriums sowie die Follikelreifung müssen zusammenpassen, damit eine Schwangerschaft entstehen kann. Durch die Messung des Follikeldurchmessers kann die Follikelreifung überwacht und der Zyklus genau verfolgt werden. Der Zeitpunkt des Eisprungs lässt sich so relativ genau bestimmen. Sollten die Ergebnisse des Ultraschalls nicht zweifelsfrei interpretierbar sein, kann man zusätzlich die weiblichen Sexualhormone Östrogen, Progesteron und das luteinisierende Hormon im Blut bestimmen. So lässt sich sehr genau feststellen, ob die Ovulation schon stattgefunden hat oder noch bevorsteht.

Die Kombination verschiedener Methoden kann unter Umständen helfen, die Genauigkeit der Zyklusüberwachung zu verbessern, die verschiedenen Zyklusphasen noch besser voneinander abzugrenzen und das fertile Fenster leichter zu erkennen.

Auch spezielle Apps oder Kalender können bei der Dokumentation der Zyklen hilfreich sein und ihre Beobachtung über einen längeren Zeitraum erleichtern.

Vorsorge: Sinnvolle Untersuchungen und Maßnahmen

Ein kurzer Gesundheitscheck beider Partner kann nach der gemeinsamen Entscheidung für die Familiengründung sinnvoll sein. Bestimmte Werte haben gerade hinsichtlich einer geplanten Schwangerschaft eine besondere Bedeutung.

Im Gespräch mit einem Gynäkologen bzw. einer Gynäkologin können eventuelle Risiken für die Schwangerschaft oder die Geburt frühzeitig erkannt und eine weitere Abklärung eingeleitet werden. Außerdem haben Paare die Möglichkeit, sich zu allgemeinen Gesundheitsfragen, zur Ernährung, zum Ablauf der Schwangerenvorsorge und den Untersuchungen während einer Schwangerschaft umfassend zu informieren.

Im Rahmen einer gynäkologischen Untersuchung kann zudem die Vorsorge aktualisiert werden. Mögliche Krankheiten oder Risiken, beispielsweise bei Veränderungen im PAP-Abstrich, einem Zellabstrich vom Gebärmutterhals, können so frühzeitig erkannt und behandelt werden. Eine Therapie in der Schwangerschaft ist bei Auffälligkeiten im PAP-Abstrich schwierig und birgt Risiken für die Schwangerschaft. Mittels einer Ultraschalluntersuchung kann schließlich die Gesundheit der reproduktiven Organe überprüft werden.

Immunsystem und Impfungen

Wenn wir über die Vorsorge vor einer geplanten Schwangerschaft sprechen, muss auch das Thema Immunsystem zur Sprache kommen. In der Schwangerschaft ist das Immunsystem besonders gefordert und man ist anfälliger für Krankheitserreger. Viele dieser Erreger sind unangenehm, aber nicht gefährlich. Einige jedoch können zu einer ernsten Gefahr für die Schwangerschaft und das ungeborene Kind werden, besonders wenn man sich mit einem Krankheitserreger zum ersten Mal ansteckt und der Körper noch keine Gelegenheit hatte, einen wirksamen Schutz zu bilden.

Impfungen sind eine Möglichkeit, sich und das ungeborene Kind vor Krankheitserregern zu schützen. Gegen bestimmte Krankheiten werden auch heute noch sogenannte Lebendimpfstoffe verabreicht, die in der Schwangerschaft allerdings nicht angewendet werden können. Hierzu gehören z. B. Masern, Mumps, Röteln und Varizellen (Windpocken). Es ist daher sinnvoll, seinen Impfstatus vor einer geplanten Schwangerschaft durch den Hausarzt oder die Frauenärztin überprüfen zu lassen und gegebenenfalls aufzufrischen oder zu ergänzen. Besonders wichtig ist die Immunität (ausreichender Schutz) der Mutter gegen das Röteln- und das Varizellenvirus, da sowohl Röteln als auch Windpocken schwerwiegende Folgen für das ungeborene Kind haben können, wenn die erste Ansteckung in der Schwangerschaft erfolgt. Ist keine ausreichende Immunität nachweisbar, sollte vor einer Schwangerschaft eine Impfung durchgeführt werden.

Auch andere Krankheitserreger, gegen die teilweise keine Impfungen möglich sind, können während der Schwangerschaft mitunter schwere Folgen für das ungeborene Kind haben. Ein Beispiel hierfür ist die Toxoplasmose. Diese wird hauptsächlich durch den Verzehr von rohem oder unzureichend gegartem Fleisch, kontaminiertes Wasser sowie durch Kontakt mit Katzenkot übertragen. Hier ist gute Hygiene entscheidend.

Totimpfstoffe oder Impfstoffe anderer Art sind üblicherweise auch in der Schwangerschaft einsetzbar. Hierunter fallen beispielsweise die Impfung gegen das Grippevirus (Influenza), das Coronavirus, das RSV-Virus (Respiratory-Syncytial-Virus) und der Keuchhustenimpfstoff. Da in den ersten zwölf Wochen einer Schwangerschaft (1. Trimester) eine erhöhte Verletzlichkeit und Empfindlichkeit vorliegt, wird empfohlen, in dieser Zeit auf Impfungen zu verzichten, die nicht zwingend sind.

Da sich diesbezügliche offizielle Empfehlungen immer wieder ändern können, ist es sinnvoll, sich zu diesem Thema von der Gynäkologin beraten zu lassen. Bei den meisten Menschen wird der Impfstatus im Dokument der WHO „Internationale Bescheinigungen über Impfungen und Impfbuch" (Impfpass) dokumentiert. Wer nicht im Besitz eines solchen Dokuments ist, kann sich eines neu ausstellen lassen.

Ein guter Schutz durch das Immunsystem ist nicht nur für die Schwangerschaft, sondern auch für das Neugeborene wichtig, denn die Mutter gibt ihre ausgereiften Antikörper über den Mutterkuchen (Plazenta) und die Nabelschnur an den Fötus weiter. Diese Antikörper bleiben nach der Geburt meistens für etwas 2–6 Monate bestehen – ein Teil des sogenannten Nestschutzes, ein natürlicher passiver Schutz des Neugeborenen.

Einen weiteren Anteil des Nestschutzes bildet die Immunität beider Elternteile gegenüber Krankheiten. Daher ist auch der Impfschutz des Partners von Bedeutung und sollte mit überprüft werden.

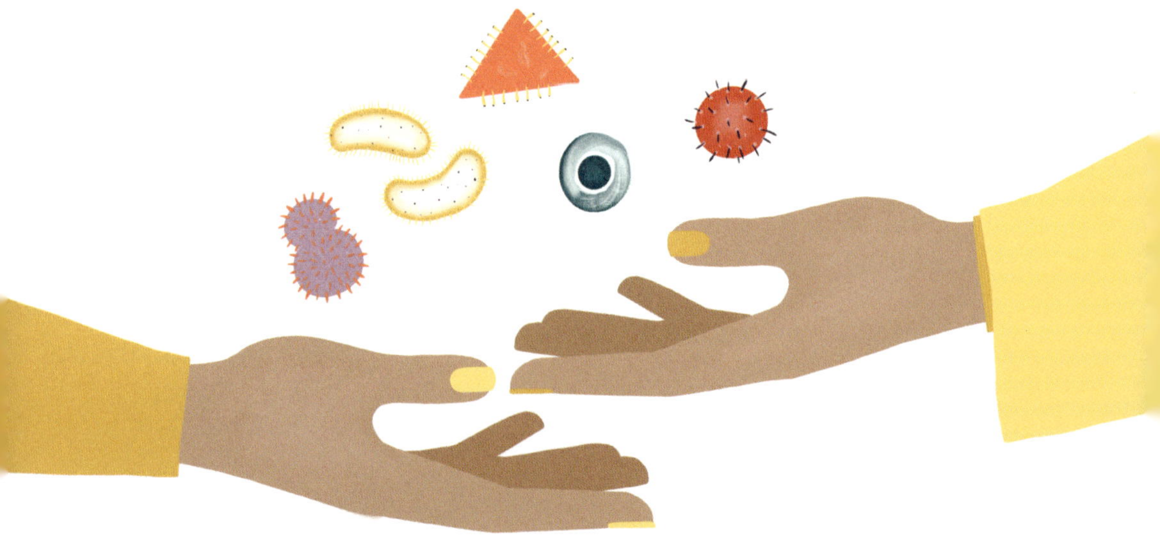

GELASSENHEIT UND PSYCHISCHES WOHLBEFINDEN

Für Paare, die sich ein Kind wünschen, beginnt nach der Entscheidung oft eine aufregende Zeit des „Probierens". Die Vorstellung, dass sich das Leben bald völlig verändern könnte, macht diese Phase besonders intensiv. Vielen fällt es jedoch schwer, einfach abzuwarten.

In der ersten Zeit gelingt es den meisten Paaren noch ganz gut, entspannt zu bleiben, aber wenn nach einigen Monaten immer noch keine Schwangerschaft eingetreten ist, kommen schnell Verunsicherung, Sorgen und Zweifel auf.

So wird der anfänglich romantische Wunsch nach einem Kind rasch von Stress und Unsicherheit begleitet. In diesem Kapitel möchten wir aufzeigen, wie psychischer Druck den Kinderwunsch beeinflussen kann und was Paare tun können, um möglichst gelassen zu bleiben.

„Einfach entspannen" – und dann klappt's?

Stress ist ein Thema, das oft im Zusammenhang mit Fruchtbarkeit und Kinderwunsch auftaucht. Die Ansicht ist weitverbreitet, dass psychischer Stress die Fruchtbarkeit negativ beeinflussen kann – aber die genauen Zusammenhänge sind nicht ganz einfach nachzuvollziehen und auch nicht vollständig erforscht. Es gibt keine eindeutigen Beweise dafür, dass Stress allein oder in erster Linie für Unfruchtbarkeit verantwortlich ist. Die besondere psychische Verfassung, in der Paare sich vor einer natürlichen oder künstlichen Empfängnis befinden, muss die Chancen auf eine Schwangerschaft nicht unbedingt verringern.

Dennoch ist bekannt, dass emotionale Belastungen wie Ängste, Sorgen oder auch depressive Verstimmungen die Umsetzung des Kinderwunsches oder speziell Kinderwunschbehandlungen erschweren können. Gefühle wie Frustration oder Angst vor möglichem Scheitern kommen auf. Die Belastungen können je nach persönlicher psychischer Verfassung unterschiedlich stark sein und variieren von Person zu Person. Kommt noch zusätzlich ein Mangel an ausgleichenden positiven Erlebnissen dazu, kann die Situation eskalieren.

In einer solchen Zeit ist es wichtig, dass ihr euch als Paar hin und wieder eine Auszeit vom Kinderwunsch nehmt und eure Partnerschaft pflegt. Andernfalls kommt es so weit, dass der Druck nicht nur die Fruchtbarkeit, sondern auch die Beziehung belastet.

Stress allein ist aber nicht der ausschlaggebende Grund, warum es bisher noch nicht geklappt hat. Die Gründe für das Ausbleiben einer Schwangerschaft sind in der Regel komplexer. Denkt daran, dass auch Frauen, die schwanger sind, nicht ausschließlich glückliche Tage erleben und sich nicht durchgehend im „Zen-Modus“ befinden.

Sich selbst und auch dem Partner möglichst wohlwollend zu begegnen und im Alltag bewusst Ausgleich zu schaffen, kann hilfreich sein. Hat man allerdings das Gefühl, emotional an seine Grenzen zu stoßen, ist qualifizierte Hilfe in Form psychologischer oder psychosozialer Beratung wertvoll und kann Entlastung bieten. Es ist ratsam, nicht zu lange zu warten, bevor man sich Hilfe sucht, um eine negative Eskalationsspirale zu vermeiden.

Stress und seine Auswirkungen

Chronischer Stress kann oftmals ungesunde Lebensgewohnheiten und Essgewohnheiten fördern und so das reproduktive System stören. Gesunde und ungesunde Lebensweisen haben wir weiter oben in diesem Kapitel genauer beschrieben. Es lohnt sich durchaus, sich selbst dahingehend wachsam zu beobachten und gegebenenfalls die eigenen Gewohnheiten zu ändern.

Besonders sensibel reagieren Menschen auf Störungen des Tag-Nacht-Rhythmus, zirkadianer Rhythmus genannt. Unterbrechungen oder Störungen des Schlaf-Wach-Rhythmus können den Hormonhaushalt empfindlich beeinträchtigen, besonders wenn Erholungsphasen ausbleiben. Bei Frauen kann dies unter Umständen auch den Eisprung beeinträchtigen und den Zyklus durcheinanderbringen. Unregelmäßige Zyklen, Zwischenblutungen, Ausbleiben der Periode oder sogar die Entstehung von Zysten können die Folge sein. Unter diesen Voraussetzungen eine spontane Schwangerschaft zu erzielen, kann sich als Herausforderung gestalten.

Insgesamt ist es sinnvoll, sich Strategien und Pläne zur Stressbewältigung zu überlegen, das eigene Wohlbefinden so gut wie möglich zu fördern und bewusst Zeiten zur Regeneration einzuplanen.

Stressreduktion im Alltag

- ***Wertvolle Beziehungen und gute Freundschaften** steigern das Selbstwertgefühl und schaffen ein Gefühl von Zugehörigkeit. Positive Erfahrungen zu teilen und bei negativen Erfahrungen emotionale Unterstützung zu bekommen, reduziert Druck und Anspannung.*
- ***Physische Aktivität und Sport** tragen nachweislich zum Wohlbefinden bei und können beim Stressabbau helfen. Wichtig ist nicht, dabei möglichst gute Leistung zu erbringen, sondern die Aktivität zu genießen.*
- ***Neues auszuprobieren** hilft ebenfalls, das Stresslevel zu senken.*

Hierbei kann man größere Projekte angehen, wie eine neue Sprache oder ein Instrument zu erlernen, oft genügt es aber schon, sich kleine, schneller erreichbare Ziele zu setzen, wie etwa ein neues Gericht auszuprobieren oder ein DIY-Projekt zu verwirklichen.

- *Ausreichender und gesunder Schlaf erhöht die Belastbarkeit und reduziert Stress. Schlafmangel gilt als erheblicher Stressfaktor, er kann zusätzlich den Stoffwechsel stören und zu Gewichtszunahme führen.*

Umgang mit gut gemeinten Ratschlägen

„Fahrt doch mal in den Urlaub, dann klappt's bestimmt!" – Solche gut gemeinten Ratschläge haben vermutlich viele Paare mit Kinderwunsch schon gehört. Auch wenn sie im Grunde positiv gemeint sind, erzeugen sich oft mehr Anspannung als Gelassenheit. Möglicherweise vermitteln sie auch das Gefühl, dass man etwas falsch gemacht hat oder sich zu sehr unter Druck setzt. Gerade wenn der Kinderwunsch schon lange besteht, können solche leicht dahergesagten Ratschläge verletzend wirken.

Und dann hört man immer wieder Geschichten von Paaren, bei denen sich endlich eine Schwangerschaft eingestellt hat, nachdem sie den Kinderwunsch „abgeschlossen", ein Kind adoptiert oder sich eine Auszeit gegönnt hatten. Diese Erlebnisse sind zwar besonders, jedoch absolute Ausnahmen. Der Weg zum Wunschkind ist nicht immer einfach und lässt sich nicht auf Entspannung oder „Loslassen" reduzieren.

Doch wie kann man auf solche Ratschläge reagieren?

Verständnis zeigen, aber klar und deutlich kommunizieren:
Eine mögliche Antwort könnte sein: *„Das Thema ist für uns etwas sensibel/komplexer, aber danke, dass du dir Gedanken machst."*

Emotionale Grenzen setzen:
Wenn euch der Rat unangenehm ist, dürft ihr höflich, aber bestimmt antworten: *„Das Thema ist für uns sehr persönlich. Lass uns lieber über etwas anderes sprechen."*

Das Gesprächsthema wechseln:
Ihr könnt das Gespräch bewusst in eine andere, neutralere Richtung lenken: *„Ja, Entspannung ist wichtig. Wie läuft es denn eigentlich bei dir beruflich?"*

Versucht nach solchen unangenehmen Situationen, innerlich etwas Abstand zu gewinnen. Geht an die frische Luft und nehmt euch einen Moment für euch, um eure Gedanken zu sortieren und durchzuatmen.

Manchmal hilft es auch, sich vorzustellen, dass man selbst vielleicht bei anderen Themen ähnliche Ratschläge gegeben hätte, ohne wirklich zu verstehen, wie es sich anfühlt, selbst in dieser Situation zu sein.

Hinweis für Außenstehende, die unsicher sind, wie sie reagieren und ihr Mitgefühl äußern sollen: „Ich wünsche dir, dass euer Wunsch bald in Erfüllung geht, und bin für dich da." So kann man Unterstützung zeigen, ohne zusätzlichen Stress auszulösen.

Übung gegen inneren Stress

DIE BÜHNE DEINES LEBENS: MEHR ALS NUR DER KINDERWUNSCH

Stellt euch vor, euer Leben ist wie eine Bühne. Auf dieser Bühne gibt es zahlreiche wichtige Akteure: eure Freunde, die Familie, euren Partner, eure Hobbys, den Beruf und noch einiges mehr. Momentan ist der Scheinwerfer nur auf den Kinderwunsch gerichtet und alles andere wird in den Hintergrund gedrängt.

Nun stellt euch vor, dass ihr den Scheinwerfer so einstellt, dass der Lichtkegel größer wird und nicht nur auf den Kinderwunsch fokussiert ist. Nun wird wieder die gesamte Bühne sichtbar, und ihr seht, wie auch die anderen wichtigen Bereiche eures Lebens beleuchtet werden. Der Kinderwunsch ist ein Teil von euch, definiert euch aber nicht!

Finde deinen eigenen Weg zur Entspannung

Die Zeit des Kinderwunsches kann emotional kräftezehrend sein – umso wichtiger ist es, einen Ausgleich zu schaffen und Stress bewusst abzubauen. Doch Entspannung sieht für jeden anders aus – es gibt nicht den einen richtigen Weg.

Manche finden Ruhe in Atemübungen, einem warmen Bad, Meditation oder Yoga. Andere entspannen sich besser, wenn sie sich bewegen, aktiv sind und sich auspowern. Ein Spaziergang, Joggen, Tanzen oder Work-outs können helfen, den Kopf freizubekommen und die Anspannung zu lösen. Inzwischen gibt es auch zahlreiche Online-Angebote, die euch beim Stressabbau Unterstützung bieten. Probiert Verschiedenes aus. So werdet ihr herausfinden, was euch Energie schenkt und euch innerlich stärkt. Wichtig ist, auf den eigenen Körper und die persönlichen Bedürfnisse zu hören und das zu tun, was einem guttut.

Als Paar gemeinsam wachsen: Kinderwunsch und Sexualität

Zu Beginn des Kinderwunsches fühlt es sich spannend an, miteinander zu schlafen – neuerdings mit einem ganz bestimmten Ziel vor Augen. Die gemeinsame Zeit ist von einer besonderen Nähe geprägt. Schließlich könnte sich euer Leben bald komplett ändern. Doch tritt der ersehnte positive Test nach Monaten des Versuchens nicht ein, rücken zunehmend Zyklus-Apps, Ovulationstests und das genaue Beobachten des Körpers in den Vordergrund. Der Fokus verändert sich und der Sex wird weniger spontan, was die Sache zunehmend unentspannter macht. Plötzlich fehlt die Leidenschaft und das Liebesleben ist nur noch dem einen Zweck untergeordnet: ein Baby zu zeugen.

In diesem Abschnitt möchten wir zeigen, wie ihr euch trotz dieser Herausforderungen die Freude und die Lust am Miteinander bewahren könnt.

Sex nach Terminkalender – zwischen Lust und Frust

Was früher spontan und schön war, fühlt sich plötzlich wie eine Aufgabe an. Die „richtigen Tage“ werden im Kalender markiert – so entsteht statt Romantik vielmehr das Gefühl, etwas leisten zu müssen. Das belastet und stellt nicht nur die Beziehung, sondern auch das Selbstwertgefühl beider Partner auf die Probe. Doch was, wenn ihr an diesen Tagen gar keine Lust auf Sex habt? Konflikte sind vorprogrammiert.

Beim Mann kann dieser Druck Erektionsprobleme zur Folge haben, bei beiden Partnern entsteht das Gefühl, dass **Intimität nur noch Mittel zum Zweck** ist. Diese Dynamik schafft Frust und Unsicherheiten, die sich schnell auf die gesamte Beziehung niederschlagen.

Kleine Gesten, liebevolle Gespräche oder gemeinsame Unternehmungen können euch zeigen, dass ihr füreinander wertvoll seid.

Wie könnt ihr euch gegenseitig unterstützen?

Es ist wichtig, dass ihr Sexualität nicht nur als Mittel zur Zeugung eines Kindes betrachtet, sondern wie vor dem Kinderwunsch als etwas Intimes und Schönes. Regelmäßige Dates, Kuscheln und zärtliche Momente ohne Druck oder bestimmte Erwartungen können eure Zweisamkeit stärken.

Mehr Spaß beim „Sex nach Plan"

Kommunikation ist das A und O.
Erzählt euch von euren Erwartungen, Wünschen und Sorgen. Vertraut euch an, wie es euch in der aktuellen Situation geht. Durch ein offenes Miteinander könnt ihr Lösungen finden, die für euch beide stimmig sind. So stärkt ihr nicht nur eure Partnerschaft, sondern lernt euch möglicherweise auch von einer neuen Seite kennen und lieben.

Unterscheidet „Sex für ein Baby" und „Sex aus Spaß":
Damit ihr die Lust und den Genuss an eurem Liebesleben nicht verliert, ist es wichtig, klar zwischen diesen beiden Arten von Sex zu unterscheiden. Der „Sex für ein Baby" hat ein bestimmtes Ziel im Blick, während „Sex aus Spaß" entspannt und spontan sein kann – ganz ohne Druck oder Hintergedanken. Diese Trennung ermöglicht es euch, die schönen Momente miteinander zu genießen.

Abwechslung & Spaß:
Bringt frischen Wind in euer Liebesleben, indem ihr gemeinsam Neues wagt. Überlegt euch, ob ihr Lust auf Rollenspiele habt oder euch gegenseitig einen Überraschungsabend bereitet. Auch ein Tanzkurs oder gemeinsames Kochen kann ungezwungenen Spaß bringen und eure Beziehung stärken. Teilt euch mit: Was hat euch gefallen? So entdeckt ihr, was euer Liebesleben bereichert und euch näher zusammenbringt.

Pausen sind erlaubt:
Wenn ihr an einem der fruchtbaren Tage einfach keine Lust habt oder es gar Streit gibt, dann ist das völlig OK. Eine gute Alternative wäre, gemeinsam etwas zu unternehmen, das euch beiden Spaß macht – wie einen Spaziergang oder einen entspannten Filmabend. So bleibt ihr locker und könnt den Weg zum Wunschkind mit mehr Gelassenheit angehen. Manchmal ist weniger mehr.

Zweisamkeit und Humor:
Der ungewohnten und angespannten Situation mit einer Portion Humor zu begegnen, kann mehr Leichtigkeit in die Partnerschaft bringen. Herzhaftes Lachen – vielleicht sogar über einen verkrampften Sexualakt – kann die Spannung lösen und für mehr Freude in eurer Beziehung sorgen.

Meine Geschichte

„Es ist wirklich schwer, diese ganze Situation in Worte zu fassen. Es fühlt sich oft an, als würde ich nur als ‚Mittel zum Zweck' gesehen. Ich fühle mich unter Druck gesetzt, im passenden Moment Samenzellen zu liefern, damit der Plan (endlich) funktioniert. Die ganze Zeit dreht sich alles nur um den Zyklus, Hormone und Eizellen. Ich fühle mich irgendwie außen vor. In unserer Liebesbeziehung ist alles inzwischen auf den Kinderwunsch ausgerichtet, mit Erotik hat das für mich nichts mehr zu tun."

Markus, 37 Jahre

Es ist wichtig, auch als Mann in diesem Prozess Gehör zu finden und sich nicht nur als „Samenlieferanten" wahrzunehmen. Auch der männliche Part erlebt diese Reise mit Ängsten und Sorgen und zum Teil mit viel Druck. Männer leiden ebenso wie Frauen, gehen aber anders mit ihren Gefühlen um. Gemeinsam durch diese Zeit zu gehen, bedeutet auch, den emotionalen Austausch nicht zu vernachlässigen und den Spaß an der Sexualität nicht außer Acht zu lassen.

Es fühlt sich oft an, als würde ich nur als „Mittel zum Zweck" gesehen.

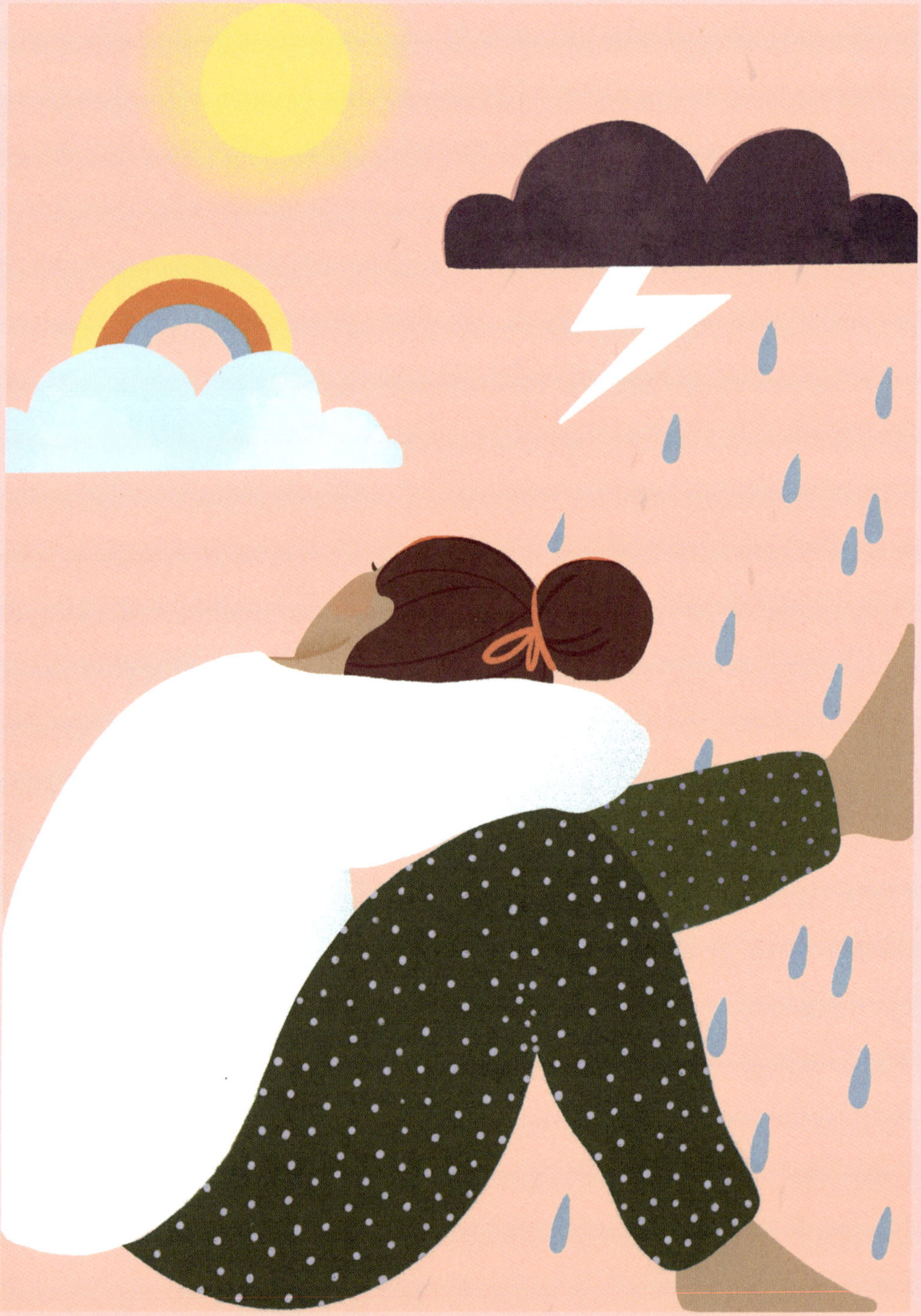

KAPITEL 3

ZWISCHEN ZUVERSICHT UND ENTTÄUSCHUNG

ERSTE ANZEICHEN RICHTIG DEUTEN

Plötzlich achtet ihr auf jedes kleine Signal des Körpers und fragt euch immer wieder: „Hat es vielleicht diesmal geklappt?“ Wenn ihr trotz regelmäßigem Sex rund um die fruchtbaren Tage nicht schwanger werdet, kann das verunsichern. Gedanken wie „Liegt es an mir?“ oder „Was, wenn es nie klappt?“ können einem in dieser Zeit ganz schön zu schaffen machen. Schließlich geht es um euren gemeinsamen Lebensentwurf.

In diesem Abschnitt erklären wir, welche Anzeichen darauf hindeuten könnten, dass ein Problem mit der Fruchtbarkeit besteht. Wir erklären, wann es sinnvoll ist, einen Arzt bzw. eine Ärztin zu konsultieren und welche Untersuchungen höchstwahrscheinlich als Erstes vorgenommen werden. Außerdem möchten wir euch dabei unterstützen, den Druck etwas zu mindern, und geben Anregungen, wie es in dieser Zeit gelingen kann, trotz allem gelassen zu bleiben.

Viele Paare werden innerhalb weniger Monate spontan schwanger, bei zahlreichen anderen dauert es jedoch länger, bis sich der gewünschte positive Test einstellt. Die Ursachen dafür sind sehr vielfältig und reichen über hormonelle Dysbalancen bis hin zu angeborenen Problemen der Fruchtbarkeitsorgane. Oftmals ist aber auch kein eindeutiger Grund für das Ausbleiben einer Schwangerschaft zu finden. Dies wird als „idiopathische Sterilität“ bezeichnet. Die genaue Beschreibung der verschiedenen Ursachen findet ihr in Kapitel 4. Wie bereits anfangs erwähnt, liegt die Chance eines gesunden Paares, innerhalb von 12 Monaten eine Schwangerschaft zu erreichen, bei etwa 90 %. Dauert es länger, wird im Allgemeinen eine medizinische Abklärung empfohlen.

Stellen sich Probleme ein, wird zunächst unterschieden, ob ein Paar noch keine Kinder hat (primäre Sterilität) oder ob es bereits gemeinsame Kinder in der Partnerschaft gibt (sekundäre Sterilität). Da es bei Untersuchungen immer eine gewisse Zeit dauert, bis Ergebnisse vorliegen, ist es sinnvoll, die Abklärung der Ursachen nicht zu lange hinauszuzögern.

Mögliche Ursachen für Fruchtbarkeitsprobleme finden sich nahezu gleich häufig bei Frauen wie bei Männern. Entscheidet man sich dafür, den Gründen für eine nicht eintretende Schwangerschaft medizinisch auf den Grund zu gehen, sollten idealerweise beide Partner einen Arzt konsultieren.

Die Empfehlungen dazu, ab wann man als Paar spätestens Rat einholen sollte, sind relativ klar. Auf die einzelnen Punkte gehen wir weiter unten noch ausführlicher ein. Sich auf sein Körpergefühl zu verlassen ist aber ebenso wichtig. Macht ihr euch Sorgen wegen eurer Fruchtbarkeit, sucht deswegen auch ruhig früher einen Arzt auf.

Anzeichen für Fruchtbarkeitsprobleme

Bleibt eine spontane Schwangerschaft 12 Monate lang aus – trotz regelmäßigem Geschlechtsverkehr zum richtigen Zeitpunkt – ist ein ärztliches Beratungsgespräch sinnvoll. Dabei werden verschiedene gesundheitliche Themen abgefragt und Schritte zur Abklärung eingeleitet, ob eine Einschränkung der Fruchtbarkeit besteht, sofern sich Hinweise darauf ergeben. Diese Empfehlung bezieht sich auf gesunde Paare, bei denen das Alter der Frau unter 35 Jahren liegt. Ist die Frau über 35 Jahre alt, ist ein Arztbesuch bereits nach 6 Monaten angeraten. In diesem Fall sollte der Beginn einer Therapie nicht verzögert werden, sofern sie nötig ist.

Liegen Anzeichen oder Beschwerden vor, die auf eine Einschränkung der weiblichen Fruchtbarkeit hinweisen, sollte man mit dem Arztbesuch nicht 12 Monate warten, sondern bereits nach 6 Monaten aktiv werden.

So deuten Veränderungen des Zyklus bei Frauen mit normalerweise regelmäßigen Menstruationszyklen eventuell auf Fruchtbarkeitsprobleme hin. Verlängerte Zyklen können ein Hinweis auf Probleme der Ovulation und ein möglicherweise vorliegendes Polyzystisches Ovarialsyndrom (PCOS) sein, eine hormonelle Erkrankung mit Bildung vieler kleiner Zysten an den Eierstöcken. Symptome wie Akne und verstärktes Haarwachstum können auf ein hormonelles Ungleichgewicht zurückgehen und sollten ebenfalls Beachtung finden. Vermehrte Schmerzen während der Regelblutung, permanente Schmerzen im Unterbauch oder auch verstärkte Blutungen können ein Hinweis auf Muskelknoten in der Gebärmutterwand (Myome) oder auf Endometriose sein, eine Erkrankung, bei der Gewebe, welches der Gebärmutterschleimhaut ähnelt, außerhalb der Gebärmutter wächst. Auch manche Infektionskrankheiten der reproduktiven Organe können Schmerzen verursachen.

Anzeichen für Einschränkungen der weiblichen Fruchtbarkeit:

- Ausbleiben einer Schwangerschaft nach 12 Monaten trotz regelmäßigem Geschlechtsverkehr bei Frauen unter 35 Jahren; bei Frauen über 35 Jahren nach 6 Monaten
- Veränderungen des Zyklus und unregelmäßige Blutungen
- Zwischenblutungen
- Verlängerte Zyklen (mehr als 35 Tage)
- Verkürzte Zyklen (weniger als 21 Tage)
- Vermehrte Schmerzen während der Regelblutung
- Vollständiges Ausbleiben der Menstruationsblutung
- Permanente Unterbauchschmerzen
- Auffälliges Wachstum von Haaren im Gesicht oder an anderen Körperstellen
- Akne (Hautunreinheiten und ölige Haut)

Anzeichen für Einschränkungen der männlichen Fruchtbarkeit:

Einschränkungen der männlichen Fruchtbarkeit zeigen sich deutlich seltener mit typischen Anzeichen. Männer können trotz

Abweichungen im Spermiogramm einen normalen Samenerguss haben. Um die männliche Fertilität zu untersuchen, müssen also in aller Regel medizinische Tests durchgeführt werden.

Grundsätzlich haben Männer, die in der Vergangenheit eine Mumps-Erkrankung durchgemacht haben oder deren Hoden sich nicht richtig im Hodensack befinden, ein erhöhtes Risiko für ein Fruchtbarkeitsproblem und sollten sich von einem Urologen untersuchen lassen.

Was bei einem ersten Beratungsgespräch zur Sprache kommen kann:

Es geht für den Arzt beziehungsweise die Ärztin beim Erstgespräch darum, einen Überblick über den allgemeinen Gesundheitszustand des Paares zu erhalten, um weitere Schritte einleiten zu können.

Daher werden beim ersten Termin neben allgemeinen gesundheitlichen Aspekten auch detaillierte Fragen zum Kinderwunsch besprochen, auch zum Sexualleben.

Hier ein kurzer Überblick über mögliche Themen:

- Vorhergehende Schwangerschaften, Kinder, Geburten und Fehlgeburten
- Fragen zum Zeitraum: Seit wann wird eine Schwangerschaft angestrebt?
- Fragen zum Sexualleben, z. B. wie häufig findet Geschlechtsverkehr statt?
- Ablauf des Menstruationszyklus und mögliche Unregelmäßigkeiten oder Probleme im Zusammenhang mit dem Zyklus
- Angewendete Verhütungsmethoden
- Mögliche Vorerkrankungen oder Operationen
- Regelmäßig eingenommene Medikamente
- Allergien
- Fragen zu Ernährungsgewohnheiten und Lebensweise
- Fragen zu den Familien der beiden Partner und den Krankheiten, die in den Familien vorkommen

Vorerkrankungen sind grundsätzlich wichtig – zum einen, weil bestimmte Krankheiten eine spontane Schwangerschaft erschweren können, zum anderen, weil sich möglicherweise eine Konsequenz für die Schwangerschaft selbst ergibt. Endometriose oder hormonelle Störungen können z. B. Fruchtbarkeitsprobleme bewirken. Leidet eine Frau an einer Autoimmunkrankheit, Bluthochdruck oder Diabetes oder hat sie einen bekannten Herzfehler oder bereits eine Thrombose erlitten, ist das medizinisch ebenfalls relevant, da in solchen Fällen während einer Schwangerschaft besondere Vorsicht geboten ist. Darüber hinaus müssen solche Faktoren auch bei der Planung der Vorsorgeuntersuchungen und der Geburt berücksichtigt werden.

Hat eine Frau eine Behandlung aufgrund einer lebensbedrohlichen Krankheit hinter sich, können die hierbei angewendeten Therapien oder verabreichten Medikamente der Grund für Fruchtbarkeitsprobleme sein. Ebenso können durchgeführte Operationen, z. B. aufgrund einer eitrigen Entzündung im Unterleib, einen Hinweis darauf geben, warum der gewünschte positive Schwangerschaftstest ausbleibt.

Besonderes Augenmerk wird der Arzt oder die Ärztin in dem Gespräch auch auf vermehrt in den Familien der Partner vorkommende Krankheiten richten. Dabei sind u. a. bösartige und genetische Erkrankungen sowie Erkrankungen in Zusammenhang mit der Bildung von Blutgerinnseln von Interesse.

In Kapitel 4 gehen wir genau auf die Krankheiten ein, die bei unerfülltem Kinderwunsch eine Rolle spielen.

Empfohlene Basisuntersuchungen

Nach dem ärztlichen Gespräch wird entschieden, ob weitere Untersuchungen nötig sind und wenn ja, welche geplant werden sollten. Einige von ihnen sind abhängig vom Zyklus und müssen sorgfältig getimt werden.

Hier ein Überblick über die Basisuntersuchungen für Frauen und für Männer:

Basisuntersuchungen von Frauen:

- Körperliche Untersuchung mit Ermittlung von Körpergewicht und Körpergröße
- Blutuntersuchungen inkl. komplettem Hormonstatus, Blutbild, eventuell Eisenstatus, Vitamin D und Kontrolle der Schilddrüsenhormone (genauere Erklärungen zum Hormonstatus und den einzelnen Werten siehe Kapitel 2)
- Gynäkologische Untersuchung, ggf. mit Aktualisierung der Vorsorgeuntersuchung (PAP-Abstrich und/oder HPV-Test)
- Ultraschalluntersuchung des Unterbauches und der Fortpflanzungsorgane der Frau, eventuell antrale Follikelzählung zur Bestimmung der Eierstockreserve
- Überprüfung der Durchgängigkeit der Eileiter
- Prüfung von Infektionskrankheiten (wie z. B. Chlamydien)

Gut zu wissen:

Mithilfe einer Follikelzählung (AFC, „antraler Follikelcount“) lässt sich die Eizellreserve grob bestimmen. Dabei zählt der Arzt während einer Ultraschalluntersuchung die im Eierstock sichtbaren Eibläschen. Neben dem AFC gibt auch der AMH-Wert (Kapitel 2, Seite 36) Aufschluss über Aktivität und Reserven der Eierstöcke.

Beide Methoden haben ihre Vor- und Nachteile: Der AFC ist eine schnelle Methode, bei der ein Arzt sofort einen Eindruck erhält, ist aber abhängig von Ultraschallgerät und der untersuchenden Person. Der AMH-Wert ist von der untersuchenden Person unabhängig, unterliegt manchmal aber Schwankungen, die zu Verunsicherung führen können.

Funktionsfähige, durchgängige Eileiter sind eine wichtige Voraussetzung für die Entstehung einer Schwangerschaft (siehe dazu auch Kapitel 4, Seite 70ff.). Die Durchgängigkeit kann auf verschiedene Arten untersucht werden, zum einen mit einer speziellen Ultraschalluntersuchung, bei der eine geringe Menge eines mit Ultraschall sichtbaren Kontrastmittels in die Gebärmutterhöhle appliziert wird. Sind die Eileiter durchgängig, lässt sich der Fluss des Kontrastmittels nachweisen.

Zum anderen kann auch eine Bauchspiegelung (Operation) Aufschluss über die Durchgängigkeit der Eileiter geben. Hierbei wird blaue Farbe in die Gebärmutter appliziert, die in den Bauchraum abfließt, sofern die Eileiter durchgängig sind. Dort ist das Blau dann während der Bauchspiegelung sichtbar.

Unter Umständen wird auch eine Röntgenuntersuchung mit einem speziellen Kontrastmittel durchgeführt. Darauf wird in Österreich und Deutschland aber eher selten zurückgegriffen.

Basisuntersuchungen von Männern:

- Körperliche Untersuchung mit Ermittlung von Körpergewicht und Körpergröße
- Blutuntersuchungen
- Urologische Untersuchung
- Eventuell Ultraschalluntersuchung
- Spermiogramm
- Prüfung von Infektionskrankheiten (wie z. B. Chlamydien)

Gut zu wissen:

Chlamydien können ein Grund für Fruchtbarkeitsprobleme sein. Diese Bakterien lassen sich schnell und vergleichsweise einfach in einem Abstrich oder mittels einer Urinuntersuchung nachweisen.

BALANCE FINDEN IM KINDERWUNSCH-ALLTAG

Es ist völlig normal, dass in dieser Zeit ein einziges Thema euren Alltag bestimmt – der Wunsch nach einem Baby. Zu Beginn ist es aufregend, man stellt sich vor, wie es wäre, den positiven Test in der Hand zu halten oder wie man es der Familie und den Freunden erzählt. Doch wenn sich der ersehnte Moment nicht einstellt, kann die Freude schnell in Frustration umschlagen.

Es ist wichtig, dass ihr euren Wunsch aktiv verfolgt, aber vergesst nicht: „Das Gras wächst auch nicht schneller, wenn man daran zieht.“ Manchmal braucht es einfach Geduld. Andernfalls kann es zunehmend belastend sein, sich immer wieder mit dem Thema auseinanderzusetzen. Bereitet euch körperlich und gedanklich gut vor, aber lasst euch nicht verrückt machen.

Macht euch nach Möglichkeit bewusst, dass es neben eurem Wunsch noch viele andere schöne und wertvolle Bereiche im Leben gibt. Nehmt euch bewusst Auszeiten, in denen ihr euch gedanklich mit anderen Dingen beschäftigt, und loslasst, was ihr nur bedingt beeinflussen könnt.

Ein entspannter Spaziergang, ein gemütlicher Abend mit Freunden oder einfach eine kleine Auszeit in der Sauna – all das kann euch wieder erden und den Moment genießen lassen. Vielleicht entdeckt ihr auch eine neue Leidenschaft, etwa Yoga oder Tanzen – Aktivitäten, die euch Spaß machen und eure Gedanken auf etwas anderes richten, sodass ihr neue Energie tanken könnt.

Für Abwechslung sorgen und den Kopf frei bekommen

Hobbys für mehr Ausgleich und Selbstfindung: Hobbys bieten eine tolle Möglichkeit, abzuschalten und gleichzeitig etwas für sich selbst zu tun. Vielleicht habt ihr Lust, in einem Töpferkurs eure Kreativität auszuleben, eine neue Sportart auszuprobieren oder in einem Schreibworkshop eure Gedanken und Gefühle auszudrücken. Diese Aktivitäten lenken nicht nur ab, sondern helfen auch, sich selbst besser kennenzulernen und neue Seiten an sich zu entdecken.

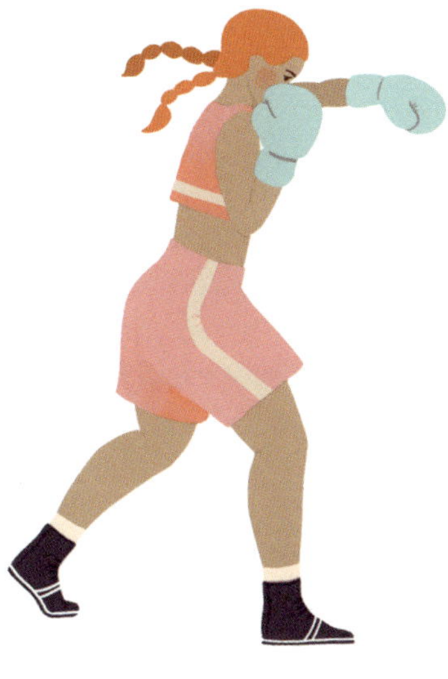

Kreativität statt Grübeln: Mit den Händen etwas Kreatives zu tun hilft oft sehr effektiv, den Kopf freizubekommen. Es wirkt beruhigend und beschäftigt eure Gedanken mit einer konkreten Aufgabe. Tätigkeiten wie Gartenarbeit, Malen, Töpfern, Basteln oder Kochen sind daher ideal, um Stress abzubauen. Sie lenken eure Aufmerksamkeit auf das Hier und Jetzt und belohnen euch mit einem sichtbaren Ergebnis.

Frische Luft tanken: Manchmal genügt schon ein kurzer Aufenthalt im Freien, um neue Energie zu tanken. Ein kleiner Abendspaziergang kann ein schönes gemeinsames Ritual für euch werden. Ob beim Wandern, Radfahren oder einfach Spazierengehen – frische Luft hilft beim Abschalten. Nehmt die Laute der Natur bewusst wahr, achtet auf tiefes Ein- und Ausatmen oder macht auch mal spontan einen kleinen Regentanz. Ab und zu genügen kleine Dinge, um wieder mehr Leichtigkeit ins Leben zu bringen.

Gemeinsame Erlebnisse: Plant kleine Auszeiten zu zweit, etwa einen entspannten Kochabend oder ein Wochenende in einer anderen Stadt. Solche gemeinsamen Momente erschließen euch neue Eindrücke, bieten eine willkommene Auszeit vom Alltag und beflügeln durch frische Energie.

Entspannen und den Körper verwöhnen: Yoga- und Meditationskurse bieten weitere gute Möglichkeiten der Entspannung. Das Beste daran ist: Sie tun zugleich eurer Gesundheit gut. Inzwischen gibt es auch viele niederschwellige Online-Angebote, die den Einstieg erleichtern und jederzeit von jedem Ort aus wahrgenommen werden können.

Wichtig ist, regelmäßig körperlich aktiv zu sein, am besten mehrmals pro Woche. Reserviert euch feste Zeiten für Bewegung. Ob Gehen, Joggen oder Radfahren – jede Art von Sport hält körperlich und mental fit.

Wie offen sprechen wir über unseren Kinderwunsch?

Wie offen man mit dem Umfeld über den unerfüllten Kinderwunsch spricht, ist eine sehr individuelle Entscheidung. Manchen Paaren verschafft es Erleichterung, sich mit Familie und Freunden über die Situation austauschen zu können, andere behalten ihre Gefühle und Gedanken lieber für sich und teilen sie nur mit dem Partner.

Doch je länger es dauert, bis sich der Kinderwunsch erfüllt, desto stärker kann dies eine Beziehung belasten. Gehen beide Partner verschieden mit der Situation um, kann es zu Konflikten kommen. Missverständnisse können entstehen, wenn Partner die enttäuschten Erwartungen unterschiedlich verarbeiten oder nicht beide gleichermaßen den Wunsch haben, über ihre Gefühle zu sprechen. Doch es ist wichtig, möglichst offen miteinander zu reden und für die Bedürfnisse des anderen Verständnis zu zeigen.

Es kann auch sein, dass einer von euch lieber mit Außenstehenden über den Kinderwunsch sprechen möchte, während der andere eher zurückhaltend ist. Das ist nicht ungewöhnlich. Frauen sind meist offener in ihrer Kommunikation, während Männer sich gelegentlich schwerer tun, ihre Gefühle mit anderen zu teilen. In solchen Fällen ist es ratsam, dem Partner zu erklären, warum es für einen selbst wichtig ist, sich mit anderen auszutauschen oder eben nicht. Vielleicht findet sich ein Kompromiss, der sich für euch beide gut anfühlt.

TIPP:

Je länger die Phase des unerfüllten Kinderwunsches dauert, desto empfehlenswerter ist es, sich jemandem anzuvertrauen. Vielleicht gibt es Freunde oder Familienmitglieder, die Ähnliches erlebt haben oder besonders mitfühlend sind? Manchmal tut es gut, eine andere Perspektive zu hören oder sich einfach mal alles von der Seele zu reden.

„Wann ist es denn bei euch so weit?“ – Auf Fragen zum Kinderwunsch souverän reagieren

Fragen wie „Wann ist es denn bei euch soweit?“ oder „Ich möchte endlich Oma werden!“ können nicht nur unangenehm, sondern auch verletzend sein. Wie antwortet man angemessen auf solche Fragen? Soll man offen sagen, dass es bislang nicht geklappt hat? Ihr könntet antworten: „Wir wollen keine Kinder“ oder „Wir warten noch“ – aber das wäre nicht ehrlich und fühlt sich für die meisten nicht richtig an.

Eine treffende Antwort wäre z. B.: „Das Leben ist kein Wunschkonzert.“ Damit könnt ihr klar machen, dass ihr euch ein Kind wünscht, ohne zu sehr ins Detail zu gehen. Ihr müsst nicht preisgeben, wie lange ihr es schon versucht oder ob ihr Hilfe durch eine Kinderwunschklinik in Anspruch nehmt. Vielleicht überrascht diese Antwort den einen oder anderen auch und die Person merkt, dass solche Fragen sehr persönlich und unangebracht sind.

Alternativ könntet ihr auch sagen: „Das Thema ist uns wichtig, aber wir möchten es lieber für uns behalten.“ So setzt ihr eine klare Grenze, ohne unhöflich zu wirken. Wenn euch Fragen oder gut gemeinte Ratschläge überfordern, steht es euch auch frei, einfach das Thema zu wechseln. Das signalisiert freundlich, aber bestimmt, dass ihr gerade nicht darüber sprechen möchtet.

Entscheidet ihr euch für einen offeneren Umgang, könntet ihr auch sagen: „Leider hat es bislang nicht geklappt. Wir warten und überlegen gerade, ob wir eine Kinderwunschklinik aufsuchen sollen.“ So bleibt ihr ehrlich, ohne zu viel von eurer persönlichen Situation preiszugeben.

Macht euch im Vorfeld Gedanken, wie ihr auf solche Fragen reagieren möchtet, und stimmt euch miteinander ab. Wenn ihr euch schon länger ein Kind wünscht, ändert sich mit der Zeit vielleicht auch eure Kommunikationsstrategie über dieses Thema. Nehmt euch Zeit, euer Vorgehen zu überdenken und gegebenenfalls anzupassen.

„Wir sind die einzigen ohne Kind“: Neid und Eifersucht gegenüber anderen

Mit einem unerfüllten Kinderwunsch kann kann man sich wie auf einer einsamen Insel fühlen. Im Freundeskreis häufen sich die Baby-News, sodass es bei allen zu klappen scheint, außer bei einem selbst. Während andere freudig ihre Schwangerschaften verkünden oder stolz ihre Ultraschallbilder zeigen, hat man zunehmend den Eindruck, die anderen laufen einem davon, während man selbst auf der Stelle tritt. Es ist schwer, diese Momente nicht persönlich zu nehmen – besonders, wenn man selbst schon so lange wartet. Auch wenn man sich bemüht, locker zu bleiben – es tut es weh.

Vielen fällt es schwer, sich in solchen Momenten ehrlich mit anderen zu freuen. Stattdessen kommen Emotionen wie Trauer, Sehnsucht und vielleicht auch Neid hoch. Es ist völlig normal, solche Gefühle zu haben, und ihr seid damit nicht allein. Viele Paare erleben ähnliche Emotionen, wenn ihr Kinderwunsch über längere Zeit unerfüllt bleibt.

Überlegt euch, ob es euch helfen würde, eurem Umfeld eure Gefühle offen mitzuteilen. Ein ehrlicher Satz wie: „Ich freue mich sehr für euch, aber es macht mich auch traurig, weil es bei uns noch nicht geklappt hat“, kann euch Erleichterung verschaffen und für mehr Verständnis sorgen. Um euch nicht unnötig zu belasten, könntet ihr auch gemeinsam klären, wann und wie viel ihr künftig mit befreundeten Eltern über Babythemen sprechen möchtet.

Meine Geschichte

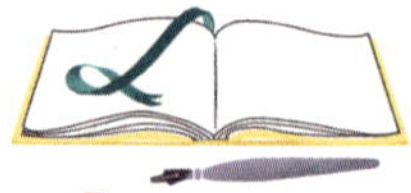

„Ich dachte immer, ich nehme das mit dem Kinderwunsch locker, nach dem Motto: wenn's passiert, passiert's, wir haben keinen Stress. Aber als alle meine Freundinnen um mich herum Kinder bekamen, fühlte ich mich, als würde ich nicht mehr richtig dazugehören. Mit der Zeit war ich richtig eifersüchtig und musste bei jeder Babynachricht einen Tag lang weinen. Das ist mir bis heute unangenehm, so wollte ich nie sein. Aber wenn man Monat für Monat hofft, wird die Belastung immer größer. Zeitweise wechselte ich sogar die Straßenseite, wenn ich eine Frau mit Kinderwagen sah.“

Mia, 36 Jahre

Warum fühlen wir uns so hilflos?

In vielen Bereichen unseres Lebens können wir unsere Ziele durch harte Arbeit oder finanzielle Mittel erreichen. Beim Kinderwunsch gestaltet sich das jedoch nicht so einfach. Egal, wie sehr wir uns anstrengen, der Ausgang bleibt oft ungewiss – das kann in uns Gefühle wie Hilflosigkeit und Ohnmacht hervorrufen.

TIPP:

Vergleicht euch nicht mit anderen. Vergleiche machen uns in der Regel nur unsicher, weil wir uns eher mit denen messen, die es aus unserer Sicht „besser" haben. Konzentriert euch stattdessen auf euren eigenen Weg. Das spart euch viel Energie. Und ganz ehrlich – jeder hat seine Herausforderungen, auch wenn man sie nicht immer sieht.

Kindergeburtstage und andere Feierlichkeiten

Kindergeburtstage und ähnliche Feiern können eine besondere Herausforderung darstellen, wenn man selbst noch auf Nachwuchs wartet. Es ist völlig okay, sich an solchen Tagen eine Auszeit zu nehmen und auch mal abzusagen, wenn es euch zu viel wird. Wenn ihr euch von solch einer Situation überfordert fühlt, sind kleine Notlügen erlaubt – so könnt ihr euch emotionalen Stress ersparen.

Sind Familie oder Freunde über eure Situation im Bilde, könnt ihr offen sagen, dass ihr euch zwar für sie freut, aber die Feier gerade zu viel für euch ist. Vielleicht geht auch nur einer von euch hin. Habt ihr ein Geschenk vorgesehen, könnt ihr es vorher oder im Nachhinein überreichen. Hört in euch hinein und lasst euch von euren Gefühlen leiten – die Phase geht vorüber und ihr habt noch viele gemeinsame Partys vor euch.

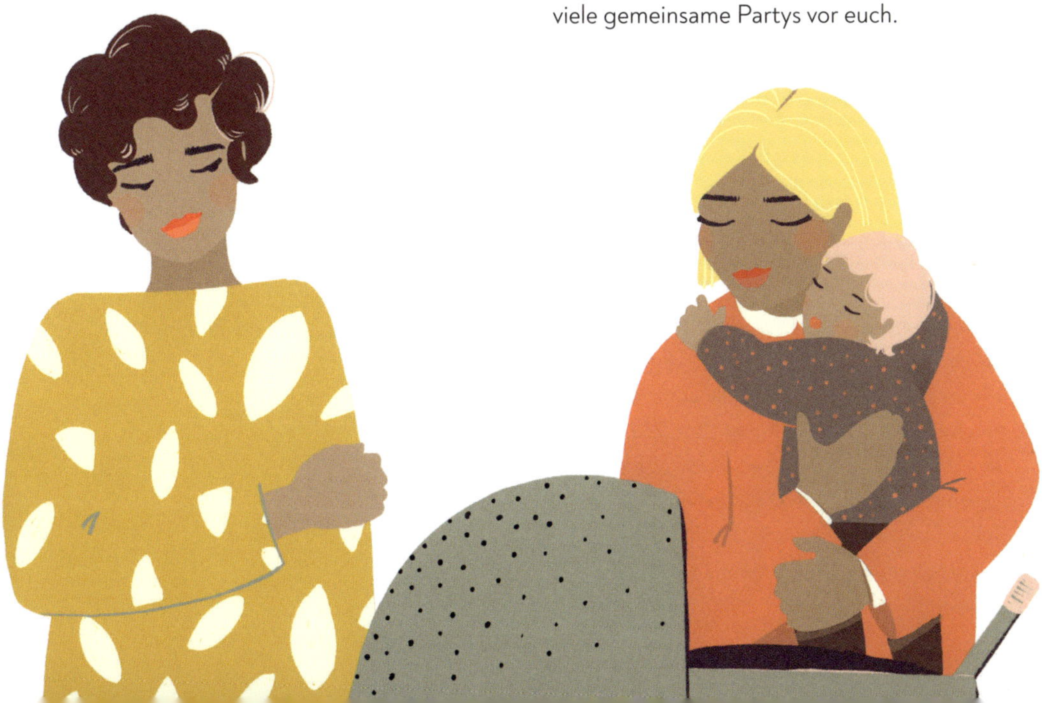

„Es wird wieder nicht klappen“: Selbstzweifel und Schuldgefühle

Viele von euch kennen diesen Satz nur zu gut – er begleitet euch vielleicht schon seit Monaten oder gar Jahren. Aber warum wird man mit der Zeit so negativ? Und kann man überhaupt schwanger werden, wenn man solche Gedanken hat? Die Antwort lautet: Ja, man kann!

Auch wenn diese pessimistischen Gedanken unangenehm und wenig motivierend sind, ist es wichtig, zu verstehen, warum sie auftauchen. Sie entstehen nicht, weil ihr nicht genug daran glaubt, eine Familie zu werden, sondern weil eure Psyche versucht, euch vor weiteren Enttäuschungen zu bewahren. Wenn der positive Test ausbleibt, schaltet der Körper in eine Art Schutzmodus. Er bereitet euch innerlich auf das Schlimmste vor, damit ihr nicht erneut zu tief fallt, wenn das Ergebnis negativ ausfällt. So wird der Schmerz erträglicher. Eine negative Haltung ist also kein Zeichen von Resignation, sondern eine kluge Coping-Strategie – ein gut gemeinter Versuch des Gehirns, euch emotional zu stabilisieren und euch zu helfen, die Situation gut zu meistern.

Wenn diese negative Haltung erdrückend wird, versucht, mit eurer Angst gedanklich ins Gespräch zu gehen. Auch wenn sie zunächst ungewohnt ist, kann diese Methode sehr hilfreich sein. Sagt euch zum Beispiel: „Liebe Angst, ich weiß, dass du es gut mit mir meinst und mich schützen möchtest. Aber ich achte gut auf mich und bin mir bewusst, dass es auch Rückschläge geben kann. Trotzdem vertraue ich darauf, dass alles gut wird. Ich gehe meinen Weg Schritt für Schritt. Gerade jetzt brauche ich dich nicht.“ Beobachtet im Anschluss, ob euch diese Worte dabei helfen, innerlich ein wenig ruhiger zu werden.

Eine weitere Möglichkeit, die euch psychisch unterstützen kann, ist, ein **Dankbarkeitstagebuch** zu führen. Nehmt euch jeden Tag einige Minuten Zeit, um euren Blick bewusst auf die positiven Aspekte des Tages zu richten. Stellt euch dabei Fragen wie: „Was war heute besonders schön?“, „Was habe ich heute gelernt?“ und „Wie kann ich den Tag noch besser machen?“. Diese einfache Übung hilft, die schönen Momente des Lebens achtsamer wahrzunehmen und sich dadurch spürbar zu stärken.

Ähnlich wie ein Dankbarkeitstagebuch funktioniert ein **„Lebensfreude-Notizbuch“**. Kauft euch ein schönes leeres Buch oder Heft und haltet regelmäßig kleine Momente der Freude fest – sei es ein schöner Spaziergang, eine liebevolle Begegnung oder eine entspannte Auszeit für euch selbst. Wenn ihr solche Momente regelmäßig bewusst aufschreibt, lenkt ihr eure Aufmerksamkeit auf das Positive in eurem Leben, während die Erfüllung des Kinderwunsches noch auf sich warten lässt. Wenn ihr es euch zur Gewohnheit macht, morgens nach dem Aufstehen oder abends vor dem Schlafengehen zu schreiben, entsteht daraus ein tägliches Ritual, das euch in dieser schwierigen Zeit wohltuend aufbaut.

DANKBARKEITSTAGEBUCH

Datum:

„DANKBARKEIT IST DER ANFANG ALLER GRÖSSE.“

Was war heute besonders schön?

Reflektiere über deinen Tag und halte fest, was dir besonders gefallen hat. Denke an Momente oder Begegnungen, die dir Freude bereitet haben.

Was habe ich heute gelernt?

Überlege, ob du heute etwas Neues über dich selbst gelernt hast. Diese Reflexion fördert dein inneres Wachstum und deine Selbstakzeptanz.

Wie kann ich den Tag noch besser machen?

Denke darüber nach, was du vielleicht anders hättest machen können und wie du ähnliche Situationen in Zukunft besser angehen möchtest.

Selbstzweifel und Schuldgefühle meistern

Auf dem Weg zum Wunschkind tauchen bei vielen Paaren Selbstzweifel auf. Gedanken wie „Ist es uns einfach nicht bestimmt, Eltern zu werden?“ kennen fast alle, die sich mit dem Thema Kinderwunsch auseinandersetzen. Dabei können auch Schuldgefühle aufkommen und man fragt sich vielleicht: „Liegt es an mir?“ oder „Verlässt mich meine Partnerin/mein Partner, weil ich unfruchtbar bin?“ Solche Gedanken sind nachvollziehbar, aber sie helfen nicht weiter.

In den meisten Fällen lässt sich der Grund, warum es nicht gleich klappt, nicht genau bestimmen. Der Kinderwunsch ist ein sensibles Thema, bei dem oft mehrere Dinge zusammenspielen. Manchmal gibt es eine klare Ursache, oft aber auch nicht. Häufig wirken verschiedene Faktoren zusammen. So oder so ist es wichtig, sich bewusst zu machen, dass Schuldgefühle und Selbstvorwürfe nur unnötigen Druck erzeugen und die Beziehung belasten.

Viel hilfreicher ist es, als Team an eurem Wunsch zu arbeiten und offen miteinander zu sprechen. Ein Perspektivwechsel kann dabei unterstützen: Überlegt euch, wie ihr euch in der Situation des anderen fühlen würdet. Das kann Verständnis für den andern schaffen und euch helfen, die richtigen Worte füreinander zu finden und gemeinsam nach Lösungen zu suchen.

Übungen gegen Selbstzweifel: Affirmationen und Meditation

Eine einfache, aber effektive Möglichkeit, den inneren Kritiker zu beruhigen, sind **positive Affirmationen.** Das sind kurze, positive Sätze, die ihr regelmäßig wiederholt, um euch selbst zu bestärken. Ihr könnt sie euch schon am Morgen sagen, auf dem Weg zur Arbeit oder auch beim Warten auf den Arzttermin. Die Affirmationen sollten dabei genau auf eure aktuellen Ängste oder Zweifel abgestimmt sein – je treffender sie formuliert sind, desto effektiver wirken sie. (Beispiele siehe Seite gegenüber.)

Schreibt euren Satz auf eine Karte und stellt oder hängt diese an einem gut sichtbaren Ort auf, beispielsweise auf eurem Nachtkästchen oder am Badezimmerspiegel. So vergegenwärtigt ihr euch regelmäßig die stärkenden positiven Gedanken. Überlegt hin und wieder, ob die gewählte Affirmation noch zu euren aktuellen Bedürfnissen passt, und verändert sie gegebenenfalls. Mittels dieser Technik lassen sich negative Gedanken beruhigen, sodass man den Fokus auf das Positive lenken kann. Sie unterstützt euch dabei, in schwierigen Momenten ruhig und zuversichtlich zu bleiben.

HILFREICHE AFFIRMATIONEN

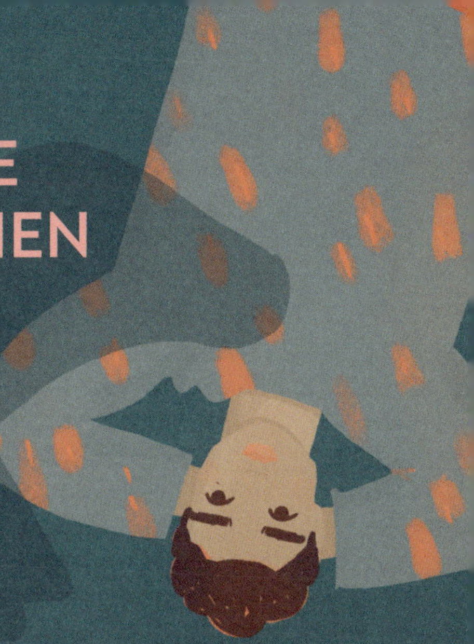

Ich bin dankbar für meinen Körper.

Ich gestalte mein Leben nach meinen Bedürfnissen.

Ich bin zur richtigen Zeit am richtigen Ort.

Ich bin dankbar für die guten Menschen in meinem Leben.

Alles wird gut werden, auch wenn der Weg gerade schwer ist.

Ich vertraue meinem Körper. Er weiß genau, was zu tun ist.

Dankbar nehme ich an, was ist, und lasse Erwartungen los.

Ich bin eine vollwertige Frau, auch wenn sich der Kinderwunsch noch nicht erfüllt hat.

Ich bin ein vollwertiger Mann, auch wenn sich der Kinderwunsch noch nicht erfüllt hat.

Ich bin liebenswert und wertvoll.

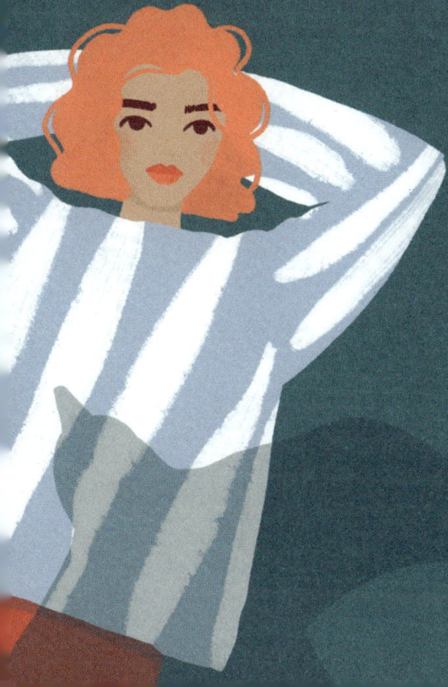

Ich liebe mich, so wie ich bin.

Ich habe es verdient, glücklich zu sein.

Ich bin dankbar für das, was ich habe.

Ich bin stark und geduldig auf diesem Weg.

Ich achte auf mich und sorge für meine Gesundheit.

Jeder Tag bringt mich meinem Wunschkind näher.

Mein Körper ist gesund und bereit für ein Baby.

Ich bin umgeben von Liebe und Unterstützung.

Ich verdiene es, Pausen zu machen.

Meditation

„WÄRME UND STÄRKE IM HERZEN“

VORBEREITUNG:

Schaffe dir eine angenehme Atmosphäre: Lege dir eine weiche Decke auf den Boden und zünde eine Kerze an. Vielleicht magst du auch sanfte Musik im Hintergrund. Gestalte deinen Raum so, dass er für dich Gemütlichkeit ausstrahlt und du dich wohlfühlst. Setze oder lege dich bequem hin und schließe nun sanft deine Augen.

Atme tief durch die Nase ein. Halte den Atem kurz an und atme langsam durch den Mund aus. Wiederhole das bewusste Ein- und Ausatmen einige Male, bis du ganz bei dir angekommen bist.

Spüre, wie sich deine Schultern, dein Nacken, dein Kiefer, dein Rumpf und deine Beine mit jedem Atemzug mehr und mehr entspannen. Wenn unpassende Gedanken kommen, lass sie wie Wolken an dir vorüberziehen – sie kommen und gehen … Du spürst nach und nach, wie sich die Anspannung aus deinem Körper löst.

Stell dir nun vor, wie dich ein sanfter, warmer Lichtstrahl der Sonne berührt. Du spürst die angenehme Wärme in deinem Herzen. Das Licht breitet sich langsam in deinem ganzen Körper aus und füllt ihn mit Kraft, Wärme und Energie. Alles Belastende des Tages darfst du an diesen Lichtstrahl abgeben. Er durchflutet deinen Kopf, deine Arme und Beine und breitet sich bis in die Finger- und Zehenspitzen aus. Spüre, wie jede Zelle von dieser angenehmen, warmen Energie durchflutet wird, sodass ein tiefes Gefühl der Dankbarkeit und Geborgenheit entsteht.

Du fühlst dich wohl und spürst ein angenehmes Freiheitsgefühl. Gib dem Lichtstrahl nun eine Farbe und atme die Energie mit jedem Atemzug in dich ein. Wiederhole in Gedanken: „Ich bin dankbar für alles Gute in meinem Leben und vertraue darauf, dass sich alles zu meinem Besten entwickelt.“ (Du kannst an dieser Stelle auch eine selbst gewählte Affirmation einsetzen.)

Verweile einige Minuten in dieser angenehmen, kraftspendenden Stille. Nimm noch einen letzten tiefen Atemzug von diesem wohltuenden Licht und lenke dann deine Aufmerksamkeit langsam wieder nach außen. Strecke und recke dich und öffne in deinem Tempo die Augen.

TIPP: *Mache deine Kraftfarbe zu einem kleinen Alltagshelfer. Trage ein Kleidungsstück in dieser Farbe oder stelle ein Bild oder eine Karte in dieser Farbe an einen Platz, den du oft passierst. In stressigen Momenten wird dich der Anblick deiner Lieblingsfarbe an die positiven Gefühle erinnern, die du in der Meditation mit ihr verbunden hast.*

Auch wenn die genannten Übungen eine wertvolle Unterstützung sein können, gibt es Momente, in denen ihr euch vielleicht fragt, wann der richtige Zeitpunkt für zusätzliche Hilfe gekommen ist. Ein erster Schritt kann, zu Anfang des Kapitels beschrieben, ein Erstgespräch mit einem Frauenarzt oder einem Urologen sein. Es ermöglicht euch zu klären, ob es körperliche Gründe für ein Ausbleiben der Schwangerschaft gibt. Mit diesem Wissen fällt es euch leichter zu entscheiden, wie ihr weiter vorgehen möchtet und ob es sinnvoll ist, die Hilfe einer Kinderwunschklinik in Anspruch zu nehmen.

Viele Paare berichten, dass der Schritt in die Klinik ihnen Erleichterung brachte, auch wenn er anfangs mit Angst und Unsicherheit verbunden war. Die medizinische Unterstützung sorgt dafür, dass der Druck nachlässt und man endlich jemanden an der Seite hat, der einem mit professionellem Rat unter die Arme greift.

Auswertung des Fragebogens:

- ***Ich habe ausschließlich grüne Kästchen angekreuzt:*** *Es gibt aktuell keinen Hinweis auf Probleme, welche die Fruchtbarkeit einschränken könnten. Man sollte gleichwohl wachsam bleiben und ärztlichen Rat einholen, falls sich weiterhin in angemessener Zeit keine Schwangerschaft einstellt.*

- ***Ich habe mindestens einmal ein orangefarbenes Kästchen angekreuzt:*** *Möglicherweise bestehen Probleme, welche die Fruchtbarkeit beeinträchtigen. Ihr solltet einen Arzt oder eine Ärztin konsultieren, um euch beraten zu lassen.*

Selbsttest:

SOLLTEN WIR ÄRZTLICHE HILFE IN ANSPRUCH NEHMEN?

Die am ehesten zutreffende Antwort ankreuzen. (Modifiziert nach dem Selbsttest der British Fertility Society)

Seit wann versucht ihr ein Kind zu bekommen?

- 12 Monate oder mehr
- 6 Monate oder mehr und Alter von 35 Jahren oder älter
- Weniger als 12 Monate und Alter von 34 Jahren oder jünger
- Weniger als 6 Monate und Alter von 35 Jahren oder älter

Leidet die Partnerin unter einem der folgenden Symptome?

- Unregelmäßige Zyklen
- Vollständiges Ausbleiben der Regelblutung
- Starke Schmerzen während der Menstruationsblutung oder permanente Unterbauchschmerzen

Trifft eine der Aussagen zu?

- Es bestehen oder bestanden wichtige Vorerkrankungen.
- Es wurden bereits Operationen im Bauchraum oder an den Fortpflanzungsorganen durchgeführt.
- Es besteht Über- oder Untergewicht.

Trifft eine der Aussagen zu?

- Ich rauche Zigaretten.
- Ich trinke regelmäßig Alkohol.
- Ich konsumiere Drogen oder verwende Anabolika.
- Ich würde meinen Lebensstil als ungesund bezeichnen.

Trifft folgende Aussage zu?

- Ich habe bereits zweimal oder öfter einen Schwangerschaftsverlust erlitten.

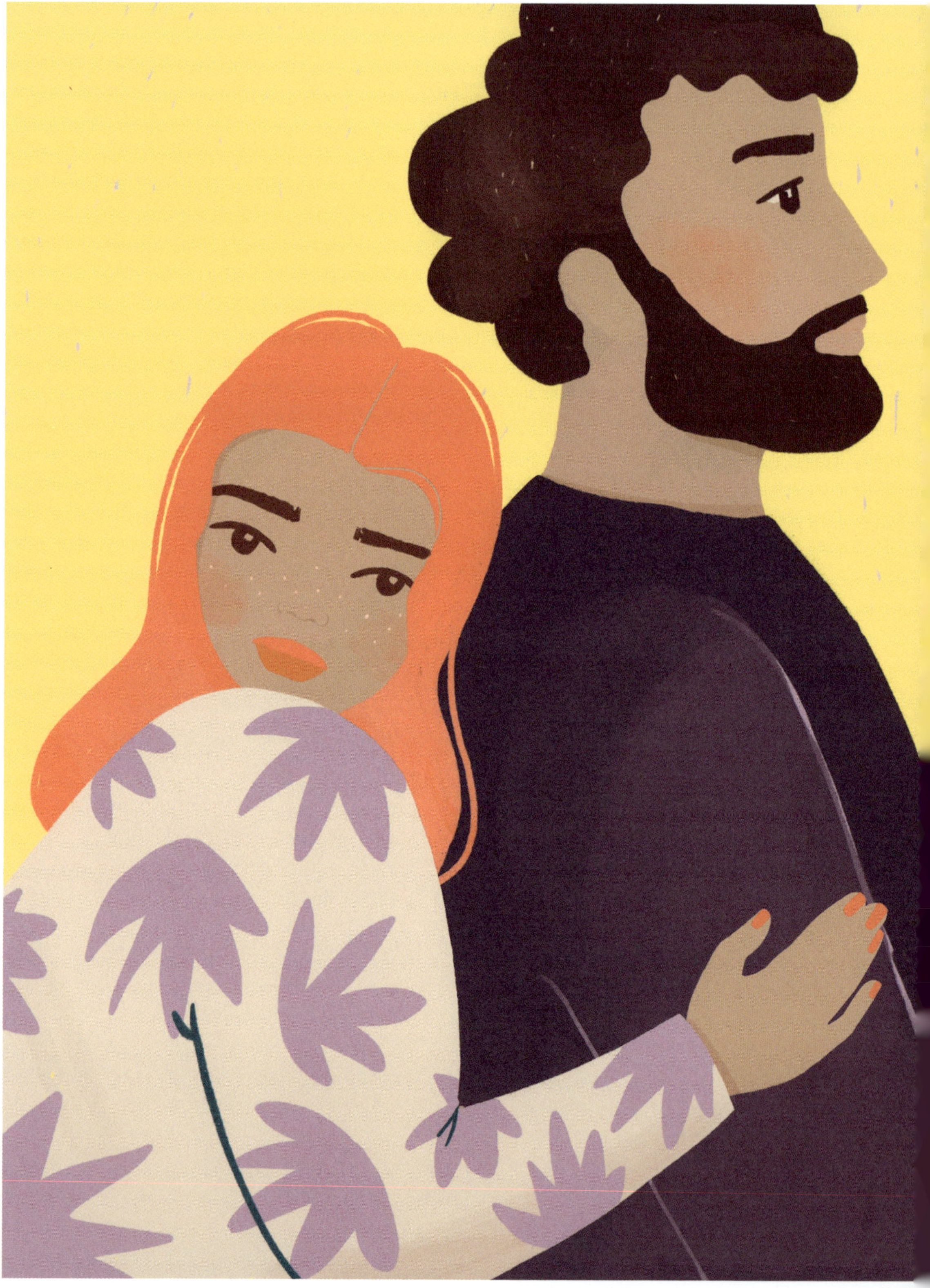

KAPITEL 4

MÖGLICHE MEDIZINISCHE URSACHEN

MEDIZINISCHE URSACHEN BEI FRAUEN

Fruchtbarkeitseinschränkungen von Paaren können vielerlei Ursachen haben. Hormonelle, anatomische und genetische Faktoren kommen ebenso infrage wie Infektionen, allgemeine oder angeborene Krankheiten.

Das Feld ist sehr groß und komplex – Probleme aber als solche zu erkennen, Symptome selbst deuten zu können und zu wissen, was „normal" ist, kann hilfreich sein, um zu einer schnelleren Aufklärung und Behandlung zu gelangen. Manchmal findet sich jedoch trotz umfangreicher Untersuchungen keine Ursache, die den unerfüllten Kinderwunsch erklären könnte.

In jedem Fall ist es sinnvoll, alle behandelbaren Störungen, Ungleichgewichte und Mängel auszugleichen, bevor invasivere Schritte wie eine Kinderwunschtherapie oder künstliche Befruchtung geplant werden.

In diesem Kapitel beschreiben und erklären wir typische Krankheitsbilder, die die Fruchtbarkeit bei Frauen und Männern einschränken können. Unser Ziel ist hierbei, euch einen guten Überblick zu geben, ohne zu sehr ins Detail zu gehen. Idealerweise könnt ihr Symptome und Anzeichen für Probleme so besser erkennen und einordnen und erhaltet erste Anhaltspunkte für Maßnahmen, mit denen ihr eure Gesundheit selbst verbessern könnt.

Veränderungen der Fortpflanzungsorgane

Veränderungen der Fortpflanzungsorgane, wie z.B. Probleme der Eileiter, der Gebärmutter, oder der Gebärmutterschleimhaut, können das Entstehen einer Schwangerschaft verhindern. Hier möchten wir die wichtigsten körperlichen Faktoren beschreiben und erklären, warum sie für eine Schwangerschaft ein Hindernis sein können.

Probleme der Eileiter

Die Eileiter sind entscheidend für die Entstehung einer Schwangerschaft. Sie fangen die Eizelle nach dem Eisprung auf und transportieren sie in Richtung Gebärmutter. Dort kann sich der Embryo in eine gut aufgebaute Schleimhaut einnisten. Sind die Eileiter nicht durchgängig oder ist ihre Fähigkeit zum Transport eingeschränkt, kann der Embryo nicht bis zur Gebärmutter gelangen und Unfruchtbarkeit ist die Folge.

Gut zu wissen:

Eileiter werden in der Fachsprache „Tuben" genannt. Bei Eileiterproblemen spricht man von „Tubenfaktor".

Eine eingeschränkte Funktionsfähigkeit der Eileiter führt außerdem zu einem höheren Risiko für Eileiterschwangerschaften, wenn sich der Embryo im Eileiter festsetzt. Ein Eileiter ist nicht dafür geschaffen, eine Schwangerschaft auszutragen, sodass die Gefahr besteht, dass er mit zunehmendem Wachstum des Embryos reißt. Ein solcher Riss kann lebensgefährliche Blutungen bei der Mutter verursachen.

Diagnostik:
Die Durchgängigkeit der Eileiter kann, wie bereits weiter oben beschrieben, mittels einer Ultraschalluntersuchung und Kontrastmittel oder durch eine Bauchspiegelung geprüft werden. Manchmal ist bereits bei einer einfachen Ultraschalluntersuchung Flüssigkeit in den Eileitern zu sehen, was darauf hindeutet, dass die Eileiter nicht voll funktionstüchtig sind. Bei verdickten Eileitern mit Flüssigkeit spricht man medizinisch von „Hydrosalpinx".

Probleme der Eileiter entstehen durch Narben oder Verwachsungen, oft verursacht durch Infektionen. Vor allem sexuell übertragbare Erreger, wie z. B. Chlamydien, können Entzündungen auslösen, die man leider oftmals gar nicht bemerkt, aber die Eileiter bleibend schädigen können. Nach Blinddarmentzündungen kann eine Verengung der Eileiter auftreten, besonders wenn der Blinddarm durchgebrochen ist. Endometriose (eine Krankheit, die wir später noch genauer erklären) kann ebenfalls eine Ursache für Schädigungen der Eileiter sein.

Auch Rauchen kann die Funktion der Eileiter beeinträchtigen. Rauchen bzw. Nikotin verursacht Zellschäden, die die Bewegungen der Eileiter und den Transport der befruchteten Eizelle beeinträchtigen können. Die befruchtete Eizelle bleibt im Eileiter stecken und nistet sich nicht in die Gebärmutter ein. Somit ist bei Raucherinnen auch das Risiko für Eileiterschwangerschaften erhöht.

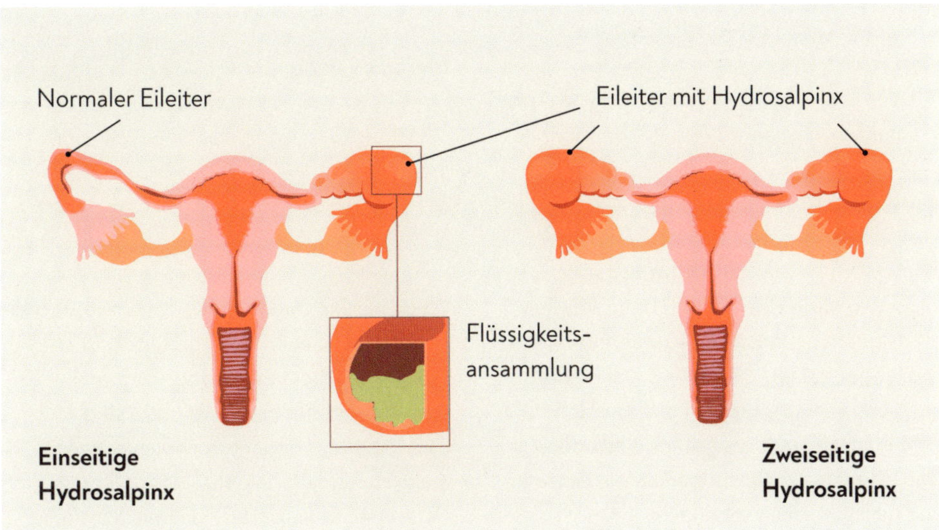

Therapie:
Wurde eine Schädigung der Eileiter festgestellt, ist eine Schwangerschaft auf natürlichem Wege eventuell nicht mehr möglich. Man kann versuchen, die Funktionsfähigkeit der Eileiter operativ wiederherzustellen. In der Praxis ist das aber oft schwierig, der Erfolg ist ungewiss. Eine gute Alternative bietet eine Kinderwunschbehandlung mit In-vitro-Fertilisation (IVF). Dabei werden in einer Kinderwunschklinik die Eizellen gewonnen und außerhalb des Körpers mit den Samenzellen des Partners zusammengeführt und befruchtet. Anschließend wird der Embryo in die Gebärmutter übertragen. Man benötigt somit die Eileiter zum Transport der Eizellen nicht mehr. (Das genaue Vorgehen bei IVF erklären wir in Kapitel 5.)

Meine Geschichte

„Nach der Diagnose Eileiterschwangerschaft war ich völlig fertig. Es fühlte sich an, als würde mir der Boden unter den Füßen weggezogen. Der Arzt, bei dem wir waren, war freundlich, aber auch sachlich, und ging rasch die wichtigsten Punkte mit uns durch. Es ging mir alles viel zu schnell. Ich hatte so viele Fragen, aber ich merkte, dass er gestresst war und nicht wirklich Zeit hatte. Ich fühle mich allein gelassen und hilflos.
Mit der Zeit habe ich verstanden, dass Ärzte in einem ganz anderen Alltag leben. Für sie ist das, was für uns sehr beunruhigend und bedrohlich ist, alltäglich und wird mit einer gewissen Routine behandelt. Natürlich wollen sie helfen, aber sie stehen vermutlich oft unter Druck. Wir hatten in der Klinik verschiedene Ärzte und ich habe gemerkt: Bei vielen fühlte ich mich sehr wohl, bei manchen weniger. Ich denke, das ist menschlich."

Maria, 29 Jahre

Patienten mit Kinderwunsch befinden sich oft in einem psychischen Ausnahmezustand. Die Ungewissheit, die vielen Entscheidungen und die Hoffnung auf Erfolg machen die Situation emotional sehr belastend. Daher sind die Erwartungen an die Ärzte in den meisten Fällen sehr hoch.

Wenn ihr das Gefühl habt, dass etwas nicht optimal läuft, euch nicht genug Aufmerksamkeit geschenkt wird oder ihr unsicher seid, sprecht das an. Viele Ärzte sind dankbar, wenn Patienten ehrlich sagen, wie es ihnen gerade geht. So lassen sich Missverständnisse besser klären. Versuche, dir bewusst zu machen, dass die Ärzte zwar Profis in ihrem Fach sind, aber auch mit Herausforderungen wie begrenzter Zeit und vielen Patienten umgehen müssen. Eine offene und vertrauensvolle Kommunikation hilft beiden Seiten, den Kinderwunsch gemeinsam zu verwirklichen.

Anatomische Veränderungen der Gebärmutter

Bei manchen Frauen finden sich Varianten der Gebärmutterform, die Fruchtbarkeitsprobleme verursachen können. Eine solche Variante kann beispielsweise eine herzförmige Gebärmutter oder eine Wand innerhalb der Gebärmutterhöhle sein. Es kommt auch vor, dass eine Seite der Gebärmutter (ein Horn des Uterus) stärker ausgebildet ist als die andere. Solche Varianten sind angeboren und können sehr unterschiedlich stark ausgeprägt sein.

Eine solche Veränderung muss keinerlei Probleme verursachen, kann aber je nach Ausprägung auch der Grund für Unfruchtbarkeit oder vermehrte Schwangerschaftsverluste sein. Bei derlei Veränderungen sind bestimmte Bereiche der Gebärmutter unter Umständen weniger gut durchblutet, ein Embryo ist folglich schlechter versorgt und im Wachstum gestört.

Diagnostik:
Teilweise lassen sich solche Formvarianten bereits mit einer Ultraschalluntersuchung feststellen. In anderen Fällen ist eine genauere Untersuchung wie eine Gebärmutter- oder Bauchspiegelung notwendig.

Therapie:
Bei Kinderwunsch kann eine Operation manchmal sinnvoll sein. Das hängt sehr vom individuellen Fall und der Vorgeschichte ab. In vielen Fällen ist eine Behandlung nicht notwendig.

Myome

Myome sind gutartige Muskelknoten und können an verschiedenen Stellen der Gebärmutter vorkommen. Sie wachsen im fruchtbaren Alter einer Frau (etwa zwischen 16 und 50 Jahren) unter dem Einfluss von Östrogen, kommen häufig vor und sind normalerweise nicht gefährlich. Nach der Menopause, wenn das Östrogen natürlicherweise absinkt, schrumpfen sie oft von selbst oder verschwinden sogar komplett. Schätzungen zufolge entwickelt fast jede dritte Frau im Laufe ihres Lebens ein oder mehrere Myome. Die meisten Frauen haben keinerlei Beschwerden und das Myom wird oft zufällig bei einer Routineuntersuchung festgestellt. Auch problemlose Schwangerschaften und Geburten trotz Myomen der Gebärmutter sind nichts Ungewöhnliches.

Die Gründe für die Entstehung dieser Muskelknoten sind nicht ganz klar. Es scheint aber so zu sein, dass sie bei Frauen mit afrikanischen Wurzeln und bei Frauen mit Übergewicht häufiger vorkommen.

Diagnostik:
Ein typisches Symptom sind heftige und sehr schmerzhafte Menstruationsblutungen. Solche Anzeichen sollten daher unbedingt untersucht werden. Mit einer Ultraschall-

untersuchung können die Knoten in den meisten Fällen schnell und gut erkannt werden. Manchmal ist eine Gebärmutter- oder Bauchspiegelung notwendig, um ein genaueres Bild von der Gebärmutter zu erhalten.

Typische Symptome bei Myomen sind:

- *heftige und schmerzhafte Menstruationsblutungen*
- *beständige Unterbauch- oder Rückenschmerzen*
- *Schmerzen beim Sex*
- *Störungen bei Wasserlassen oder Stuhlgang wie z. B. Verstopfung*

Obwohl viele Frauen mit Myomen problemlos schwanger werden und Kinder bekommen, können sie Unfruchtbarkeit verursachen. Wie problematisch ein Myom für die Fruchtbarkeit ist, hängt vor allem von seiner genauen Lage und Größe ab.

Gut zu wissen:

In den allermeisten Fällen stellen Myome in der Schwangerschaft kein Problem dar. Mitunter können sie aber auch Beschwerden verursachen, wie z. B. vermehrte Schmerzen. In selteneren Fällen lösen Myome sogar frühzeitige Wehen aus oder sind ein Geburtshindernis, sodass ein Kaiserschnitt durchgeführt werden muss.

Therapie:

Myome müssen nicht grundsätzlich behandelt werden. Wenn sie keine Beschwerden verursachen, wird man sie beobachten und ihr Wachstum in regelmäßigen Abständen kontrollieren. Wie bereits erwähnt, schrumpfen sie nach der Menopause mit Sinken der Östrogenlevel oft von selbst.

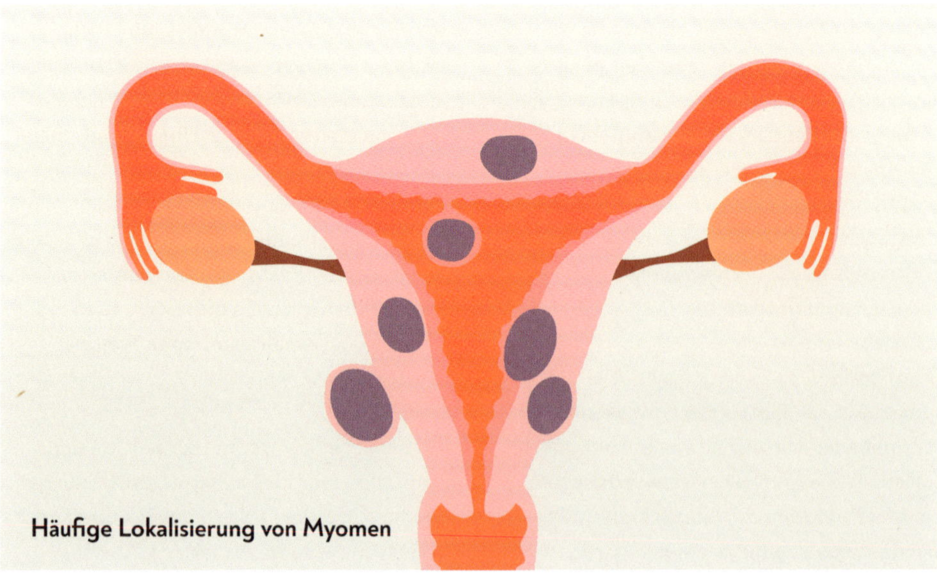

Häufige Lokalisierung von Myomen

Eine Therapie ist nötig, wenn Beschwerden auftreten, die Muskelknoten sehr schnell wachsen oder ein Myom mit hoher Wahrscheinlichkeit der Grund für einen unerfüllten Kinderwunsch ist.

Zur Behandlung stehen verschiedene Optionen zur Verfügung. Je nach Beschwerden kann eine schmerzlindernde Therapie ausreichend sein. Starke Blutungen können mit hormonellen Mitteln oft gut kontrolliert werden. Mittlerweile gibt es auch Medikamente, die das Wachstum der Myome hemmen oder sie sogar schrumpfen lassen. Zudem stehen verschiedene nicht-chirurgische Techniken zur Verfügung.

Manchmal ist aber auch die operative Entfernung eines Myoms erforderlich, insbesondere wenn es die Gebärmutterhöhle verformt oder eine Vorgeschichte mit Unfruchtbarkeit besteht.

Was kann man selbst tun?

Um im Alltag besser mit den Beschwerden zurechtzukommen, können Entspannungstechniken, Heilpflanzen und alternative Therapien eingesetzt werden.

- *Körperliche Aktivität hilft, den Körper zu regenerieren und gesund zu bleiben*
- *Entspannungstechniken steigern das Wohlbefinden*
- *Ein gesundes Körpergewicht: Myome kommen bei Frauen mit Übergewicht häufiger vor*
- *Pflanzliche Mittel wie Himbeerblättertee, Mönchspfeffer und Magnesium wirken krampflösend und schmerzlindernd*
- *Eine eisenreiche Ernährung beugt Eisenmangel durch vermehrten Blutverlust bei einer starken Menstruation vor*
- *Wärmeanwendungen wirken schmerzlindernd und krampflösend*

Asherman-Syndrom

Das Asherman-Syndrom wird durch Narbenbildung und Verwachsungen in der Gebärmutterhöhle verursacht. Narbenbildung ist ein natürlicher Heilungsprozess des Körpers. Innerhalb der Gebärmutterhöhle können Narben und Verwachsungen aber einen geordneten Aufbau der Gebärmutterschleimhaut stören. Die Schleimhaut bleibt dünn und lückenhaft und die Einnistung eines Embryos wird erschwert oder sogar verhindert.

Am häufigsten tritt das Asherman-Syndrom nach Operationen an der Gebärmutter wie Ausschabungen, z.B. nach einer Fehlgeburt oder Geburt auf. Aber auch nach Myomentfernungen oder anderen Operationen sowie nach Infektionen bildet sich in der Gebärmutterhöhle unter Umständen überschießendes Narbengewebe.

Für Interessierte im Detail: *In der medizinischen Fachsprache werden Verwachsungen in der Gebärmutterhöhle auch als „uterine Adhäsionen“ oder „uterine Synechien“ bezeichnet.*

Typische Symptome, die auf ein Asherman-Syndrom hinweisen können:

- *Komplettes Ausbleiben der Regelblutung oder sehr schwache Menstruation*
- *Unfruchtbarkeit*
- *Wiederholte Fehlgeburten*

Diagnostik:

Ein Asherman-Syndrom zu diagnostizieren ist nicht ganz einfach. Oft wird es erst mit einer gewissen Verzögerung erkannt, was auch daran liegt, dass man die Verwachsungen in einer einfachen Ultraschalluntersuchung nicht gut sieht. Hinweise darauf erhält man durch die Symptome der Frau und eine im Ultraschall sichtbar dünne oder unregelmäßige Schleimhaut.

Zur genaueren Diagnostik ist eine spezielle Ultraschalluntersuchung erforderlich, bei der Flüssigkeit in die Gebärmutterhöhle appliziert wird. Eine andere Option ist eine Gebärmutterspiegelung (Hysteroskopie).

Therapie:

Besteht ein unerfüllter Kinderwunsch, sollten die Verwachsungen operativ entfernt werden. Der Operateur durchtrennt dafür während einer Gebärmutterspiegelung die Narbenstränge. Manchmal erfordert ein gutes Ergebnis auch mehrere Eingriffe. Zum Schutz der Schleimhaut und um zu verhindern, dass sich neue Narbenstränge bilden, wird danach in manchen Fällen ein Hilfsmittel in die Gebärmutterhöhle eingelegt.

Außerdem müssen im Anschluss oft über mehrere Wochen oder sogar Monate Hormone eingenommen werden, um die Heilung zusätzlich zu unterstützen.

Es ist schwierig vorherzusagen, wie groß die Chance ist, durch die Operation die Funktionsfähigkeit der Gebärmutterschleimhaut wieder vollständig herzustellen. In verschiedenen Studien wurde untersucht, in wie vielen Fällen nach den Operationen wieder Schwangerschaften eingetreten sind, und die Angaben dazu schwanken zwischen etwa 20 und 45%.

Mayer Rokitansky Küster Hauser Syndrom (MRKH)

Das MRKH ist selten und kommt bei etwa einer von 5000 Frauen vor. Die betroffenen Frauen werden ohne Vagina und Gebärmutter geboren, während die Eierstöcke üblicherweise völlig normal funktionieren.

Für diese Frauen gibt es leider keinen Weg, auf natürliche Weise schwanger zu werden. Neuere Forschungsprojekte befassen sich mit der Transplantation der Gebärmutter. Das ist aber ein sehr komplexes Verfahren und sowohl für die Spenderin der Gebärmutter als auch für die Empfängerin mit einer invasiven Operation verbunden.

Derzeit ist dieses Vorgehen noch nicht standardmäßig möglich. Ein leibliches Kind zu bekommen ist für betroffene Frauen momentan nur mittels einer In-vitro-Fertilisation und einer Leihmutterschaft möglich. Letztere ist bis dato allerdings in Österreich, Deutschland und der Schweiz verboten.

PCOS – Polyzystisches Ovarialsyndrom

Das Syndrom der polyzystischen Ovarien (PCOS) ist häufig und kommt bei etwa 8–13 % der Frauen im fruchtbaren Alter vor, wobei diese Zahlen schwierig zu schätzen sind. Es ist gekennzeichnet durch zahlreiche mit Flüssigkeit gefüllte Zysten in den Eierstöcken, die diese vergrößern. PCOS beeinflusst die Funktion der Eierstöcke und kann somit negative Auswirkungen auf die Fruchtbarkeit haben.

Die Diagnose des PCOS wird nach bestimmten Kriterien gestellt – häufig den sogenannten Rotterdam-Kriterien. Diese nennen drei Hauptmerkmale des PCOS, von denen zwei erfüllt sein müssen, damit die Diagnose gestellt werden kann.

Rotterdam-Kriterien:

1. **Unregelmäßige Zyklen:** Zu lange Zyklen (Oligomenorrhoe) oder Ausbleiben der Menstruation (Amenorrhoe), was sich in den allermeisten Fällen durch unregelmäßig stattfindende Eisprünge (anovulatorische Zyklen) ergibt.

2. **Hohe Androgenspiegel:** Zu hohe Werte an männlichen Geschlechtshormonen, die durch typische Symptome wie verstärkten Haarwuchs, Akne oder Haarausfall oder Blutwerte nachweisbar sind.

3. **Polyzystische Ovarien:** Ein typisches Bild der Eierstöcke mit sehr vielen kleinen Eibläschen (unter 10 mm), die im Ulltraschall gut darstellbar sind.

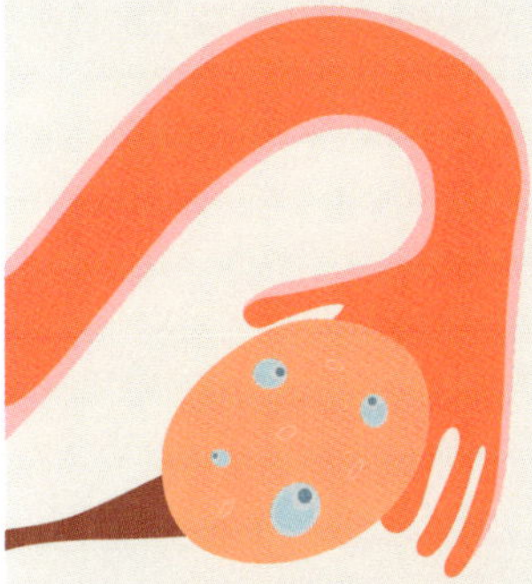

Gesunder Eierstock mit Eibläschen

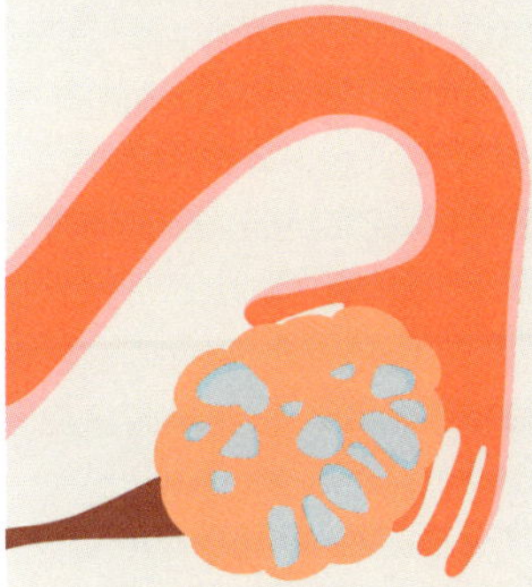

Polyzystischer Eierstock

Übergewicht, ein hoher Wert des Anti-Müller-Hormons (AMH) sowie Störungen des Zucker- und des Fettstoffwechsels sind weitere häufige Merkmale bei PCOS. Bei betroffenen Frauen besteht ein erhöhtes Risiko, im Laufe ihres Lebens Probleme mit dem Zuckerhaushalt – etwa Insulinresistenz oder Diabetes mellitus Typ 2 – oder dem Fettstoffwechsel (z. B. erhöhte Cholesterinwerte) zu entwickeln. Diese Merkmale stehen in einem klaren Zusammenhang mit der Erkrankung, sind aber keine Diagnosekriterien. Sie werden also nicht zur Diagnosestellung des PCOS herangezogen.

Die typischen sogenannten polyzystischen Ovarien sind im Ultraschall gut zu sehen: In den Eierstöcken befindet sich eine große Anzahl Eibläschen von weniger als 8–10 mm Größe. Diese Follikel sind aber funktionell schlecht entwickelt und gelangen nicht zum Eisprung. In der Folge kommt es zu deutlich verlängerten Zyklen (Oligomenorrhoe) oder einem vollständigen Ausbleiben der Regelblutung (Amenorrhoe).

PCOS ist einer der häufigsten Gründe für unerfüllten Kinderwunsch. Das Fehlen oder unregelmäßige Auftreten von Eisprüngen mit unregelmäßigen Zyklen macht es Betroffenen sehr schwierig, das fruchtbare Zeitfenster zu identifizieren und eine Schwangerschaft herbeizuführen.

Das Erscheinungsbild von PCOS kann sehr unterschiedlich sein. Zudem ist es nicht bei allen betroffenen Frauen stark ausgeprägt, viele weisen nur milde Symptome auf. Probleme wie Übergewicht sind typisch, bestehen aber bei Weitem nicht bei allen Frauen mit PCOS. Erste Anzeichen der Erkrankung treten oft bereits in den späten Teenager-Jahren oder Anfang 20 auf.

Typische Probleme bei PCOS:

1. Zyklusunregelmäßigkeiten

- *Oligomenorrhoe: Zu seltenes Einsetzen der Regelblutung. Die Abstände zwischen zwei Blutungen betragen 35 Tage oder sogar mehr.*
- *Amenorrhoe: Vollständiges Ausbleiben der Regelblutung über mindestens 3 Monate.*
- *Anovulation: Vollständiges Ausbleiben des Eisprungs.*

2. Folgen und Anzeichen zu hoher Spiegel an männlichen Geschlechtshormonen

- *Akne*
- *Vermehrte Körperbehaarung, meistens im Gesicht, am Rücken oder auf der Brust (Hirsutismus)*
- *Haarausfall*

3. Gewichtszunahme oder Adipositas

Treffen einige oder mehrere der oben beschriebenen Merkmale zu, sollte man prüfen lassen, ob ein PCOS vorliegt.

Ursachen:

Die genauen Ursachen für die Entstehung des PCOS sind nicht vollständig geklärt. Da es aber familiär gehäuft vorkommt, deutet vieles darauf hin, dass Veranlagung und Genetik eine Rolle spielen. Außerdem scheinen sich Veränderungen im Zuckerstoffwechsel (Insulinresistenz), Übergewicht (Adipositas) und erhöhte Werte an männlichen Geschlechtshormonen in einer Art Teufelskreis gegenseitig so zu verstärken, dass sie zur Entwicklung eines PCOS führen können.

Therapie:

Es gibt verschiedene Möglichkeiten, die Symptome eines PCOS zu behandeln, jedoch gibt es weder ein Medikament noch eine Therapie, um PCOS zu „heilen".

Für Symptome wie Zyklusunregelmäßigkeiten, Akne und vermehrtes Haarwachstum gibt es hormonelle Therapiemöglichkeiten, Enthaarungsbehandlungen wie Laser oder medikamentöse Ansätze. Bei Übergewicht oder Adipositas helfen ausgewogene Ernährung und Gewichtsabnahme. Veränderungen des Zuckerstoffwechsels lässt sich ebenfalls mit einer Umstellung der Ernährung oder auch mit Medikamenten begegnen. Bei Fruchtbarkeitsproblemen gibt es unterstützende Therapien, um eine Ovulation zu erreichen, oder Verfahren wie eine künstliche Befruchtung in einer Kinderwunschklinik.

Die gute Nachricht: Mit einer entsprechenden Behandlung haben Frauen mit PCOS gute Chancen, schwanger zu werden.

Was kann man selbst tun?

- *Ein Lebensstil mit gesunder Ernährung, ausreichend Bewegung und einem Gewicht im Normalbereich kann ein PCOS verbessern.*
- *Mönchspfeffer wirkt zyklusregulierend*
- *Myo-Inositol (Muskelzucker) hilft, den Zucker- und Fettstoffwechsel auszugleichen, und senkt zudem ein Übermaß an männlichen Geschlechtshormonen.*

Endometriose

Wenn Unfruchtbarkeit zum Problem wird, ist Endometriose eine häufige Ursache. Wahrscheinlich ist sie sogar einer der Hauptgründe für Unfruchtbarkeit bei Frauen. Doch was genau charakterisiert dieses Krankheitsbild?

Bei Endometriose treten Zellen, die normalerweise nur in der Gebärmutterschleimhaut zu finden sind, außerhalb der Gebärmutterhöhle auf. Zellen dieser Art können im gesamten Bauchraum und selten auch an anderen Körperstellen vorkommen.

Besonders häufig finden sich Absiedelungen im Becken, an den weiblichen Fortpflanzungs- und an den Beckenorganen. Dort verursachen sie Entzündungsreaktionen, Vernarbungen und Verwachsungen.

Endometriose kann der Grund für starke Schmerzen und Menstruationsbeschwerden sein. Die Ausprägungen und Erscheinungsformen variieren allerdings sehr stark und jede betroffene Frau erlebt die Endometriose anders. Während manche dieser Frauen sehr stark eingeschränkt sind und in gewissen Phasen des Zyklus kaum in der Lage sind, einen normalen Alltag zu leben, haben andere nur leichte oder sogar überhaupt keine Beschwerden.

Glücklicherweise gibt es mittlerweile gute Behandlungsmöglichkeiten.

An Endometriose sollte man bei folgenden Symptome denken:

- *Heftige Regelschmerzen und Unterbauchschmerzen während der Periode*
- *Beständige Unterbauch- oder Rückenschmerzen*
- *Verstärkte Regelblutungen*
- *Schmerzen beim Sex*
- *Schmerzen beim Wasserlassen oder beim Stuhlgang*
- *Extreme Müdigkeit (Fatigue)*
- *Fruchtbarkeitsprobleme*

Diagnostik:
Die Symptome der Endometriose ähneln denen anderer Krankheiten teilweise so sehr, dass sie häufig zunächst unerkannt bleibt und es länger dauern kann, bis die Diagnose gestellt wird.

Nach einer genauen Abfrage der Probleme wird der Arzt bzw. die Ärztin eine gynäkologische Untersuchung und eine Ultraschalluntersuchung durchführen. Hier können manchmal schon sehr klare Anzeichen für Endometriose festgestellt werden. Weiterführend können eine Magnetresonanztomographie (MRT) oder eine Bauchspiegelung angeschlossen werden.

Therapie:
Zur Therapie der Endometriose stehen mittlerweile viele gute Optionen zur Verfügung. Eine gesunde Ernährung, Yoga, Akupunktur und Sport können die Beschwerden lindern.

Hormonelle Methoden, Schmerzmittel, Entzündungshemmer und Magnesium können helfen, die Schmerzen zu lindern.

Eine Operation zur Entfernung der Endometrioseherde ist sinnvoll, wenn andere Therapien nicht ausreichen, bei Unfruchtbarkeit oder bei sehr schwerer Erkrankung. Bei der Vorbereitung einer solchen Operation wird der Arzt oder die Ärztin verschiedene Möglichkeiten des Verlaufs besprechen. Ein Eingriff muss gut geplant sein, da möglichst alle Endometrioseherde entfernt werden sollten. Überraschungen sind leider trotz genauer Abklärung nicht auszuschließen und genaue Vorhersagen, wie stark sich die Endometriose ausgebreitet hat, bleiben trotz moderner Untersuchungstechniken schwierig.

Nach einer Operation können die Endometrioseherde zurückkehren und weitere Eingriffe erfordern. Um dies zu vermeiden, wird eine Prophylaxe mit hormonellen Medikamenten empfohlen. Die möglichst schnelle Umsetzung des Kinderwunsches wäre nun ideal, denn eine Schwangerschaft bietet wirksamen Schutz vor der Rückkehr einer Endometriose.

Was kann man selbst tun?

- *Entzündungshemmende Ernährung bevorzugen: viel frisches Obst und Gemüse, besonders Brokkoli und Spinat*
- *Milchprodukte können Entzündungen fördern, daher nur in Maßen konsumieren. Weißes Fleisch rotem vorziehen*
- *Möglichst wenig Zucker konsumieren*
- *Hülsenfrüchte und Omega-3-Fettsäuren wirken dagegen entzündungshemmend, ebenso wie Vitamin C, E und A, Selen und Zink*
- *Auch Meeresfische, Sojaprodukte, Vollkornprodukte und kalt gepresste Öle sind empfehlenswert*
- *Magnesiumhaltige Nahrungsmittel wie beispielsweise Reis oder Haferflocken wirken schmerzlindernd*
- *Speisen mit Konservierungsstoffen, gebratene oder frittierte Speisen, Koffein, Alkohol und Nikotin sollten eher vermieden werden*

Allergien und Unverträglichkeiten kommen bei Patientinnen mit Endometriose gehäuft vor. Sie können zusätzlich Beschwerden auslösen oder die bestehenden Beschwerden verschlimmern. Es ist daher sinnvoll, Unverträglichkeiten wie beispielsweise gegen Lactose oder Gluten abzuklären.

Heilpflanzen eignen sich bei Endometriose z. B. als Kräuterzubereitungen für Tees.

Vor allem Himbeerblätter, Frauenmantel, Schafgarbe, Melisse und Zaubernuss helfen gut. Yamswurzel und Baldrian haben eine schmerzlindernde Wirkung.

Die Einnahme von Magnesium ab dem Zeitpunkt des Eisprungs bis zum Ende der Blutung wirkt nachweislich krampflösend und schmerzlindernd.

Körperliche Aktivität und Yoga fördern das Wohlbefinden und unterstützen die Stressbewältigung. Bei der Auswahl der Sportart zählen vor allem die eigenen Vorlieben.

Akupunktur, Massagen oder Akupressur können Verspannungen oder Blockaden lösen und dadurch Schmerzen lindern.

Kurz gesagt: Alles, was das eigene Wohlbefinden steigert, ist richtig.

Trotz aller therapeutischen Möglichkeiten bleibt Endometriose eine komplizierte Erkrankung, die für Betroffene eine große Herausforderung darstellt. Die ständigen körperlichen Beschwerden können zu einer emotionalen und psychischen Dauerbelastung werden. Professionelle Unterstützung und Selbsthilfegruppen bieten in solchen Situationen oft wertvolle Hilfe. Zudem zeigt besonders bei dieser Krankheit ein ganzheitlicher Therapieansatz gute Erfolge.

Meine Geschichte

„Seit Jahren hatte ich starke Schmerzen während meiner Periode, aber auch im Alltag. Es war so schlimm, dass ich oft nicht wusste, wie ich den Tag überstehen sollte. Ich dachte lange, das ist bei mir eben so. Doch irgendwann wurde es unerträglich. Immer wieder war ich beim Arzt, doch keiner der Ärzte konnte mir wirklich helfen oder sagen, was los war. Schließlich erhielt ich die Diagnose: Endometriose. Ich war erleichtert, endlich einen Namen für die Schmerzen zu haben. Gleichzeitig bekam ich große Sorgen, ob ich damit überhaupt ein Baby bekommen kann."

Nina, 28 Jahre

Endometriose kann viele Jahre unentdeckt bleiben, da die Symptome oft mit normalen Regelschmerzen verwechselt werden. Wenn du das Gefühl hast, dass etwas nicht stimmt, geh zu deinem Frauenarzt bzw. deiner Frauenärztin. Es ist ratsam, auf den Körper zu hören und seinem Gefühl nachzugehen. Manchmal sind mehrere Arztbesuche oder eine zweite Meinung erforderlich, um eine Diagnose zu erhalten. Denke daran, dass es Unterstützung und Behandlungsmöglichkeiten gibt, die dich darin stärken können, die Situation besser zu meistern.

Adenomyose

Die Adenomyose ist eine Krankheit der Gebärmutter, die oft übersehen wird. Hierbei finden sich Zellen der Gebärmutterschleimhaut in der Muskelschicht der Gebärmutter. Die Adenomyose ist mit der Endometriose eng verbunden und tritt auch bei Frauen mit Endometriose häufiger auf. Ihre typischen Zellabsiedelungen sind generell bei Frauen mit Fruchtbarkeitsproblemen verbreitet.

Typische Symptome der Anomyose sind starke Regelblutungen, Schmerzen während der Regelblutung und Fruchtbarkeitsprobleme. Möglich sind auch Schmerzen beim Geschlechtsverkehr sowie eine vergrößerte und druckempfindliche Gebärmutter.

Die Diagnose ist nicht immer leicht zu stellen, da die typischen Zeichen von Adenomyose auch auf Endometriose und Myome hinweisen können. Eine Ultraschalluntersuchung oder eine MRT kann nach spezifischen Hinweisen auf Adenomyose suchen.

Zur Therapie der Adenomyose können Schmerzmittel oder auch zyklusregulierende Medikamente eingesetzt werden. Manchmal hilft es auch, die körpereigenen Hormone und den Zyklus für eine gewisse Zeit mit Medikamenten vollständig zu unterdrücken. Bei sehr starken Symptomen und hohem Leidensdruck kann es sogar ratsam sein, über operative Maßnahmen nachzudenken. Eine Verödung der Gebärmutterschleimhaut oder die Entfernung der Gebärmutter nach abgeschlossener Familienplanung kann sich in solchen Fällen ebenfalls als sinnvolle Option anbieten.

Hormonelle Dysbalancen

Hormone sind Botenstoffe unseres Körpers. Sie regulieren lebenswichtige Körperfunktionen wie Stoffwechsel, Wasserhaushalt, Nahrungsaufnahme und Fortpflanzung, aber auch die Psyche, Stimmungen, zwischenmenschliche Beziehungen und vieles mehr. Sie sind also sehr wichtig für uns Menschen und unser tägliches Leben.

Hormone werden an verschiedenen Orten im Körper gebildet und dann meistens im Blut an ihren Wirkort transportiert. Dort können sie je nach Zielorgan, Wirkweise, Rezeptor und Zustand des Körpers sehr verschiedene Auswirkungen haben. Es ist nicht möglich, ein einzelnes Hormon einem bestimmten Effekt zuzuordnen, sondern man muss stets die Zusammenhänge berücksichtigen. Hierbei spielt das hormonelle Gleichgewicht eine große Rolle, denn jede Abweichung, jedes Zuviel oder Zuwenig

kann die Balance im Körper empfindlich stören. Einmal in Schieflage geraten, ist es oft schwierig, wieder gesunde Verhältnisse herzustellen. Für Betroffene sind dann verschiedenste Belastungen spürbar, psychische wie physische. Die Zusammenhänge sind dabei sehr komplex. Manche hormonelle Dysbalancen lassen sich vergleichsweise leicht regulieren, andere sind schwer auszugleichen, erblich bedingt oder unumkehrbar. Dann muss man einen Weg finden, damit umzugehen, und mit medizinischen Maßnahmen sowie Medikamenten zu kompensieren und zu ersetzen versuchen.

Zu den bekannten Hormonen zählen die weiblichen und männlichen Geschlechtshormone Östrogen und Testosteron, aber auch Adrenalin und Insulin. In diesem Abschnitt stellen wir verschiedene hormonelle Faktoren vor, die für Kinderwunsch und Schwangerschaft eine wichtige Rolle spielen.

Störungen der Schilddrüsenfunktion

Die Schilddrüse liegt im Halsbereich vor der Luftröhre. Sie ist mit den Händen tastbar und in einer Ultraschalluntersuchung gut darstellbar. Zu den Störungen der Schilddrüsenfunktion zählen Formen, die eine Unterfunktion, und Formen, die eine Überfunktion verursachen.

Sowohl eine Überfunktion als auch eine Unterfunktion der Schilddrüse kann den Zyklus verändern, Zyklusstörungen bewirken und zu Unfruchtbarkeit führen. Außerdem wissen wir, dass Schilddrüsenfunktionsstörungen auch in Zusammenhang mit Fehlgeburten stehen können. Abklärungen bei Fragen zur Fruchtbarkeit sollten daher immer auch eine Prüfung der Schilddrüsenhormone umfassen.

Eine der häufigsten Ursachen für Funktionsstörungen der Schilddrüse ist Jodmangel. Dieser ist in Mitteleuropa endemisch, was bedeutet, dass er sehr viele Menschen betrifft. Jodmangel ist aber auch einfach zu vermeiden, indem auf eine ausreichende Jodzufuhr geachtet wird. Herkömmlichem Speisesalz beispielsweise wird Jod zugesetzt, um einen großflächigen Mangel in der Bevölkerung zu vermeiden.

Gut zu wissen:

Besonders wichtig ist Jod für die geistige Entwicklung des ungeborenen Kindes. Es wird aktiv von der Plazenta zum Kind transportiert, und der Bedarf steigt in der Schwangerschaft. Jodmangel kann zu Entwicklungsverzögerungen, geistigen Einschränkungen und Störungen der Gehirnentwicklung des Kindes führen. Eine ausreichende Zufuhr von Jod durch jodiertes Speisesalz ist daher wichtig.

Ein anderer häufiger Grund für Störungen der Schilddrüsenfunktion sind Antikörper, die gegen das Schilddrüsengewebe gerichtet sind. Bei bis zu 17 % der Frauen im gebärfähigen Alter lassen sich diese Antikörper nachweisen.

Zeichen von Schilddrüsenunterfunktion:

- *Müdigkeit*
- *Leistungsschwäche*
- *Konzentrationsstörungen*
- *Haarausfall*
- *Depressive Verstimmung*
- *Gewichtszunahme*

und vieles mehr

Zeichen von Schilddrüsenüberfunktion:

- *Herzklopfen oder Herzrasen*
- *Innere Unruhe*
- *Zittern*
- *Gewichtsabnahme*
- *Hoher Blutdruck*
- *Muskelschwäche*
- *Konzentrationsstörungen*
- *Häufiger Stuhlgang oder Durchfall*

und vieles mehr

Diagnostik:

Schilddrüsenhormone werden im Blut gemessen. Zu den wichtigsten Parametern gehören das Thyroidea-stimulierende Hormon (TSH) und Schilddrüsen-Antikörper. Finden sich Hinweise auf Funktionsstörungen, kann eine weiterführende Untersuchung bei einem Facharzt für Innere Medizin angeschlossen werden. Hierbei wird dann eventuell auch eine Ultraschalluntersuchung der Schilddrüse durchgeführt.

Zur Beurteilung der Schilddrüsenfunktion sind folgende Parameter wichtig:

- *Thyroidea-stimulierendes Hormon (TSH)*
- *Freies T3 (fT3)*
- *Freies T4 (fT4)*
- *TSH-Rezeptor-Antikörper (TRAK)*
- *Thyreoperoxidase-Antikörper (TPO-AK)*
- *Thyreoglobulin-Antikörper (TG-AK)*

Für Interessierte im Detail: *Lassen sich Schilddrüsen-Antikörper nachweisen, spricht man von einer sogenannten Autoimmunerkrankung. Das bedeutet, dass der Körper Antikörper bildet, die gegen ihn selbst gerichtet sind. Autoimmunkrankheiten treten bei Frauen häufiger auf als bei Männern – einen Grund dafür kennt man nicht. So kommen auch Schilddrüsenfunktionsstörungen, die durch Antikörper verursacht werden, bei Frauen häufiger vor als bei Männern.*

Therapie:

Die Therapie von Schilddrüsenfunktionsstörungen richtet sich nach der zugrunde liegenden Ursache. Bei Kinderwunsch gilt als Richtwert ein TSH-Wert unter 2,5 mU/L (Milli-Einheiten pro Liter). Schilddrüsenunterfunktionen werden durch die Zugabe von Schilddrüsenhormonen behandelt, während eine Schilddrüsenüberfunktion mit regulierenden Medikamenten eingestellt werden muss. In seltenen Fällen und abhängig von der Grunderkrankung werden auch invasivere Behandlungen wie Operationen oder andere Therapien notwendig.

Es ist sinnvoll, schon zu Beginn der Kinderwunschreise die Schilddrüsenwerte prüfen zu lassen, um im Falle einer Funktionsstörung frühzeitig reagieren zu können. Bei manchen Frauen schwanken die Werte sehr stark und die Medikamente müssen immer wieder neu angepasst werden. Besonders in der Schwangerschaft ist dann oft eine andere Dosierung nötig.

Erhöhte Prolaktinwerte (Hyperprolaktinämie)

Prolaktin ist ein Hormon, das in der Hirnanhangsdrüse (Hypophyse) produziert wird und vor allem in der Stillzeit wichtig ist. Nach der Geburt sorgt es für die Bildung von Muttermilch in den Brustdrüsen. Die Bestimmung des Hormons findet im Blut statt und ist Teil eines Hormonstatus. Erhöhte Prolaktinwerte finden sich vergleichsweise häufig. Ist der Wert nur leicht erhöht, wird man ihn regelmäßig kontrollieren, es sind keine weiteren Maßnahmen nötig.

Werden stark oder wiederholt erhöhte Werte gemessen, kann eine weiterführende MRT-Untersuchung sinnvoll sein. Denn manchmal verbergen sich auch gutartige Tumoren der Hirnanhangsdrüse hinter einem erhöhten Prolaktinwert. Solche Tumoren können in einer MRT-Untersuchung gut erkannt werden und müssen abhängig von ihrer Größe und Lage manchmal durch eine Operation entfernt werden.

Zeichen einer Hyperprolaktinämie:

- *Milchsekretion aus der Brustwarze*
- *Zyklusstörungen*
- *Ausbleiben der Menstruation*
- *Abnahme der Libido*
- *Vermehrtes Haarwachstum*
- *Selten Kopfschmerzen oder*
- *Sehstörungen, wenn ein Tumor dahintersteckt*

Gut zu wissen:

Die Prolaktinausschüttung wird durch einen Reiz an den Brustwarzen sehr leicht stimuliert. Man sollte daher am Tag vor der Blutabnahme auf Geschlechtsverkehr verzichten und eine Reizung der Brustwarzen, z.B. durch Eincremen, möglichst vermeiden. Denn schon das kann manchmal erhöhte Prolaktinwerte auslösen.

Eine Hyperprolaktinämie kann zu einer Fehlfunktion der Eierstöcke, verlängerten Zyklen oder dem Ausbleiben der Menstruationsblutung führen. Sie sollte vor einer geplanten Kinderwunschtherapie behandelt und eingestellt werden. Hierzu stehen verschiedene Prolaktinsenker zur Verfügung. Manchmal tritt sie auch begleitend zu einer Schilddrüsenunterfunktion auf und mit Einstellung der Schilddrüsenwerte normalisieren sich auch die Prolaktinwerte. Außerdem können bestimmte Medikamente für einen erhöhten Prolaktinwert verantwortlich sein. Falls in der MRT ein gutartiger Tumor der Hirnanhangsdrüse nachgewiesen wurde, sollte vor einer Schwangerschaft mit Fachärzten für Neurochirurgie eine Therapie abgestimmt werden.

Adrenogenitales Syndrom (AGS)

Das AGS ist eine genetische Krankheit, die sich auf den Stoffwechsel auswirkt und zu hormonellen Störungen führt. Man kann das AGS also den genetischen und hormonellen

Ursachen für Fruchtbarkeitsprobleme zuordnen. Es wird hier genannt, weil die Beschwerden, die ein AGS auslösen können, dem Syndrom der polyzystischen Ovarien teilweise sehr stark ähneln können.

Obwohl es deutlich seltener vorkommt als das PCOS, sollte man über das AGS informiert sein, denn es hat große Konsequenzen für die Planung einer Schwangerschaft.

Vereinfacht gesagt, kommt es beim AGS durch eine Veränderung der Gene zu einem veränderten Protein im Körper (Enzymdefekt). Ein Mangel an diesem Protein stört den Hormonhaushalt und den Stoffwechsel.

Für Interessierte im Detail: *Ein Enzym wirkt im Körper als Katalysator. Es erleichtert und beschleunigt bestimmte Abläufe im Stoffwechsel. Das Enzym, das bei AGS am häufigsten verändert ist und Krankheit auslöst, heißt 21-Hydroxylase.*

Es gibt verschiedene Formen des AGS und verschiedene Schweregrade. Je nach Art der Genveränderung und nach Restaktivität des betroffenen Enzyms unterscheidet man milde oder schwere Formen. Erste Anzeichen der Krankheit können bei schweren Formen schon in der frühen Kindheit und bei milderen Formen in der Pubertät oder im frühen Erwachsenenalter auftreten.

Man unterscheidet zwei Formen des AGS:

- **Klassisches AGS:** *Bei dieser Form des AGS hat die erkrankte Person zwei veränderte Gene geerbt. Dies führt üblicherweise zu einem schweren Defekt und zu schwerer Ausprägung der Krankheit. Erste Anzeichen treten schon früh in der Kindheit oder bereits gleich nach der Geburt auf. Es kann zur „Vermännlichung“ der äußeren weiblichen Geschlechtsmerkmale und zu lebensgefährlichen Stoffwechselstörungen kommen.*
- **Late-Onset-AGS:** *Weniger auffällig ist die mildere Form der Erkrankung, bei der die Betroffene üblicherweise nur ein verändertes Gen aufweist. Ab der Pubertät beginnen typischerweise die Symptome wie Zyklusstörungen und Anzeichen erhöhter männlicher Hormonaktivität, später kann Unfruchtbarkeit auftreten. Diese Form ist dem PCOS sehr ähnlich und wird leicht verwechselt.*

Gut zu wissen:

Das klassische AGS wird heute beim Neugeborenen-Screening nach der Geburt eines Kindes getestet.

Welche Symptome kann ein Late-Onset-AGS auslösen?

- *Probleme durch erhöhte Werte an männlichen Geschlechtshormonen: Akne, vermehrtes Haarwachstum am Körper, Haarausfall am Kopf*
- *Unregelmäßige Zyklen oder vollständiges Ausbleiben der Menstruationsblutungen*
- *Unfruchtbarkeit*

Generell ist eine genetische Beratung vor der Kinderplanung sinnvoll, wenn ein Verdacht auf diese Krankheit besteht oder wenn ein Familienmitglied an AGS erkrankt ist.

Diagnostik: Bestimmte Auffälligkeiten im Hormonstatus können erste Hinweise auf ein AGS liefern. Veränderungen der Hormonwerte Testosteron, Dehydroepiandrosteron (DHEAS) und 17-Alpha-Hydroxyprogesteron (17-OHP) sind dabei wegweisend. Ein Verdacht kann dann durch weiterführende Tests erhärtet werden. Letztlich wird die Krankheit durch eine genetische Untersuchung definitiv bestätigt oder ausgeschlossen.

Gut zu wissen:

Genetische Untersuchungen werden heute oftmals an Zellen durchgeführt, die im Blut vorkommen. Das bedeutet, dass für eine genetische Untersuchung in den meisten Fällen einfache Blutabnahmen ausreichen.

Therapie: Es ist in der heutigen Medizin leider noch nicht möglich, genetische Krankheiten zu heilen, also einen Gendefekt zu reparieren. Man muss andere Wege finden, um die Symptome und Auswirkungen der Erkrankung zu mildern. Die Therapie richtet sich bei AGS nach den Symptomen und dem Schweregrad der Erkrankung. Late-Onset-AGS kann anders behandelt werden als das schwerwiegende klassische AGS. Reicht bei manchen Patientinnen eine Zyklusregulation durch Hormone aus, müssen andere mit Kortison behandelt und sehr genau kontrolliert werden.

Wichtig für den Kinderwunsch ist, ob der Partner ebenfalls Träger eines veränderten Gens ist. In einem solchen Fall kann es nämlich erforderlich sein, bereits in der Schwangerschaft eine Therapie einzuleiten.

Vorzeitige ovarielle Insuffizienz bzw. prämature Ovarialinsuffizienz (POI)

Wie wir in Kapitel 1 schon beschrieben haben, ist die Anzahl an Eizellen, über die eine Frau verfügt, endlich und nimmt mit dem Alter ab. Manchmal kommt es zu einer vorzeitigen Erschöpfung der Funktion der Eierstöcke und die Menopause tritt viel zu früh ein. In diesen Fällen ist die Eizellreserve frühzeitig aufgebraucht und es ist nicht mehr möglich, auf natürliche Weise ein Kind zu bekommen.

Normalerweise tritt die Menopause etwa um das 50. Lebensjahr ein. Von einer „frühen Menopause" spricht man, wenn diese vor dem 45. Lebensjahr einsetzt. Bei einer „vorzeitigen Menopause" ist die Eierstockfunktion bereits vor dem 40. Lebensjahr erschöpft. Es finden keine Eisprünge mehr statt und die Hormone verändern sich wie in der Menopause. Die Eierstöcke sind dann nicht mehr in der Lage, die wichtigen weiblichen Geschlechtshormone zu produzieren. Das plötzliche Absinken vor allem der Östrogenwerte ruft die typischen Zeichen der Menopause hervor.

Betroffene Frauen weisen bereits viel zu jung typische Wechseljahrsymptome wie Stimmungsschwankungen, Hitzewallungen, Schlafstörungen und Scheidentrockenheit auf. Die Menstruationsblutungen werden unregelmäßig und enden irgendwann ganz.

Im Unterschied zur regulären Menopause im Alter von etwa 50 Jahren kann der Zustand, in dem die Hormonproduktion der Eierstöcke schwankt, aber sehr viel länger andauern. Manchmal kommt es über Jahre oder sogar Jahrzehnte immer wieder zu Blutungen. Diese sind ein Zeichen dafür, dass doch wieder ein Eisprung stattgefunden hat und die Hormonaktivität zumindest zeitweise wieder ein normales Niveau erreicht. Die Chance, auf natürliche Weise schwanger zu werden, wird bei Frauen mit schwankender Hormonaktivität altersabhängig auf etwa 5 % geschätzt. Leider gibt es keine erfolgversprechenden Behandlungsmöglichkeiten, um diese Chancen deutlich zu verbessern.

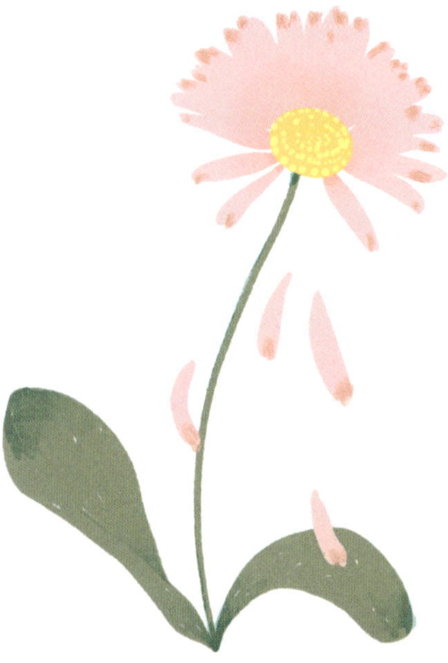

Gut zu wissen: Kommt es trotz POI zu einer Schwangerschaft, muss man im Vergleich zu einer Normalschwangerschaft nicht mit erhöhten Risiken rechnen.

Bei etwa 1 % der Frauen unter 40 Jahren tritt POI auf, in jüngeren Jahren ist sie allerdings erheblich seltener. Nach Altersgruppen betrifft sie ungefähr:

- *1 von 100 Frauen unter 40*
- *1 von 1000 Frauen unter 30*
- *1 von 10 000 Frauen unter 20*

Es gibt verschiedenste Ursachen für ein vorzeitiges Versiegen der Eierstockfunktion. In den meisten Fällen findet sich aber keine Erklärung (90 %) und viele Zusammenhänge werden noch nicht genau genug verstanden. Manchmal ist POI auch die Folge ärztlicher Maßnahmen, wenn es beispielsweise nach Operationen oder Chemotherapien auftritt. Aber auch Krankheiten oder genetische Veränderungen kommen als Ursachen infrage.

Die Tatsache, dass oft kein medizinischer Grund für POI gefunden werden kann, macht es Betroffenen meist noch schwerer, die Diagnose zu akzeptieren. Psychologische Hilfe ist dann wichtig und wertvoll.

Wodurch kann eine vorzeitige ovarielle Insuffizienz auslöst werden?

- *Autoimmunkrankheiten: Krankheiten, die sich gegen den eigenen Körper richten, können Schäden an den Eierstöcken hervorrufen.*
- *Ärztlich verursacht (iatrogen): Durch Operationen, Chemotherapien und Bestrahlungen können die Eierstöcke geschädigt werden.*

- *Schwere Infektionen können in seltenen Fällen eine Funktionsstörung der Eierstöcke hervorrufen.*
- *Rauchen: Ein direkter Zusammenhang zwischen POI und Nikotin wurde bisher nicht festgestellt, aber erfahrungsgemäß kommen Raucherinnen durchschnittlich früher in die Menopause.*
- *Genetische Ursachen: Chromosomenveränderungen oder das „Fragile-x-Syndrom“ können u. a. ein vorzeitiges Versiegen der Eierstockfunktion verursachen.*

Genetische Ursachen spielen vor allem bei Frauen eine Rolle, die sehr jung in die vorzeitige Menopause kommen.

Meine Geschichte

„Nach all den Untersuchungen beim Gynäkologen und beim Urologen waren wir sehr nervös. Wir fragten uns ständig, an wem es wohl liegt und ob wir überhaupt eine Chance hatten, eigene Kinder zu bekommen. Als man uns mitteilte, dass das Spermiogramm meines Mannes sehr schlecht war und meine Eizellenanzahl nur mehr gering, erlebten wir einen richtigen Schock. Gleichzeitig wussten wir jetzt endlich, woran wir waren.

Das war ein Moment, in dem wir beide realisieren mussten, dass es nicht einfach wird, ein Kind zu bekommen, aber auch nicht unmöglich. Wir brauchten ein paar Tage, um das Ergebnis zu verarbeiten und uns zu sammeln. Es war eine emotionale Achterbahnfahrt, aber Schritt für Schritt versuchten wir, der Situation ins Auge zu sehen.“

Anna, 34 Jahre

Oft ist der Weg zum Wunschkind ein längerer Prozess, der Geduld und Flexibilität erfordert. Es ist wichtig, sich bewusst zu machen, dass jede Behandlung an die individuelle Situation eines betroffenen Paares angepasst werden muss und nicht selten mehrere Versuche erforderlich sind, um den richtigen Weg zu finden. Auch wenn eine solche Diagnose anfangs niederschmetternd sein kann, ist es wichtig, nicht alle Hoffnung aufzugeben. Die Medizin bietet heute viele Optionen und Chancen, und es gibt immer wieder neue Ansätze, Paaren zu helfen, sich ihren Kinderwunsch zu erfüllen.

Gebt euch Zeit, die Situation zu akzeptieren, und versucht nach Möglichkeit auch, einen Plan B in Erwägung zu ziehen.

Diagnostik: POI wird über einen Hormonstatus festgestellt. Die Hormone FSH und LH sind bei POI typischerweise erhöht, das AMH ist niedrig. Bei Frauen mit schwankender Hormonaktivität können FSH und LH durchaus auch im Normalbereich liegen. Zur weiterführenden Diagnostik zählen Untersuchungen auf Autoimmunkrankheiten und genetische Abklärungen.

> *„Verhütungsmittel haben keinen Einfluss auf die Eizellreserve oder die Entstehung von POI."*

Therapie: Ganz unabhängig von der Ursache für POI sollte den betroffenen Frauen eine Therapie angeboten werden. Eine geeignete Hormonersatztherapie enthält die beiden weiblichen Geschlechtshormone Östrogen und Progesteron. Das Hormon Progesteron wird vor allem zum Schutz der Gebärmutterschleimhaut eingesetzt, die durch das Östrogen aufgebaut wird.

Die weiblichen Geschlechtshormone, besonders das Östradiol, spielen für viele Körperfunktionen eine sehr wichtige Rolle. So schützen die weiblichen Hormone u. a. das Herz-Kreislauf-System, die Knochengesundheit und das urogenitale System. Eine vorzeitige unbehandelte Menopause kann somit vielerlei Probleme auslösen. Mit einer Hormonersatztherapie kann der Mangel an diesen wichtigen Hormonen weitestgehend ausgeglichen werden und die Symptome der Wechseljahre lassen sich lindern.

Gut zu wissen:

Besonders wichtig ist das Östradiol für die Knochengesundheit. Eine regelmäßige Überprüfung der Knochendichte ist bei Frauen mit POI sehr wichtig. Wird die Abnahme der Knochendichte frühzeitig erkannt, kann die richtige Therapie eine Entwicklung von Osteoporose verhindern.

Bei Frauen mit einer Restfunktion der Eierstöcke ist eine Kinderwunschbehandlung bei vorliegendem Kinderwunsch eine Option. Fehlt die Ovarialfunktion jedoch vollständig, können alternative Möglichkeiten zur Familiengründung in Betracht gezogen werden. Dann können eine Eizellspende, Adoption oder Pflegeelternschaft infrage kommen.

Was kann man selbst tun?

- *Weitestgehend auf Nikotin und Alkohol verzichten*
- *Einen gesunden Lebensstil pflegen*
- *Koffein in Maßen*
- *Ausgleich aller behandelbaren Mangelerscheinungen und hormonellen Dysbalancen (z. B. Schilddrüsenerkrankungen)*
- *Wenn in der Familie Frauen tendenziell früh in die Menopause kommen, ist es sinnvoll, den Kinderwunsch nicht zu lange hinauszuschieben.*

MEDIZINISCHE URSACHEN BEI BEIDEN GESCHLECHTERN

Viele Menschen leiden an Krankheiten, die sie das ganze Leben lang begleiten. Diese chronischen Erkrankungen sind häufig nicht heilbar, lassen sich aber mit Medikamenten im Zaum halten, sodass weiterer Schaden verhindert wird. Manche dieser Krankheiten verlaufen in Wellen, zwischen denen die Betroffenen keinerlei oder nur sehr geringe Beschwerden haben.

Es gibt sehr viele solcher chronischen Krankheiten. Einige häufige, die sich auf Fruchtbarkeit und Schwangerschaft auswirken können, sollen hier Erwähnung finden. Grundsätzlich gilt: Ist man von einer chronischen Erkrankung betroffen, sollte man sich in jedem Fall bereits vor Erfüllung des Kinderwunsches mit den möglichen Folgen für eine Schwangerschaft befassen. Möglicherweise müssen Medikamente umgestellt oder eine genauere Überwachung geplant werden. Auf welche Weise man in das Abenteuer Schwangerschaft startet, kann in diesen Fällen von großer Bedeutung sein.

Chronische Krankheiten und Autoimmunerkrankungen

Diabetes mellitus (Zuckerkrankheit)

Wir kennen heute verschiedene Formen von Diabetes mellitus und seinen Vorstufen. Alle Formen betreffen den Zuckerstoffwechsel und das Hormon Insulin.

Insulin wird in der Bauchspeicheldrüse produziert und seine Hauptfunktion besteht darin, den Zuckerhaushalt zu regulieren. Das Hormon sorgt dafür, dass der über die Nahrung aufgenommene Zucker aus dem Blut in das Innere der Zellen transportiert wird. Somit senkt Insulin also den Blutzuckerspiegel. In den Zellen dient der Zucker dann als Energiestoff oder wird gespeichert. Das Grundproblem bei Diabetes besteht darin, dass die Menge des vorhandenen Insulins zu gering ist, um den Zucker aus dem Blut in die Zellen zu transportieren.

Diabetes mellitus Typ 2: Am häufigsten sind Menschen heute allerdings vom Diabetes mellitus Typ 2 betroffen. Diese Art von Diabetes schreitet meistens schleichend voran. Zunächst kommt es nicht zu einem absoluten, sondern zu einem relativen Insulinmangel. Das bedeutet, dass die Zellen der Bauchspeicheldrüse zwar noch Insulin produzieren, dieses aber nicht ausreicht, um den Zucker aus dem Blut in die Körperzellen zu transportieren. Der Blutzuckerspiegel bleibt also zu hoch. Diese Form der Erkrankung entwickelt sich typischerweise durch ein Überangebot an Zucker in der Nahrung.

Anfangs gleicht der Körper das Überangebot an Nährstoffen durch eine vermehrte Produktion von Insulin aus und hält den Zuckergehalt im Blut unter großem Aufwand in Grenzen. Diese große Anstrengung können die Zellen der Bauchspeicheldrüse aber nicht dauerhaft durchhalten. Irgendwann schaffen sie es nicht mehr, genügend Insulin zu produzieren. Dann kommt es zunehmend zu einem Mangel an Insulin und die Zuckerkrankheit entwickelt sich.

Gut zu wissen:

Zur Überwachung des Langzeit-Blutzuckers eignet sich vor allem ein bestimmter Teil des roten Blutfarbstoffs, der HbA1c. Dieser Wert sollte vor einer Schwangerschaft in einem guten Bereich liegen.

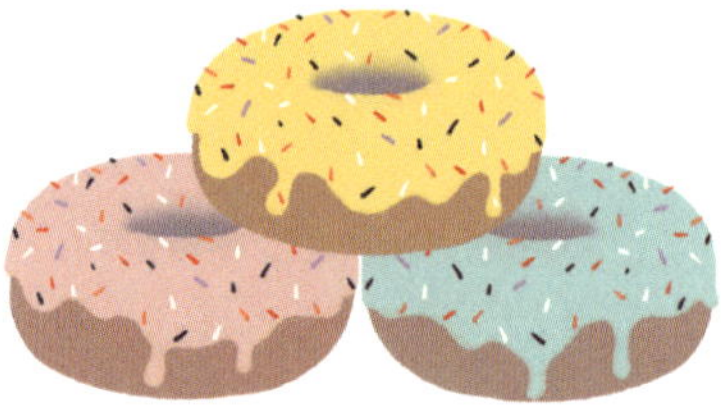

Hat sich der Diabetes einmal entwickelt, ist das meistens nicht mehr rückgängig zu machen. An Diabetes erkrankte Menschen müssen sich daher zeitlebens ärztlich kontrollieren lassen und versuchen, ihren Zuckerhaushalt so gut wie möglich einzustellen – ein sehr aufwendiges Unterfangen, das viel Disziplin erfordert. Dauerhaft erhöhte Blutzuckerspiegel richten im Körper aber viele Schäden an, weshalb es so entscheidend ist, den Blutzuckerspiegel in Grenzen zu halten.

Ganz gleich, ob im Frühstadium eines Diabetes oder bei fortgeschrittener Erkrankung, bei der bereits Medikamente zur Regulation des Zuckerstoffwechsels nötig sind: Gesunde Ernährung, Sport und der weitestgehende Verzicht auf Alkohol sind in jedem Stadium von Diabetes sinnvoll. Die gute Nachricht: Ist der Blutzucker gut eingestellt, sind die Chancen für eine spontane Schwangerschaft nicht schlechter als bei Frauen ohne Diabetes. Bei schlecht eingestellten Werten kann es jedoch vermehrt zu Fehlgeburten oder Frühgeburten kommen. Auch Komplikationen während der Geburt treten bei schlechter Blutzuckereinstellung häufiger auf. Bei Männern kann die Samenqualität unter einem schlecht eingestellten Diabetes leiden.

Während der Schwangerschaft kann eine besondere Form von Diabetes auftreten, Gestationsdiabetes genannt. Dieses Problem des Zuckerstoffwechsels tritt erstmals in der Schwangerschaft auf und klingt danach von selbst wieder ab.

Die Schwangerschaft stellt eine besondere Belastungsprobe für den Körper dar. Besteht bei einer Frau eine Neigung für die Entwicklung eines Diabetes, kann sich das in der Schwangerschaft erstmals zeigen. Wurde ein Gestationsdiabetes festgestellt, ist es auch nach der Schwangerschaft sinnvoll, regelmäßig den Blutzuckerspiegel überprüfen zu lassen und besonders auf eine gesunde Lebensweise zu achten. Die Diagnose Gestationsdiabetes bedeutet keinesfalls, dass man im Laufe seines Lebens einen Diabetes entwickeln wird, sondern weist lediglich auf ein erhöhtes Risiko hin. Bis zu einem gewissen Grad hat man es dann in der Hand, eine Zuckerkrankheit durch eine gesunde Lebensweise zu verhindern.

Bluthochdruck (Arterielle Hypertonie)

Bluthochdruck betrifft den gesamten Körper und kann schwerwiegende Folgen haben. Obwohl man zunächst meistens nichts davon bemerkt und keine Beschwerden hat, führt der erhöhte Druck im ganzen Körper zu Schäden in Blutgefäßen und Organen. Interessanterweise fühlen sich Betroffene zunächst sogar schlechter – häufig müde und schlapp –, wenn der Blutdruck wieder auf das richtige Maß eingestellt wurde, da sie an den erhöhten Druck gewöhnt waren.

Als Ursache kommen viele Faktoren infrage. Veranlagung scheint in jedem Fall eine Rolle zu spielen, da die Krankheit familiär gehäuft vorkommt. Unbehandelt oder schlecht eingestellt führt sie zu vielen Komplikationen, die alle Organe betreffen können. Eine gut abgestimmte, langfristige Therapie, wenn nötig mit Medikamenten, ist daher besonders wichtig.

Grenzen von Blutdruckwerten:

Kategorie	Systolisch (mmHg)		Diastolisch (mmHg)
Optimal	< 120	und	< 80
Normal	120–129	und/oder	80–84
Hochnormal	130–139	und/oder	85–89
Hypertonie	140–159	und/oder	90–99

Der **systolische Blutdruckwert** ist der höhere Messwert und bezeichnet den Spitzendruck, der im Blutgefäß erreicht wird. Er wird gemessen, während das Herz mit hohem Druck Blut in den Kreislauf pumpt.

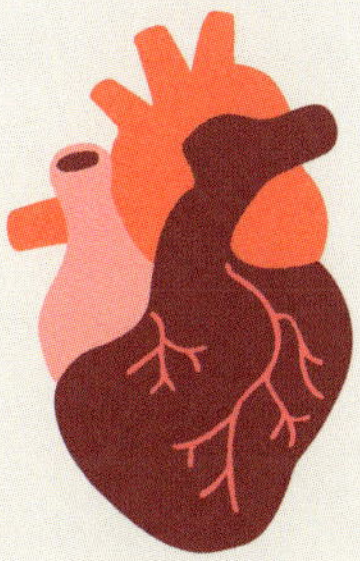

Der **diastolische Blutdruckwert** ist der niedrigste Druck, der im Blutgefäß erreicht wird. Er wird während der Entspannungsphase des Herzens bestimmt.

Ursachen für Bluthochdruck:

- *Nierenkrankheiten*
- *Hormonelle Krankheiten*
- *Familiäre Neigung zu Bluthochdruck*
- *Übergewicht*
- *Bewegungsmangel*
- *Rauchen*
- *Übermäßiger Alkoholkonsum*
- *Stress*
- *Hoher Salzkonsum und ungesunde Ernährung*

Ein erhöhter Blutdruck verursacht im gesamten Organismus Probleme und kann verantwortlich sein für:

- *Herzinfarkte und andere Krankheiten des Herzens*
- *Schlaganfälle*
- *Durchblutungsstörungen*
- *Netzhautablösungen*
- *Nierenkrankheiten*

Ein dauerhaft erhöhter Druck in den Blutgefäßen führt zu Entzündungsreaktionen und Durchblutungsstörungen im gesamten Körper. Die ständigen Versuche des Organismus zur Gegenregulation verursachen zusätzliche Schäden. Dass davon auch die Fortpflanzungsorgane und damit sowohl die männliche als auch die weibliche Fruchtbarkeit betroffen sind, lässt sich nicht mit Sicherheit ausschließen.

Frauen mit Bluthochdruck haben nachweislich häufiger Ovulationsstörungen, bei Männern kann die Samenqualität vermindert sein. Außerdem können Blutdrucksenker die Fertilität zusätzlich beeinflussen, nicht zuletzt, weil sie teilweise Erektions- und Ejakulationsstörungen bei Männern auslösen.

Schwangerschaft

Vor allem aber für die Schwangerschaft selbst stellt Hypertonie eine ernste Gefahr dar. Es besteht ein höheres Risiko für Fehl-, Tot-, Frühgeburten und schwerwiegende Schwangerschaftskomplikationen, wie z. B. eine Schwangerschaftsvergiftung.

Der Körper ist während einer Schwangerschaft besonders empfindlich, gleichzeitig stellt eine Schwangerschaft eine besondere Belastung dar. Auch der Kreislauf muss sich komplett umstellen.

Bei Frauen mit einer Veranlagung für Bluthochdruck kann sich diese in der Schwangerschaft erstmals zeigen. Ist ein erhöhter Blutdruck bereits bekannt und nimmt eine Frau vielleicht sogar Medikamente dagegen, ist besondere Vorsicht geboten. Gegebenenfalls müssen die Medikamente auf schwangerschaftsverträgliche Präparate umgestellt und die Vorsorgeuntersuchungen genau geplant werden.

Um eine unnötige Gefährdung von Mutter und Kind zu vermeiden, ist große Sorgfalt erforderlich. Falls noch nicht geschehen, sollte spätestens bei Auftreten des Kinderwunsches eine krankheitsbedingte Ursache für den erhöhten Blutdruck ausgeschlossen werden. Infrage kommen etwa hormonelle Probleme, Schilddrüsenerkrankungen oder Nierenkrankheiten.

Für Interessierte im Detail: *Bei einer Schwangerschaftsvergiftung (mit medizinischem Fachausdruck Präeklampsie) handelt es sich um eine schwerwiegende Komplikation, die zu Früh- und Totgeburten, Minderversorgung des Kindes, lebensbedrohlichen Zuständen der Mutter und vielen weiteren gravierenden Problemen in der Schwangerschaft führen kann.*

Eine Schwangerschaftsvergiftung fällt meistens durch einen erhöhten Blutdruck und eine vermehrte Eiweißausscheidung der Mutter auf. Hinzukommen können dann noch zahlreiche weitere schwerwiegende Komplikationen bis hin zum Multiorganversagen der Mutter und dem Tod des Kindes im Mutterleib.

Die Gründe für die Entstehung einer Schwangerschaftsvergiftung sind noch nicht gänzlich geklärt. Wahrscheinlich spielt wiederum eine mütterliche und väterliche Veranlagung eine wichtige Rolle. Außerdem scheint eine Fehlentwicklung der Plazenta verantwortlich zu sein, sodass eine Minderversorgung des Kindes im Mutterleib droht. Um das Baby besser zu versorgen, erhöht der mütterliche Organismus den Blutdruck. So entsteht ein Teufelskreis, der in das schwere Krankheitsbild der Präeklampsie münden kann.

Für eine Schwangerschaftsvergiftung gibt es zum heutigen Zeitpunkt keine Therapie, die die Ursache beheben könnte. Der Blutdruck der Mutter kann mit Medikamenten eingestellt und das Voranschreiten der Erkrankung so verzögert werden. Aber letztendlich kann nur die Beendigung der Schwangerschaft, also die Entbindung, das Problem lösen. Die Schwangerschaftsvergiftung ist in Industrieländern eine Hauptursache für Frühgeburten.

TIPP:

Etwa um die 12. Schwangerschaftswoche herum ist es möglich, einen Test durchzuführen, um das Risiko für die Entwicklung einer Schwangerschaftsvergiftung einzuschätzen. Bei erhöhtem Risiko kann prophylaktisch der Wirkstoff Acetylsalicylsäure (über Aspirin) eingenommen werden. Das kann zwar nicht jede Schwangerschaftsvergiftung verhindern, aber das Risiko dafür senken und bewirken, dass die Präeklampsie erst sehr viel später auftritt. Dann ist schon viel gewonnen, da zumindest eine extreme Frühgeburt verhindert werden kann.

Was kann man selbst tun?

Eine Veränderung der Lebensgewohnheiten, gesunde Ernährung, ausreichend Bewegung sowie der Verzicht auf Nikotin und Alkohol können manchmal schon ausreichen, um den Blutdruck zu senken.

- *Gesunde und salzarme Ernährung*
- *Möglichst wenig Zucker*
- *Regelmäßige Bewegung*
- *Gewichtsoptimierung*
- *Verzicht auf Alkohol und Nikotin*
- *Koffein in Maßen*

- *Stressbewältigung und Entspannung*
- *Blutdruck selbst mit regelmäßigen Messungen kontrollieren.*

Mit sich und seinem Körper gut und achtsam umzugehen und einen gesunden Lebensstil zu pflegen ist der beste Weg, eine Hypertonie zu verbessern oder ihre Entstehung von vornherein zu verhindern. Dabei sind auch kleine Schritte hin zu einem gesünderen Leben wertvoll.

Autoimmunerkrankungen

Unter dem Begriff „Autoimmunerkrankung“ fasst man verschiedenste Krankheiten in den unterschiedlichsten Erscheinungsformen zusammen. Die Ursache ist in allen Fällen ein Immunsystem, das sich gegen den eigenen Körper richtet und ihn schädigt. Die Art und die Ausprägung der Erkrankung hängen dann vor allem davon ab, welche Zellen oder Organe angegriffen werden.

Insgesamt sind Autoimmunkrankheiten als Fehlfunktion des Immunsystems zu verstehen. Sie sind nicht ansteckend und kommen bei Frauen häufiger vor als bei Männern. Hat ein Mensch eine Veranlagung für die Entwicklung einer solchen Erkrankung, kann ein unvorhersehbarer Auslöser, wie z. B. eine Virusinfektion, zum Ausbruch führen. Aber auch andere Auslöser sind möglich. Leider kann die Medizin heute vieles im Zusammenhang mit diesen Krankheiten immer noch nicht erklären.

Bekannte Beispiele für Autoimmunkrankheiten sind Typ-1-Diabetes, multiple Sklerose oder auch Psoriasis und Rheuma. All diese Krankheiten sind für die Fruchtbarkeit von Männern und Frauen sowie für die Schwangerschaft relevant. Auch das sogenannte Antiphospholipid-Syndrom gehört zu den Krankheiten des Immunsystems und spielt im Zusammenhang mit Fehlgeburten und Schwangerschaftsverlusten eine ganz besondere Rolle.

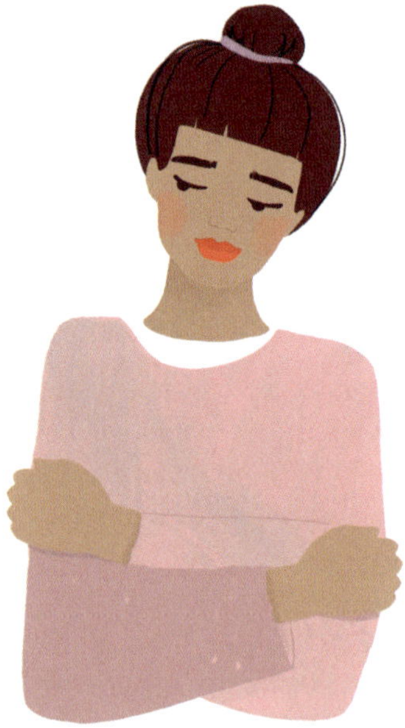

Ist eine Autoimmunerkrankung bereits bekannt, sollte man sich auf jeden Fall vor der Schwangerschaft ausführlich zu Risiken, Kontrollen während der Schwangerschaft und Vorsichtsmaßnahmen erkundigen. Während eines solchen Beratungsgesprächs werden auch alle Medikamente kontrolliert, die bereits eingenommen werden. Es wird geprüft, ob eine andere Dosierung nötig ist oder auf schwangerschaftsverträglichere Präparate umgestellt werden muss.

Thrombophilien

Als Thrombophilien bezeichnet man Krankheiten, bei denen es durch spezielle Veränderungen im Blut zu einer vermehrten Bildung von Blutgerinnseln kommt. Dadurch können Verstopfungen in den Blutgefäßen (Thrombosen) auftreten. Verantwortlich für die Blutgerinnung sind vor allem die Gerinnungsfaktoren und die Blutplättchen (Thrombozyten).

Das entgegengesetzte Krankheitsbild ist die sogenannte Bluterkrankheit, bei der es durch eine verminderte Bildung von Blutgerinnseln zu Blutungen im gesamten Körper kommen kann.

In der Schwangerschaft besteht bei allen Frauen ein etwas erhöhtes Risiko für die Bildung von Blutgerinnseln. Frauen mit einer Thrombophilie haben ein zusätzlich erhöhtes Risiko für Komplikationen während einer Fruchtbarkeitsbehandlung und in der Schwangerschaft. Auch Fehl- und Totgeburten kommen bei ihnen häufiger vor. Sie müssen daher in der Schwangerschaft besonders betreut werden und brauchen mitunter spezielle Therapien, die vor der Bildung von Blutgerinnseln schützen.

Man unterscheidet angeborene und erworbene Formen von Blutgerinnungsstörungen. Zu Beginn der Kinderwunschreise ist eine Abklärung meistens nicht erforderlich. Wenn allerdings eine familiäre Neigung zu Thrombosen bekannt ist oder gar in der eigenen Vorgeschichte schon eine Thrombose aufgetreten ist, sollte eine Untersuchung vorgenommen werden.

Welche Parameter werden in einem Basis-Screening überprüft?

- *Faktor-V-Leiden-Mutation (häufigste Thrombophilie)*
- *Prothrombin-Mutation*
- *Aktivität von Protein-C, Protein-S und Antithrombin*

Je nach Fall und Situation werden noch weitere Parameter untersucht.

Hat ein Paar beispielsweise schon mindestens zweimal eine Fehlgeburt erleben müssen, ist es angebracht, auch das Antiphospholipid-Syndrom zu testen (siehe gegenüber).

Therapie: Wenn in den Untersuchungen eine Neigung zur Bildung von Blutgerinnseln festgestellt wurde, können Medikamente zur Blutverdünnung eingesetzt werden. Sie bieten einen guten Schutz vor der Entstehung einer Thrombose und werden in bestimmten Fällen und besonderen Risikosituationen eingesetzt.

Obwohl ein Zusammenhang zwischen Fehlgeburten und der Blutgerinnung besteht, gibt es bisher leider keinen sicheren Beweis dafür, dass eine Therapie mit Blutverdünnern auch ein wirksamer Schutz vor einem Schwangerschaftsverlust ist. Blutverdünner werden daher nicht generell bei allen Frauen mit Thrombophilie und wiederholten Fehlgeburten angewendet. In diesen Situationen muss das Risiko individuell beurteilt werden.

Im Körper besteht ein sensibles Gleichgewicht der Gerinnungsfaktoren. Funktioniert das Zusammenspiel der verschiedenen Faktoren, werden Blutungen durch Gerinnselbildung gestoppt, ohne dass es zu einer Gefäßverstopfung kommt.

Das System ist jedoch sehr komplex und die vielen beteiligten Faktoren aktivieren, hemmen, verstärken oder bremsen sich gegenseitig. Durch äußere Einflüsse wie Entzündungen, Reisen, schwere Krankheiten, Rauchen, Umweltfaktoren und vieles andere kann es leicht gestört werden. Daher gibt es auch kein allgemeingültiges Rezept und keine generelle Behandlung für alle Betroffenen. Bei Thromboseneigung muss ein Konzept immer individuell auf die jeweilige Situation und Person angepasst werden.

Was kann man selbst tun?

Ist eine Gerinnungsstörung einmal diagnostiziert, kann man die veränderten Parameter nicht wieder normalisieren. Allerdings lässt sich das Thromboserisiko sehr wohl durch bestimmtes Verhalten beeinflussen.

Hierbei hilft:

- *Verzicht auf Nikotin: Rauchen vervielfacht das Thromboserisiko. Liegt zugleich eine Thrombophilie vor, verstärken sich die Faktoren, die zu einer Thromboseneigung führen, gegenseitig.*
- *Ausreichend Bewegung*
- *Verzicht auf Alkohol; zudem sollte auf eine gute Flüssigkeitszufuhr geachtet werden*
- *Gesundes Körpergewicht*
- *Bei längeren Reisen können Kompressionsstrümpfe hilfreich sein*
- *Vorsicht bei der Einnahme von Verhütungsmitteln oder Östrogen-Tabletten. Östrogen, vor allem in Tablettenform, beeinflusst das Gerinnungssystem und erhöht die Thromboseneigung.*

Die Ursachen und Risiken für die Entwicklung einer Thrombose werden in der sogenannten Virchow-Trias zusammengefasst. Der Namensgeber dieser Hauptrisikofaktoren war der deutsche Pathologe Rudolf Virchow.

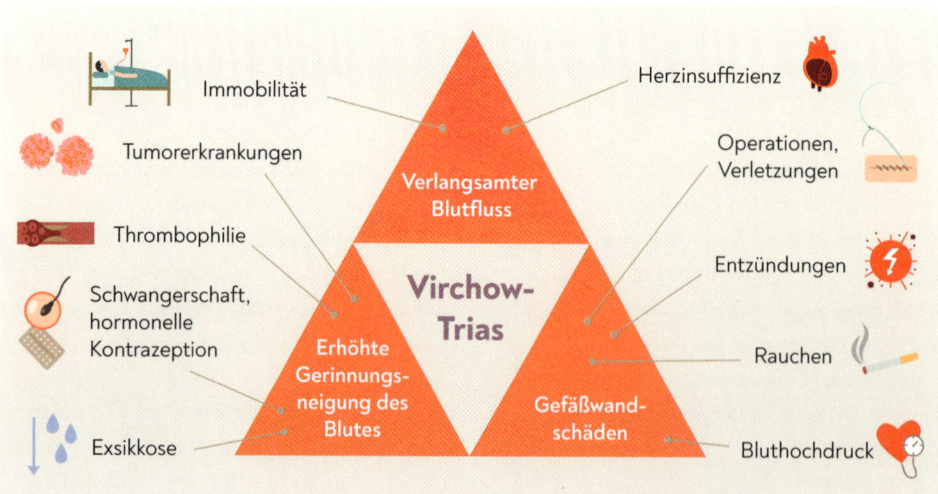

Infektionen

Es gibt eine Vielzahl an Infektionen, die sich negativ auf die Schwangerschaft und die Fruchtbarkeit auswirken können. Steht ein Paar am Anfang seiner Kinderwunschreise, ist es sinnvoll, den Immunstatus der Frau vor allem auf Krankheiten wie Röteln oder Varizellen zu testen (siehe Kapitel 2). Diese Krankheiten können sehr gefährlich für das ungeborene Kind sein; Auffrischungsimpfungen bieten guten Schutz.

Es gibt auch einige Infektionskrankheiten, die sich negativ auf die Fruchtbarkeit beider Geschlechter, sowohl von Männern als auch von Frauen, auswirken können. Die Wichtigsten, ihre Therapien und eventuelle Möglichkeiten der Vorbeugung sind Thema des folgenden Abschnitts.

Chlamydien

Besonders schädlich für Frauen kann eine Infektion mit Chlamydien sein. Dabei handelt es sich um Bakterien, die Entzündungen verursachen. Sie gehören zu den häufigsten sexuell übertragbaren Krankheiten und eine Ansteckung erfolgt normalerweise durch ungeschützten Geschlechtsverkehr.

Aber auch eine Ansteckung durch Oralverkehr oder Sexspielzeug ist möglich. Es ist ein großes Problem, dass die Infektionen sehr oft ohne oder mit nur milden Symptomen verlaufen, sodass Betroffene sie nicht bemerken. Die Bakterien können so teilweise jahrelang im Körper persistieren, ohne dass die Krankheit erkannt wird.

Falls Chlamydien sich doch bemerkbar machen, kommen folgende Symptome vor:

- *Allgemeine Krankheitszeichen wie Fieber, Abgeschlagenheit und Müdigkeit*
- *Blutungsstörungen wie starke Regelblutungen, Blutungen nach dem Geschlechtsverkehr (Kontaktblutungen) oder Zwischenblutungen bei Frauen*
- *Schmerzen im Unterbauch oder wiederkehrende Blasenentzündungen bei Frauen*
- *Unfruchtbarkeit bei Frauen und Männern*
- *Bauchhöhlen- oder Eileiterschwangerschaften*
- *Fieber und Schmerzen in Hoden oder Unterbauch bei Männern*

Am häufigsten finden sich Chlamydien in den Schleimhäuten von Harnröhre, Gebärmutterhals, Enddarm oder auch Rachen. Unbehandelt können sie bei Frauen Unterleibsentzündungen und Eileiterverklebungen und bei Männern Entzündungen der Prostata, Hoden und Nebenhoden auslösen und somit zu Unfruchtbarkeit führen.

Bei Schwangeren können Chlamydien Frühgeburten auslösen. Es ist auch eine Übertragung auf das Neugeborene während der Geburt möglich.

Chlamydieninfektionen werden durch einen Abstrich oder im Harn nachgewiesen. Für sexuell aktive Personen mit wechselnden Partnern ist es empfehlenswert, sich einmal jährlich testen zu lassen, um eine Infektion frühzeitig zu erkennen und langfristige Schädigungen zu vermeiden.

Infektionen mit Chlamydien sind gut behandelbar und die Therapie mit einem

Antibiotikum ist meistens gut verträglich. Wichtig ist, die Infektion nicht aus Scham zu ignorieren, sondern offen damit umzugehen. Denn unbedingt sollten auch alle Sexualpartner der letzten Zeit behandelt werden, um eine erneute wechselseitige Ansteckung zu verhindern (Pingpong-Effekt).

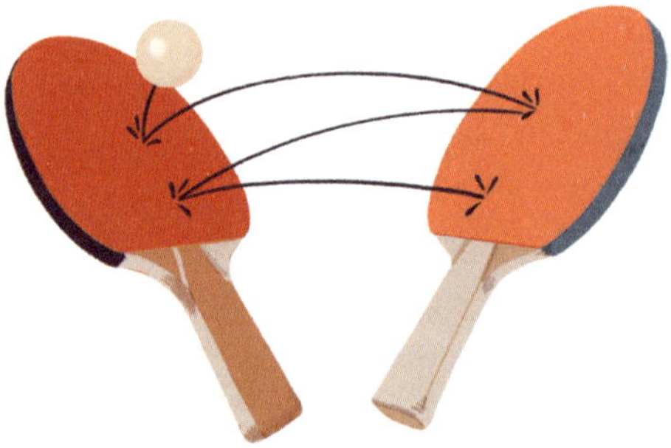

Gut zu wissen:

Kondome senken das Risiko einer Ansteckung mit Chlamydien, können aber nicht vollständig vor einer Übertragung schützen.

Mumps

Mumps ist eine typische Kinderkrankheit, die durch ein Virus ausgelöst wird. Sie kann allerdings in jedem Alter auftreten. Hat man sich einmal angesteckt, führt das meistens zur lebenslangen Immunität. Heutzutage werden Kinder üblicherweise gegen Mumps geimpft und haben so in der Regel einen lebenslangen Schutz. Eine erneute Ansteckung kann aber weder nach der Impfung noch nach einer durchgemachten Virusinfektion komplett ausgeschlossen werden.

Im Kleinkindalter verläuft Mumps oft ohne Krankheitsanzeichen oder nur mit leichten Erkältungssymptomen. Aber auch schwere Verläufe mit Komplikationen und Spätfolgen sind möglich. Typischerweise ruft die Erkrankung eine einseitige oder beidseitige Entzündung der Ohrspeicheldrüse hervor.

Bei Männern kann eine Mumpsinfektion eine Entzündung der Hoden zur Folge haben. Dies kommt fast nie bei Kindern vor, sondern vor allem bei einer Erkrankung im Jugend- oder Erwachsenenalter. In der Folge kann es zu Verkleinerung der Hoden (40-70 %) und Verschlechterung der Samenqualität kommen (bis zu 25 %). Eine komplette Sterilität ist aber selten.

Humane Papillomviren (HPV)

Humane Papillomviren sind sexuell übertragbare Viren. Sie sollen hier genannt werden, weil sie eine besonders schwerwiegende Krankheit auslösen, den Gebärmutterhalskrebs. Man kennt mittlerweile etwa 200 Viren dieser Art. Die meisten lösen lediglich gutartige Krankheitsverläufe aus, manche können Warzen verursachen. In den allermeisten Fällen verläuft eine Infektion jedoch symptomfrei. Man merkt es also problematischerweise nicht, wenn man sich mit dem Virus angesteckt hat.

Nach der Ansteckung über Geschlechtsverkehr kann das Virus Veränderungen an den Zellen des Gebärmutterhalses auslösen. Meistens heilen diese von selbst wieder ab, können sich aber auch verschlimmern und zu der bösartigen Krankheit entwickeln.

Für Frauen kann das bedeuten, dass die veränderten Zellen operativ entfernt werden müssen. Man nennt diese Operation auch „Konisation“. Sie wird heute sehr vorsichtig durchgeführt, aber manchmal muss dabei ein größeres Stück des Gebärmutterhalses entfernt werden. Ist der verbleibende Teil dann zu kurz, kann er in der Schwangerschaft Probleme verursachen, denn wenn er weniger stabil ist und sich weiter verkürzt, kann eine Frühgeburt drohen.

Sind die Zellveränderungen schon so weit fortgeschritten, dass sich ein Krebs entwickelt hat, muss man unter Umständen die gesamte Gebärmutter entfernen, eine Chemotherapie und/oder eine Bestrahlung durchführen. All diese Therapien führen zu Unfruchtbarkeit oder gefährden die Fruchtbarkeit zumindest massiv.

Auch bei Männern kann das Virus Krebs auslösen, aber seltener und an anderen Körperstellen. Allein eine Infektion mit einem HP-Virus kann jedoch ihre Fruchtbarkeit reduzieren, bereits ohne dass es zu einer bösartigen Erkrankung kommen muss.

Was kann man selbst tun?

Humane Papillomviren werden sexuell übertragen. Je weniger Geschlechtspartner man hat, desto geringer ist das Risiko für eine Infektion. Kondome können einen teilweisen Schutz bieten, aber ähnlich wie bei Chlamydien lässt sich eine Ansteckung mit HPV durch Kondome nicht immer verhindern bzw. vollständig ausschließen.

Bei einer gynäkologischen Kontrolluntersuchung wird normalerweise auch ein spezieller Abstrich abgenommen (PAP-Abstrich). Durch diesen können die typischen Zellveränderungen festgestellt (wenn es welche geben sollte) oder auch das Virus nachgewiesen werden. Regelmäßige gynäkologische Vorsorgeuntersuchungen lassen also eine möglicherweise gefährliche Krankheit frühzeitig erkennen, sodass beizeiten Schritte zur Behandlung eingeleitet werden können, bevor ein bösartiger Tumor entsteht.

Seit 2006 gibt es in Europa eine Impfung, die vor einer Infektion mit HPV schützen kann. Diese Impfung gibt es derzeit gegen neun HP-Viren und wird Mädchen und Jungen sowie Frauen und Männern abhängig von ihrem Lebensalter und ihrer individuellen Lebenssituation empfohlen.

Es gibt noch viele weitere Infektionskrankheiten, die bei Unfruchtbarkeit eine Rolle spielen können. Sie alle zu darzustellen, würde den Umfang dieses Buches sprengen. Einige wichtige Erkrankungen möchten wir jedoch noch erwähnen:

- *Tuberkulose kann großflächige Entzündungen im Bauchraum verursachen und somit zu Verwachsungen und Eileiterverklebungen führen. Tuberkulose ist aber in Mitteleuropa keine häufige Krankheit mehr und die Entzündungen im Bauchraum sind eine Form der Krankheit, die nicht sehr oft vorkommt.*

- *Gonokokken, sexuell übertragbare Bakterien, können vor allem bei Männern Entzündungen der Hoden oder Nebenhoden auslösen und in seltenen Fällen zu Unfruchtbarkeit führen.*
- *Schwerwiegende Infektionskrankheiten jeglicher Art, die den ganzen Körper betreffen, können auch den Zyklus und die Ovulation stören oder die Samenqualität beeinträchtigen.*

Genetische Faktoren und Erbanlagen

Erbanlagen bzw. deren Veränderungen können die Fruchtbarkeit in vielerlei Hinsicht beeinflussen. Genetische Veränderungen führen oft zu typischen Krankheitsbildern. Es gibt aber auch genetisch veränderte Erbanlagen, die beim Träger keine oder nur sehr milde Symptome auslösen, aber trotzdem die Fruchtbarkeit beeinträchtigen.

Einen Hauptaspekt von Genetik und Fruchtbarkeit stellen Chromosomenstörungen beim Embryo dar. Diese sind vor allem durch die Alterung der Eizelle und Fehler während der Zellteilung verursacht.

In diesem Abschnitt behandeln wir in erster Linie Veränderungen in den Erbanlagen der Eltern, die der Grund für unerfüllten Kinderwunsch sein können. Man spricht in solchen Fällen auch von „primär genetischen Ursachen". Sie treten vergleichsweise selten auf, sind aber ein wichtiger Baustein bei der Abklärung von Fertilitätsproblemen und unerfülltem Kinderwunsch.

Erbanlagen und Chromosomen

Die Erbanlagen sind im Zellkern aller Zellen gespeichert. Normalerweise besitzt ein Mensch 46 Chromosomen, 23 Paare. Die Geschlechtschromosomen bilden eines dieser Paare: bei Frauen XX, bei Männern XY.

Gut zu wissen:

Ein normaler Chromosomensatz wird so beschrieben:

Frauen: 46, XX | Männer: 46, XY

Die Untersuchung der Chromosomen nennt man Karyogramm. Dieses wird von Zellen erstellt, die aus dem Blut gewonnen werden. Einfach gesagt, wird in einem Karyogramm die korrekte Anzahl und Form der Chromosomen geprüft.

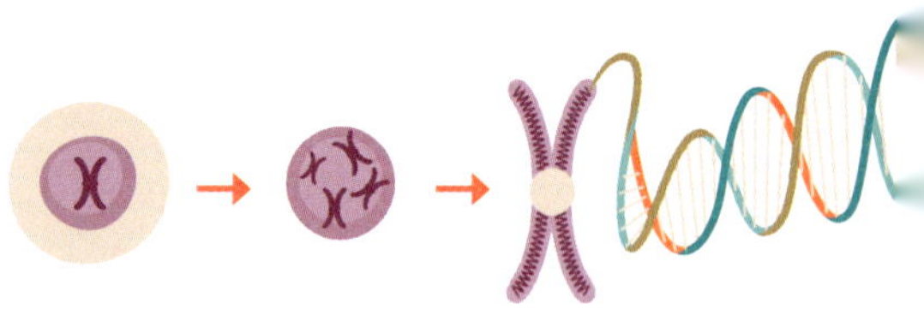

Für Interessierte im Detail: *Abweichungen in der Anzahl der Chromosomen nennt man in der Fachsprache „numerische Chromosomenstörungen". Veränderungen an den Chromosomen selbst werden als „strukturelle Abweichungen" bezeichnet. Solche liegen z. B. vor, wenn Teile an Chromosomen fehlen (Deletion) oder falsch zugeordnet sind, sich also ein Chromosomenstück auf ein anderes Chromosom verlagert hat (Translokation).*

Es gibt allerdings sehr viele Erbkrankheiten, die mit einem Karyogramm nicht festgestellt werden können. In diesen Fällen sind Anzahl und Form des Chromosomensatzes normal und es müssen detailliertere Analysen angewendet werden, um die Erbanlagen genauer zu untersuchen.

Steht ein Paar noch am Beginn seiner Kinderwunschreise, wird in aller Regel noch keine genetische Untersuchung vorgenommen. Ausgenommen sind allerdings Paare, in deren Familien genetische Krankheiten vorkommen. Auch wenn ein stark eingeschränktes Spermiogramm oder eine vorzeitige Menopause festgestellt wurde, sollte das Paar eine genetische Beratung in Anspruch nehmen.

Paaren, die schon eine längere Geschichte mit Kinderwunschbehandlungen hinter sich haben oder mindestens zweimal hintereinander einen Schwangerschaftsverlust erlitten haben, kann ebenfalls eine genetische Beratung und Untersuchung angeboten werden.

Wann man eine genetische Beratung in Anspruch nehmen sollte:

- *Es kommen genetische Krankheiten in den Familien eines Paares vor*
- *Einer oder beide Partner sind selbst von einer Erbkrankheit betroffen*
- *Ein gemeinsames Kind des Paares oder ein Kind aus einer vorherigen Partnerschaft ist von einer Erbkrankheit betroffen*
- *Es gab mindestens zwei aufeinander folgende Fehlgeburten*
- *Wiederholt erfolglose Kinderwunschbehandlungen (3 oder mehr erfolglose Versuche nacheinander)*

Gut zu wissen:

Es ist sinnvoll, sich durch einen Facharzt beraten zu lassen, bevor man einen genetischen Test durchführen lässt. Man sollte sich bewusst sein, dass es bis heute keine Therapie für genetische Veränderungen gibt. Je nachdem, welche Art der genetischen Veränderung festgestellt wird, kann das bedeuten, dass es für das betroffene Paar sehr schwierig oder sogar unmöglich ist, biologische Eltern zu werden.

Genetische Veränderungen, die bei Kinderwunsch eine Rolle spielen können

Alle Abweichungen von einem normalen Chromosomensatz können zu einem unerfüllten Kinderwunsch oder wiederholten Fehlgeburten führen. Leider entstehen in solchen Fällen oft schwerwiegende Fruchtbarkeitsstörungen oder Unfruchtbarkeit.

Es ist aber nicht so, dass genetische Veränderungen zwingend zu einer Fehlgeburt führen. Manchmal zeigt sich erst bei Schwangerschaftsvorsorgeuntersuchungen oder sogar erst nach der Entbindung, dass beim Kind etwas nicht in Ordnung ist. Elternteile, die von Chromosomenveränderungen oder auch anderen genetischen Veränderungen betroffen sind, ahnen möglicherweise nichts davon, wenn sie zuvor keinerlei gesundheitliche Probleme hatten.

Es kann zum Beispiel eine strukturelle Chromosomenveränderung vorliegen (Translokation). Bei einer Translokation werden Chromosomenteile falschen Chromosomen zugeordnet, deren Gesamtzahl bleibt aber ausgeglichen und die betroffene Person verspürt keinerlei Einschränkungen. Solche Probleme zeigen sich dann erst mit der Fortpflanzung.

Der Schock und die Verunsicherung ist bei Betroffenen dann oft sehr groß, der Lebensplan gerät durcheinander und man fragt sich, ob und wie es nun überhaupt möglich ist, ein gesundes Kind zu bekommen.

Wird eine solche Diagnose gestellt, ist wohlüberlegtes Vorgehen gefragt. Es ist ratsam, sich so viel Information wie möglich einzuholen und Fachärzte für Genetik, Frauenärzte, Kinderwunschspezialisten und auch Psychologen mit ins Boot zu holen. Meistens wird das Bild dann klarer und man kann besser einschätzen, welche Optionen mit welchen Chancen man hat und was die nächsten Schritte sein könnten.

Das X-Chromosom

Abweichungen der Anzahl der X-Chromosomen oder Veränderungen am X-Chromosom selbst können Unfruchtbarkeit zur Folge haben. Auch bei Männern kann eine veränderte Anzahl X-Chromosomen vorliegen. Ist bei ihnen ein zusätzliches X-Chromosom angelegt, haben sie oft verkleinerte Hoden sowie Hodenfunktionsstörungen. Die Testosteronspiegel sind niedrig, was teilweise auch im äußeren Erscheinungsbild sichtbar wird (wenig Körperbehaarung, ansatzweise weiblich geformte Brust), das Ejakulat enthält keine oder nur sehr wenige Samenzellen und noch andere Symptome sind möglich.

Möglich sind z. B. Veränderungen wie

- *45, X (Ulrich-Turner-Syndrom)*
- *47, XXX (Trisomie X)*
- *47, YXX (Klinefelter-Syndrom)*
- *Strukturelle Veränderungen der X-Chromosomen*

Gut zu wissen:

Manche genetische Abweichungen kommen auch als sogenanntes Mosaik vor. Das kann auch Veränderungen des X-Chromosoms betreffen. Mosaik bedeutet, dass nicht alle Zellen von dem genetischen Problem betroffen sind: Im Körper kommen sowohl gesunde als auch veränderte Zellen vor.

Je weniger Zellen von der Veränderung betroffen sind, desto milder sind sowohl das Krankheitsbild als auch der Krankheitsverlauf. Im speziellen Fall von Veränderungen der Anzahl der X-Chromosomen heißt das: Je mehr Zellen einen normalen Chromosomensatz haben, desto eher ist eine normale Fruchtbarkeit zu erwarten.

Genetische Veränderungen bei Frauen mit normalem Chromosomensatz

Problematiken, die nicht die Chromosomen, sondern die Gene auf tief liegender Ebene betreffen, können ebenfalls Fruchtbarkeitsprobleme auslösen. Dazu gehören Veränderungen im FMR1-Gen, die bei Frauen eine vorzeitige Erschöpfung der Eizellreserve zur Folge haben und bei männlichen Nachkommen zu geistigen Behinderungen führen können. Diese sollten daher bei Untersuchungen auch berücksichtigt werden.

Das Adrenogenitale Syndrom haben wir bereits weiter oben beschrieben (siehe S. 85ff.). Es ist eine genetische Krankheit, die auch die Fruchtbarkeit beeinflusst und zu Stoffwechselstörungen und Problemen wie beispielsweise der Vermännlichung weiblicher Nachkommen führen kann. Auch diese genetische Erkrankung betrifft nicht die Chromosomen.

Genetische Veränderungen bei Männern mit normalem Chromosomensatz

Wir kennen mittlerweile auch bei Männern noch andere Veränderungen als Chromosomenstörungen, welche die Fruchtbarkeit einschränken können. Wenn in einem Spermiogramm 3 Parameter auffällig schlecht ausfallen, bei dem betroffenen Mann aber keine Chromosomenstörungen vorliegen, sollte eine weiterführende Abklärung vorgenommen werden. Eine mögliche Ursache kann in einem solchen Fall der Verlust eines oder mehrerer Azoospermiefaktoren (AZF) sein, die auf dem Y-Chromosom liegen.

Außerdem kann manchmal eine Mutation im CFTR-Gen gefunden werden. Veränderungen des CFTR-Gens sind verantwortlich für eine Krankheit namens Cystische Fibrose (Mukoviszidose). Diese genetische Krankheit bricht nur dann in ihrem vollen Ausmaß aus, wenn die betroffene Person zwei veränderte Kopien der Erbanlage hat. Es handelt sich um eine sehr schwere Stoffwechselerkrankung, für die es noch keine Heilung gibt und die den ganzen Körper betrifft. Oft benötigen die Betroffenen irgendwann eine Organtransplantation, weil Organe wie die Lunge stark geschädigt sind.

Wenn nur eine der beiden Kopien des CFTR-Gens verändert, die andere aber gesund ist, bricht die Krankheit nicht aus, es kann aber zu Störungen wie einem veränderten Spermiogramm kommen.

Wird bei einem Partner eines Paares eine Mutation im CFTR-Gen nachgewiesen, sollte der andere Partner ebenfalls untersucht werden. Denn wenn beide Träger einer kranken Erbanlage sind, kann das gemeinsame Kind beide kranken Genkopien erben, sodass die Mukoviszidose ausbricht.

Genetische Ursachen für Fertilitätsprobleme bei Frauen kurz zusammengefasst:

- *Veränderungen der Chromosomen*
- *Mutationen im FMR1-Gen*
- *Adrenogenitales Syndrom*

Genetische Ursachen für Fertilitätsprobleme bei Männern kurz zusammengefasst:

- *Veränderungen der Chromosomen*
- *Mutationen im CFTR-Gen*
- *Verlust des Azoospermiefaktors (AZF)*

Präimplantationsdiagnostik (PID)

Genetische Veränderungen lassen sich nicht heilen und Genfehler können nicht behoben werden.

Welche Optionen bleiben dann, wenn man sich ein Kind wünscht? Natürlich kann man auf Spender ausweichen oder andere, alternative Wege der Familiengründung beschreiten (siehe Kapitel 6). Darüber hinaus besteht aber auch die Option der Präimplantationsdiagnostik (PID).

Dabei wird bei einem künstlich befruchteten Embryo eine Untersuchung auf Gendefekte durchgeführt, bevor er in die Gebärmutter übertragen wird und es zu einer Schwangerschaft kommt.

Entscheidet man sich für diesen Weg, muss man sich bewusst machen, dass er langwierig und in psychischer sowie finanzieller Hinsicht belastend sein kann. Auch sind die Ergebnisse einer PID nicht immer so eindeutig und klar, wie wir sie uns wünschen würden. Außerdem müssen bestimmte Voraussetzungen erfüllt sein, damit eine PID gemäß Gesetzgeber überhaupt durchgeführt werden darf.

Untersucht wird der Embryo entweder auf Chromosomenstörungen oder ganz gezielt auf Krankheiten, welche die Eltern betreffen oder in der Familie vorkommen.

Da die PID ein kompliziertes medizinisches Verfahren ist, möchten wir sie an dieser Stelle in groben Zügen erklären und aufzeigen, welche Schritte dazu notwendig sind.

Schritte einer PID

1. Der erste Schritt vor einer PID ist eine genetische Beratung. Es ist sehr wichtig, dass man als Paar eine umfassende Beratung zur eigenen Situation und zu den Chancen auf ein gesundes Kind erhält. Je nach medizinischem Problem können diese Chancen sehr unterschiedlich ausfallen. Außerdem ist eine PID in Deutschland, Österreich und der Schweiz nur in ausgesuchten, schwerwiegenden Fällen erlaubt. Auch dazu werdet ihr in einem Beratungsgespräch vollumfänglich Auskunft erhalten.

2. Beratung durch eine Kinderwunschklinik: Ist die Entscheidung für diese Art von Untersuchung gefallen, sollte eine Beratung in einer Kinderwunschklinik stattfinden. Die Chancen auf eine erfolgreiche PID hängen auch von der Gesamtsituation des Paares ab. Wenn nur sehr wenige Samen- oder Eizellen vorhanden sind oder sich das Paar schon der Grenze des fruchtbaren Alters nähert, ist die Aussicht auf ein positives Ergebnis deutlich schlechter als bei einem jungen und gesunden Paar.

3. Festlegung der Untersuchungsmethode: Ein Genetiker entscheidet, welche Art der genetischen Untersuchung angesichts der vorliegenden Fragestellung sinnvoll ist.

4. Künstliche Befruchtung: Um eine Untersuchung des Embryos zu ermöglichen, erfolgt vorbereitend eine Hormonbehandlung der Frau und eine künstliche Befruchtung (siehe Kapitel 5, S. 120ff.). Nach der Eizellentnahme und einer erfolgreichen Befruchtung gehen die befruchteten Eizellen noch außerhalb des Körpers der Frau in

Teilung und wachsen. Nach 5 Tagen sind sie dann so weit gereift, dass die Untersuchung durchgeführt werden kann. Dazu werden der äußersten Zellschicht des Embryos einige Zellen entnommen und zur Analyse in ein genetisches Labor geschickt.

Danach heißt es, geduldig abzuwarten. Die Analyse dauert, abhängig vom Labor und der eingesetzten Technik, 1–3 Monate, manchmal auch länger. Währenddessen werden die Embryonen eingefroren (kryokonserviert) aufbewahrt.

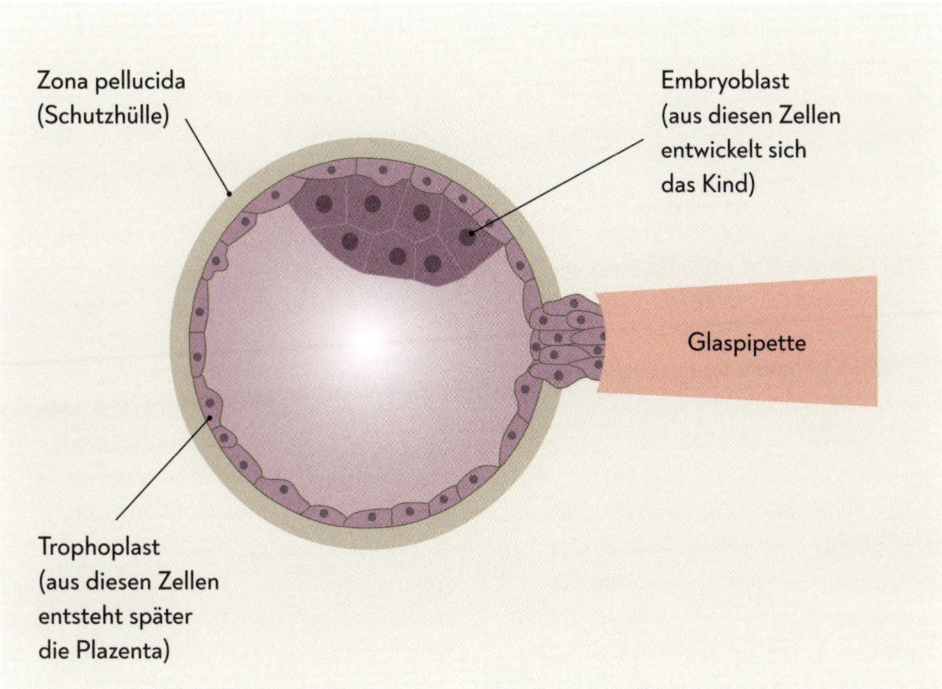

5. Nach Vorliegen des Testergebnisses werden dieses Vorgehen sowie weitere Schritte genau geplant. Wenn im Testergebnis für mindestens einen der Embryonen keine offensichtlichen genetischen Krankheiten erkennbar sind, kann er in die Gebärmutter übergeben werden (Embryotransfer). Die Chance für eine erfolgreiche Schwangerschaft nach einer PID liegt, abhängig von den individuellen Voraussetzungen der Frau, bei etwa 30 % pro Versuch.

Die Chancen für eine erfolgreiche Schwangerschaft und ein gesundes Kind nach einer PID sind individuell sehr unterschiedlich – abhängig von den jeweiligen medizinischen Umständen und der Situation, die zur Entscheidung für eine Präimplantationsdiagnostik geführt haben.

In allen Fällen sind die Kosten für eine solche Behandlung allerdings erheblich und müssen von dem Paar selbst getragen werden.

Rechtlicher Hintergrund

Die Präimplantationsdiagnostik ist in Österreich, Deutschland und der Schweiz nur zulässig, wenn ein hohes Risiko für eine schwerwiegende Erbkrankheit besteht oder eine kindliche Schädigung zu erwarten ist, die mit hoher Wahrscheinlichkeit zu einer Tot- oder Fehlgeburt führen würde. Welche Krankheiten als schwerwiegend eingestuft werden, entscheiden in diesen Ländern Ethikkommissionen.

Gut zu wissen:

In Österreich ist eine PID nach mindestens drei Fehlgeburten oder drei erfolglosen Versuchen einer künstlichen Befruchtung (drei erfolglose Embryotransfere) möglich.

Welche Probleme können bei einer PID auftreten?

Auch der genaueste Test kann trotz aller Vorsichtsmaßnahmen manchmal fehlerhafte Ergebnisse liefern. So ist das auch bei genetischen Tests und insbesondere bei der PID. Folgende Probleme können dabei auftreten:

- *Falsch-negative Befunde: Bei falsch-negativen Befunden liegt ein unauffälliges Testergebnis vor, es treten aber trotzdem genetische Veränderungen beim Kind auf.*
- *Falsch-positive Befunde: Der Test zeigt ein auffälliges Testergebnis, aber das Kind ist gesund.*
- *Mosaike: Der Test zeigt an, dass einige, aber nicht alle der getesteten Zellen von einer genetischen Veränderung betroffen sind. Nun ist entscheidend, wie groß der Anteil der Zellen ist, die eine Veränderung in sich tragen. In solchen Fällen ist eine fundierte Beratung durch einen Spezialisten bzw. eine Spezialistin besonders wichtig. Im Zweifelsfall wird man zur Vorsicht raten und den Embryo nicht in die Gebärmutter übertragen.*
- *Eine PID kann nur im Rahmen einer künstlichen Befruchtung umgesetzt werden. Somit müssen Probleme und Komplikationen, die durch eine künstliche Befruchtung entstehen können, bei der Diagnostik mit bedacht werden.*
- *Es sind auch Schädigungen des Embryos durch die Entnahme der Zellen (Biopsie) und einen Entwicklungsstopp nach der Zellentnahme möglich.*

Es ist essenziell wichtig zu verstehen, dass bei einer PID niemals auf alle genetischen Krankheiten, die heutzutage bekannt sind, getestet wird. Man sucht entweder nach einer spezifischen Erbkrankheit, die bei den Eltern oder in deren Familien bekanntermaßen besteht oder nachgewiesen wurde, oder es wird eine Chromosomenanalyse durchgeführt. Daher ist mit einer PID auch keine Garantie verbunden, dass sich der untersuchte Embryo zu einem gesunden Kind entwickelt.

Kein Test kann uns absolute Sicherheit verschaffen, trotz aller Untersuchungen, die heutzutage möglich sind. Damit ein gesundes Kind geboren wird, muss es die Natur gut mit uns meinen und nicht zuletzt ist auch ein wenig Glück im Spiel.

MEDIZINISCHE URSACHEN BEI MÄNNERN

Während wir die weibliche Fertilität und mögliche Problematiken oder Schwierigkeiten schon detailliert beschrieben und ausgeführt haben, sollen in diesem Abschnitt die Aspekte der männlichen Fertilität genauer beleuchtet werden.

Männliche Fruchtbarkeit und ihre Parameter

Auf einige Ursachen, vor allem genetischer Art sowie Infektionen, wurde in den vorangegangenen Kapiteln bereits eingegangen. Hier soll es nun um Samenqualität und Ejakulationsstörungen gehen.

Samenqualität

Die Zeugungsfähigkeit eines Mannes ist eng mit der Qualität seiner Spermien (Samenzellen) und der Zusammensetzung des Spermas (Ejakulat) verknüpft. Die wichtigsten Parameter der Samenqualität sind:

- *Anzahl der Samenzellen (Konzentration)*
- *Form und korrekter Aufbau der Samenzellen (Morphologie)*
- *Beweglichkeit der Samenzellen (Motilität)*

Alle diese Parameter werden in einem sogenannten Spermiogramm abgefragt. Unter einem Mikroskop wird die möglichst frische Samenprobe analysiert und das Ergebnis dokumentiert. Empfohlen wird normalerweise eine sexuelle Karenzzeit von 2–5 Tagen vor der Untersuchung. Dieser Zeitraum ist optimal, um die Konzentration der Samenzellen im Ejakulat messen zu können.

Die Samenanalyse ist also eine vergleichsweise einfach durchzuführende Untersuchung, die mit wenig Aufwand verbunden ist. Sie kann daher niederschwellig als eine der ersten Untersuchungen bei unerfülltem Kinderwunsch vorgenommen werden. Die Weltgesundheitsorganisation (WHO) veröffentlicht regelmäßig Richtlinien für die Beurteilung von Spermiogrammen. Die Werte werden dabei immer wieder angepasst und korrigiert.

Spermiogramm verstehen: WHO-Parameter des Spermiogramms und Grenzwerte
Makroskopische Untersuchung: Zunächst wird die Samenflüssigkeit mit bloßem Auge nach folgenden Kriterien beurteilt:

- *Volumen: Das Ejakulat sollte mindestens 1,4 ml aufweisen*
- *Verflüssigungszeit: Die Samenprobe verflüssigt sich normalerweise bei Raumtemperatur nach 20–60 Minuten*
- *Farbe: Samenflüssigkeit ist typischerweise weißlich bis leicht gelblich*
- *Der pH-Wert liegt zwischen 7,2 und 8,0*

Gut zu wissen:

Frisches Blut färbt die Samenflüssigkeit rosa oder hellrot. Eine dunkelrote oder rostbraune Farbe des Ejakulats spricht für Beimengung von altem Blut und erfordert eine Abklärung.

Nach der makroskopischen Beurteilung mit dem bloßen Auge wird die Samenflüssigkeit im zweiten Schritt unter dem Mikroskop untersucht und unter folgenden Gesichtspunkten beurteilt:

- Spermien-Konzentration: *≥16 Mio/ml (Anzahl der Samenzellen pro Milliliter)*
- Gesamt-Spermienzahl *pro Ejakulat ≥39 Mio*
- Motilität (Beweglichkeit): *≥30 % vorwärtsbewegliche Spermien*
- Motilität gesamt: *≥42 % bewegliche Spermien*
- Morphologie (Form): *≥4 % normal geformte Spermien*

Weitere Parameter: Sogenannte Rund- oder Entzündungszellen (Leukozyten), eine auffällige Färbung oder andere Besonderheiten können von der untersuchenden Person zusätzlich beschrieben werden.

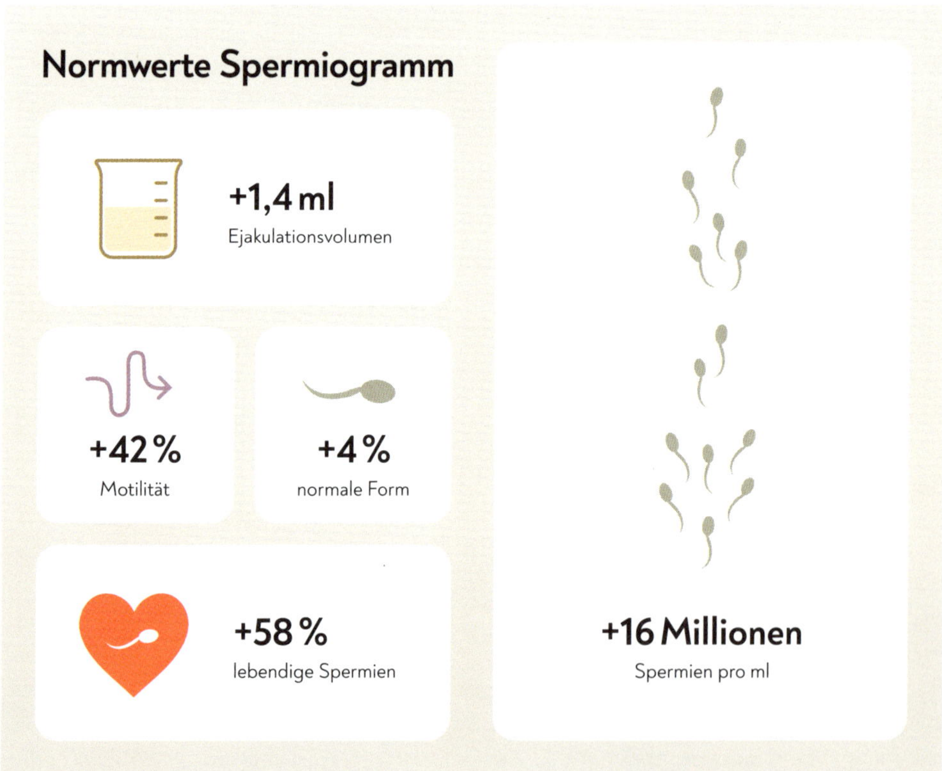

Abweichende Werte? Folgende Diagnosen kann ein Spermiogramm ergeben:
Grundsätzlich sind Schwankungen der Spermiogramm-Parameter normal. Die Samenqualität kann durch viele Faktoren beeinflusst werden und eine Analyse ist nur eine Momentaufnahme. Wenn also Einschränkungen auffallen, ist das zunächst kein Grund zur Beunruhigung. Man sollte die Untersuchung nach einigen Wochen wiederholen.

Bleiben die Auffälligkeiten bestehen, können sich dadurch Hinweise auf Infektionen, Fehlfunktionen oder Verengungen in den Bereichen der Samenwege ergeben.

In seltenen Fällen bringt ein auffälliges Spermiogramm auch eine bösartige Erkrankung zutage. Daher sollte Männern mit auffälligen Werten immer eine urologische Untersuchung angeboten werden.

Testergebnisse verstehen:

Normozoospermie: Gute Nachrichten! Alle ermittelten Werte liegen innerhalb der Grenzen des gesunden Bereichs und die Samenanalyse ergibt keinen Hinweis auf eine Einschränkung der Fruchtbarkeit des Mannes.

Oligozoospermie: Im Ejakulat wurden zu wenige Samenzellen gefunden.

Asthenozoospermie: Zu wenige Samenzellen in der Samenflüssigkeit sind gut beweglich.

Teratozoospermie: Zu viele Samenzellen haben eine abnormale Form und zu wenige eine normale Form.

Oligo-, Astheno-, Teratozoospermie (OAT-Syndrom): Mischform, bei der alle drei Parameter auffällige Werte aufweisen.

Kryptozoospermie: Im Ejakulat sind nur sehr wenige Samenzellen enthalten. Sie sind erst nach spezieller Behandlung zur Konzentrierung der Samenflüssigkeit (Zentrifugation) sichtbar.

Azoospermie: In der Samenflüssigkeit sind keine Samenzellen auffindbar.

Nekrospermie: Im Ejakulat sind viele tote Samenzellen zu finden.

Hypospermie: Das Ejakulat-Volumen ist zu klein.

Abhängig davon, wie stark das Spermiogramm eingeschränkt ist, hat man verschiedene Therapiemöglichkeiten. Bei nur leichten Veränderungen kann man sich bis zu 12 Monate (6 Monate, wenn die Partnerin älter als 35 ist) Zeit lassen und versuchen, eine spontane Schwangerschaft zu erreichen.

Nach diesem Zeitraum wird nach den Leitlinien empfohlen, sich zu einer Kinderwunschtherapie beraten zu lassen. Dort erzielt eine Behandlung mit künstlicher Befruchtung wie IVF oder ICSI (siehe Kapitel 5, Seite 120ff.), abhängig von der Gesamtsituation des Paares, oft gute Erfolge.

Eine weitere Möglichkeit ist die Insemination, die in vielen Kinderwunschkliniken ebenfalls angeboten wird. Sie ist weniger invasiv als eine künstliche Befruchtung, aber auch deutlich weniger erfolgreich. Bei einer Insemination werden die Samenzellen aus dem Ejakulat aufbereitet und dann mit einem Katheter direkt in die Gebärmutter appliziert. Der erzielte Effekt ist eine Verkürzung der Wegstrecke, welche die Samenzellen zurücklegen müssen.

Diese Option ist nur bei wenigen und gut ausgewählten Paaren sinnvoll. Eine Insemination ist beispielsweise eine gute Option, wenn nur eine leicht eingeschränkte Samenqualität, vorzugsweise eine leicht eingeschränkte Beweglichkeit bei guten anderen Spermiogramm-Parametern nachweisbar ist. Das Paar sollte außerdem jung sein und die Eizellreserve der Partnerin ausreichend gut. Regelmäßige Zyklen erleichtern eine Insemination, sie kann aber auch gut mit einem Zyklusmonitoring und Auslösen des Eisprunges kombiniert werden. Genauere Informationen zu den verschiedenen Kinderwunsch-Therapien wie Insemination, Zyklusmonitoring und künstliche Befruchtung findet ihr im nächsten Kapitel.

Gut zu wissen:

Auch Störungen der Hormonproduktion können zu einer Verschlechterung der Spermienqualität führen. Deshalb wird bei Männern mit auffälligem Spermiogramm häufig ein Hormonstatus im Blut durchgeführt.

Möglichkeiten der Samengewinnung

Sind bei einem Mann gar keine Samenzellen im Ejakulat zu finden (Azoospermie), kann man mit verschiedenen Techniken versuchen, Spermien direkt aus den Hoden oder Nebenhoden zu gewinnen. Es gibt dafür verschiedene Operationsverfahren, die gängigsten sind: Testikuläre Spermienaspiration (TESA) und testikuläre Spermienextraktion (TESE). Beide funktionieren ähnlich, ihr Ziel ist, jeweils direkt im Hodengewebe nach Samenzellen zu suchen. Die Verwendung eines Mikroskops kann in besonderen Fällen das Ergebnis der Spermiensuche verbessern (Mikro-TESE).

Die TESA ist etwas weniger invasiv und wird als Hodenpunktion durchgeführt. Sie eignet sich vor allem für Männer, die eine Vasektomie (Durchtrennung der Samenleiter zur Schwangerschaftsverhütung) durchführen ließen. Nach einer Vasektomie ist die Chance oft sehr gut, Samenzellen in den Hoden oder Nebenhoden zu finden, sodass hier auch eine MESA (Mikrochirurgische Epididymale Spermienaspiration) durchgeführt werden kann.

Bei dem Eingriff werden unter Vollnarkose mittels einer Hohlnadel Samenzellen aus den Nebenhoden entnommen.
Hingegen wird bei der TESE über einen Schnitt am Hodensack Hodengewebe entnommen, um darin nach Samenzellen zu suchen. Diese Option eignet sich für Männer mit Azoospermie, Kryptozoospermie oder auch Nekrospermie.

Beide Verfahren gelten als wenig invasiv und sind meistens problemlos durchführbar. Wenn jedoch weder im Ejakulat noch im Hoden oder Nebenhoden Samenzellen auszumachen sind, gilt der Mann als unfruchtbar. Es bleibt dann die Option, auf Samenspender auszuweichen oder alternative Wege der Familiengründung zu beschreiten.

Was kann man selbst zur Verbesserung der Samenqualität tun?

- *Gesunde und ausgewogene Ernährung*
- *Verzicht auf Alkohol, Anabolika und Drogen unbedingt vermeiden*
- *Gesunde Lebensweise mit regelmäßigen Sporteinheiten*
- *Gesundes Körpergewicht*
- *Verzicht auf Nikotin*
- *Eher lockere Unterwäsche ist besser als sehr enge Hosen, dadurch kann die Temperatur der Hoden erhöht werden und das kann sich schlecht auf die Samenqualität auswirken.*
- *Konservierungsstoffe, Pestizide und andere Chemikalien versuchen zu vermeiden, ausreichend Zink und Folsäure*
- *Regelmäßiger Geschlechtsverkehr alle 2-3 Tage erhöht die Chance auf eine spontane Schwangerschaft*

Ejakulationsprobleme (Probleme des Samenergusses)

Ejakulationsprobleme kommen bei vielen Männern vor. Falls die Probleme schon länger bestehen oder bleibend sind, sollten sie mittels einer Untersuchung durch einen Urologen abgeklärt werden.

Man unterscheidet 3 Haupttypen von Ejakulationsstörungen:
- *Vorzeitiger Samenerguss*
- *Verspäteter oder ausbleibender Samenerguss*
- *Retrograder Samenerguss*

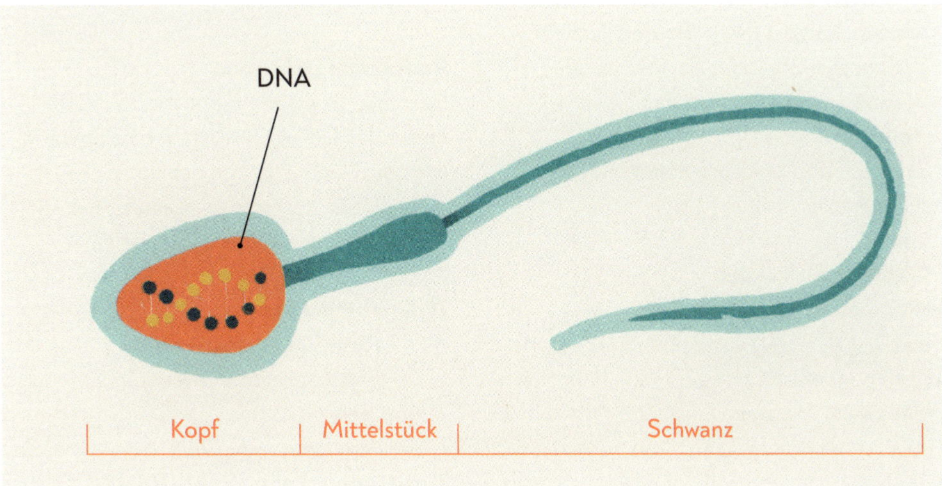

Vorzeitiger Samenerguss

Dieses Problem beim Samenerguss (Ejakulation) ist bei Männern häufig. Es handelt sich um eine Ejakulation, die früher kommt, als vom Mann gewünscht (meistens nach wenigen Minuten). Vorzeitige Ejakulationen sind nichts Ungewöhnliches und nicht besorgniserregend. Wenn es aber für den betroffenen Mann zu einem Problem wird, gibt es Behandlungsmöglichkeiten.

Gründe für eine vorzeitige Ejakulation sind vorwiegend psychologische Ursachen wie beispielsweise Stress, Unsicherheit, Partnerschaftsprobleme oder Depression. Kann eine andere seltene Ursache (z. B. Schilddrüsenfunktionsstörung) festgestellt werden, sollte diese auch behandelt werden. Außerdem kommen zur Therapie auch Medikamente infrage, die normalerweise als Antidepressiva eingesetzt werden. Eine Verbesserung ist etwa 1–2 Wochen nach Beginn der Einnahme zu erwarten.

Was kann man selbst tun?

- *Sexualtherapie (Stop-Pause-Methode), Psychotherapie oder Partnertherapie*
- *Lokale Therapie, z. B. durch spezielle Kondome*
- *Masturbation 1–2 Stunden vor dem Geschlechtsverkehr*

Verspätete Ejakulation

Unter diesem Begriff werden die verspätete und die vollständig ausbleibende Ejakulation zusammengefasst. Hat ein Mann nur etwa jedes zweite Mal beim Geschlechtsverkehr einen Samenerguss, kann diese Form der Ejakulationsstörung vorliegen.

Ursächlich können psychische und physische Ursachen sein:

- *Diabetes*
- *Verletzungen des Rückenmarks*
- *Multiple Sklerose*
- *Operationen an der Blase oder der Prostata*
- *Alter des Mannes*
- *Bestimmte Medikamente wie Antidepressiva oder Blutdrucksenker*
- *Alkohol und Drogen*
- *Psychologische Ursachen wie Stress, Partnerschaftsprobleme, Depression oder viele andere*

Wird diese Form der Ejakulationsstörung zum Problem, sollte man die Medikamenteneinnahme des betroffenen Mannes überprüfen und möglicherweise auf andere Präparate umstellen. Sexualtherapie, Psychotherapie oder Partnertherapie können bei psychischen Ursachen helfen. Medikamentöse Therapieansätze stehen kaum zur Verfügung. Werden hier Medikamente eingesetzt, wurden sie für andere Zwecke zugelassen.

Retrograde Ejakulation

Bei dieser Form der Ejakulationsstörung findet das Ejakulat seinen Weg nicht vorne aus dem Penis, sondern gelangt rückwärts in die Blase. Es wird dann beim Urinieren wieder aus der Blase ausgeschieden.

Typische Hinweise:

- *Es ist kein Samenerguss oder nur eine Samenerguss mit sehr wenig Volumen möglich*
- *Der Urin beim ersten Toilettengang nach dem Sex ist trüb*

Diese Form der Ejakulationsstörung ist deutlich seltener als die anderen, aber auch sie ist nicht schädlich oder gesundheitsgefährdend. Allerdings wird die Zeugungsfähigkeit durch sie merklich eingeschränkt. Nachgewiesen wird die retrograde Ejakulation durch eine Untersuchung des ersten Urins nach dem Samenerguss. Dort lassen sich die Samenzellen leicht auffinden.

Ursächlich für das Problem ist ein unzureichender Muskelverschluss der Harnblase nach Operationen an der Blase oder der Prostata. Aber auch Krankheiten wie Diabetes und Multiple Sklerose oder bestimmte Blutdrucksenker können Auslöser dafür sein.

Die Gesundheit des Mannes ist durch diese Störung nicht gefährdet, auch das sexuelle Empfinden ist nicht verändert. Behandlungsbedarf besteht vor allem bei unerfülltem Kinderwunsch. Dafür können Samenzellen aus dem Urin gewonnen und für eine Insemination oder künstliche Befruchtung verwendet werden.

Lifestyle und Umweltbelastung

Die Art, wie wir leben, begünstigt nicht nur Krankheiten wie Bluthochdruck, Übergewicht oder Diabetes. Auch die Samenqualität kann durch Umwelteinflüsse und den Lebensstil schlechter oder besser werden, wie bereits in Kapitel 2 kurz erwähnt.

Rauchen: Durch Rauchen und Nikotin wirken im gesamten Körper Zellgifte, die auch die Samenqualität beeinträchtigen können. Männer, die rauchen, bilden in der Regel weniger und weniger bewegliche Spermienzellen. Darüber hinaus weisen ihre Samenzellen nachweislich mehr Schäden an den Erbanlagen auf.

Alkohol- und Drogenkonsum: Alkohol in größeren Mengen schädigt die Gesundheit und nachweislich auch die Qualität der Samenzellen. Drogen wie Kokain oder Cannabis können sich ebenfalls negativ auf die Spermienqualität auswirken.

Einen besonderen Stellenwert haben Anabolika. Durch die Zufuhr von Testosteron, meistens zum Zweck des Muskelaufbaus, wird die männliche Fruchtbarkeit manchmal massiv reduziert. Wer seine Spermienqualität verbessern will, sollte auf Alkohol, Drogen, Nikotin und Anabolika verzichten.

Erkrankungen: Durch Krankheiten der Leber oder Niere sowie Diabetes, Bluthochdruck und Schilddrüsenerkrankungen kann die Zeugungsfähigkeit eines Mannes abnehmen. Man sollte darauf achten, dass bei solchen Erkrankungen alle Werte möglichst gut eingestellt und Medikamente, wenn sie benötigt werden, bewusst im Hinblick auf den Kinderwunsch ausgewählt werden.

Darüber hinaus kann sich auch jede schwere Grippe oder andere Infektionskrankheit auf die Samenqualität niederschlagen. Eine solche Beeinträchtigung ist dann aber üblicherweise nur vorübergehend.

Gut zu wissen:

Die Samenzellen werden ungefähr alle 3 Monate erneuert. Sind in einer Samenanalyse z. B. nach einer Grippe einige Parameter schlecht ausgefallen, sollte man das Spermiogramm erst nach einigen Wochen wiederholen. Wenn die Einschränkungen durch die Erkrankung ausgelöst wurden, sollten sich die Parameter in der Zwischenzeit wieder normalisiert haben.

Medikamente: Es gibt eine Vielzahl an Medikamenten, die eine Auswirkung auf die Fruchtbarkeit haben können. Sie können die Samenzellen direkt schädigen oder deren Produktion mindern. Außerdem können Medikamente auch Erektions- oder Ejakulationsstörungen auslösen. Chemotherapien und Bestrahlungen können die Spermienproduktion vorübergehend oder dauerhaft schädigen. Wenn eine solche Therapie erforderlich und geplant ist, sollte dem Mann die Möglichkeit angeboten werden, sich seine Fruchtbarkeit durch Einfrieren von Samen vor der Therapie zu erhalten.

Übergewicht: Zu hohes Gewicht kann zur Einschränkungen der Anzahl und Qualität der Samenzellen führen.

Stress und starke Belastungen: Starke körperliche Belastungen und Stress, Nacht- und Schichtarbeit und Schlafmangel können die Qualität der Spermienzellen vermindern.

Alter: Auch bei Männern kann die Qualität der Samenzellen mit dem Alter abnehmen. Ab etwa 40 Jahren nimmt die Produktion der Samenzellen tendenziell ab und die Befruchtungsfähigkeit der Spermien kann nachlassen.

TIPP:

Manche Gleitmittel stehen im Verdacht, sich negativ auf die Samenqualität auszuwirken. Es werden daher auch Gleitmittel speziell für Paare mit Kinderwunsch angeboten.

Meine Geschichte

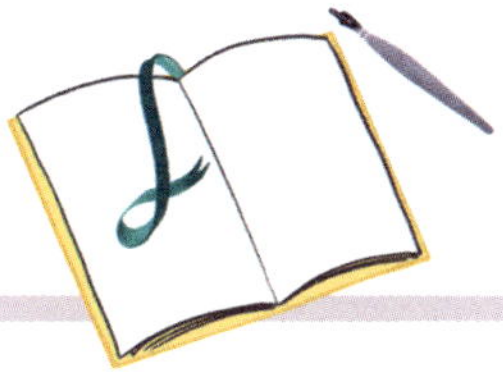

„Ich dachte immer, bei mir ist alles in Ordnung. Ich bin jung, fit und gesund. Doch als unser Kinderwunsch längere Zeit unerfüllt blieb, ließen meine Partnerin und ich uns untersuchen. Mein Urologe erklärte mir, dass mein Spermiogramm sehr schlecht aussah. Der Grund dafür waren Präparate, die ich genommen hatte, um meine Muskeln schnell aufzubauen. Dass diese solche Auswirkungen auf meine Fruchtbarkeit haben können, hätte ich nie gedacht. Es war ein ziemlicher Schock, öffnete mir aber die Augen. Ich habe das Zeug nicht mehr genommen und meine Werte haben sich glücklicherweise in kurzer Zeit deutlich verbessert."

Theo, 28 Jahre

Krampfadern am Hoden (Varikozele)
Krampfadern gibt es nicht nur an den Beinen – manchmal können sie auch die Hoden betreffen. Dann werden sie als „Varikozele" bezeichnet. Varikozelen treten insbesondere auf der linken Seite auf, können unangenehme Beschwerden sowie Schmerzen zur Folge haben und vor allem die Fruchtbarkeit beeinträchtigen. Sie sind bei Weitem keine Seltenheit: 5–15 % der Männer sind davon betroffen, die in aller Regel nur im Fall von Beschwerden oder Schmerzen behandelt werden. In welchem Maße Varikozelen die Samenqualität und die Zeugungsfähigkeit von Männern vermindern, konnte bisher nicht eindeutig geklärt werden. Eine Therapie ist vor allem dann zu überlegen, wenn sich die Beschwerden negativ auf die Lebensqualität auswirken. Ob eine Operation sinnvoll sein könnte, muss im Einzelfall mit einem Urologen geklärt werden.

Hodenhochstand
Als Hodenhochstand bezeichnet man Hoden, die nicht im Hodensack tastbar sind. Die Hoden entstehen während der Embryonalentwicklung im Bauchraum, wandern dann in den Hodensack und sollten bereits beim Neugeborenen tastbar sein. Ist dies nicht der Fall, liegen sie meistens im Leistenkanal oder im Bauchraum, was neben Fruchtbarkeitsproblemen auch ein erhöhtes Risiko für Hodenkrebs zur Folge hat. Ursächlich dafür ist die Körpertemperatur: Zur optimalen Funktionsfähigkeit benötigen Hoden eine Temperatur von 1–2 Grad unterhalb der Körpertemperatur. Meistens werden die Hoden durch einen operativen Eingriff in den kühleren Hodensack verlagert, idealerweise bereits im 1. Lebensjahr des Kindes. Doch trotz dieser Operation kann ein Hodenhochstand im späteren Leben eine Ursache für schlechte Samenqualität sein.

IDIOPATHISCHE STERILITÄT UND ALTERNATIVE HEILKUNDE

Idiopathische Sterilität

Von idiopathischer Sterilität spricht man, wenn trotz ausführlicher Untersuchungen kein Grund für den unerfüllten Kinderwunsch eines Paares gefunden werden kann. Das betrifft etwa ein Drittel aller Paare mit Kinderwunsch und kann sehr frustrierend sein. Paaren mit idiopathischer Sterilität sollte nach 12 Monaten unerfülltem Kinderwunsch trotz regelmäßigem Geschlechtsverkehr eine Kinderwunschtherapie angeboten werden. Sämtliche behandelbaren Ungleichgewichte, Mangelerscheinungen und Störungen sollten natürlich vorher ausgeglichen werden.

Es scheint allerdings leider so zu sein, dass diesen Paaren Therapien wie Zyklusmonitoring und Inseminationen nicht gut helfen. Dann kann eine Kinderwunschtherapie mit künstlicher Befruchtung in Betracht gezogen werden.

Alternative Heilkunde

Unsere tägliche Arbeit hat uns einiges über Heilpflanzen und alternative Therapien gelehrt. Vieles davon wurde in den einzelnen Kapiteln bereits genannt. Hier möchten wir noch mal eine kurze Übersicht über sinnvolle Ansätze geben.

Fencheltee und Kamillentee: Diese Kräuter wirken krampflösend und schmerzlindernd und können so bei Regelschmerzen helfen.

Bockshornklee: Wirkt zyklusregulierend und kann somit zur Linderung von Menstruationsbeschwerden beitragen.

Himbeerblättertee: Dieser Tee enthält Vitamine, Kalzium und Eisen. Er lockert die Beckenbodenmuskulatur und kann so Regelschmerzen oder Unterbauchschmerzen lindern und sogar die Geburt erleichtern.

Mönchspfeffer: Diese Pflanze hilft bei der Regulation von Zyklusstörungen und wird zur Linderung von Menstruationsbeschwerden sowie bei PCOS eingesetzt. Er kann den Hormonhaushalt ins Gleichgewicht bringen und dazu führen, dass der Zyklus regelmäßiger wird und Regelschmerzen weniger stark auftreten.

Frauenmantel: Auch Frauenmantel kann den Zyklus positiv beeinflussen. Man sagt ihm außerdem eine krampflösende Wirkung nach. Somit wird er bei Durchfällen und Menstruationsbeschwerden eingesetzt. Außerdem soll er auch bei Wechseljahresbeschwerden einen günstigen Einfluss haben.

Ginseng: Ginseng fördert das Wohlbefinden und unterstützt bei erhöhter Stressbelastung. Im alten China wurde Ginseng die

Fähigkeit zugeschrieben, die Lebensfreude zu steigern.

Myo-Inositol: Myo-Inositol kommt vor allem Patientinnen mit PCOS zugute, da es positive Effekte auf die Insulinresistenz, den Fett- und Zuckerstoffwechsel haben kann. Außerdem trägt es zur Senkung erhöhter Androgenspiegel bei.

Magnesium: Magnesium hilft nachweislich, Krämpfe zu lösen, und kann auf diese Weise Schmerzen lindern. Bei Endometriose hilft es, wenn es ab dem Zeitpunkt des Eisprungs bis zum Ende der Blutung eingenommen wird, und kann so die typischen Beschwerden, die durch Endometriose ausgelöst werden, abmildern. Auch in der Schwangerschaft wird Magnesium eingenommen, um Schmerzen und Krämpfe zu verringern, die durch das Wachstum der Gebärmutter entstehen können.

Yoga: Bewegung, körperliche Aktivität, Ruhe und Entspannung – all das vereint Yoga. Somit kann es in vielen Stress- und Belastungssituationen Unterstützung bieten. Yoga kann effektiv und nachhaltig Schmerzen lindern und Verspannungen lösen. Darüber hinaus ist jegliche Art der körperlichen Betätigung hilfreich, um Ausgleich zu schaffen.

Akupunktur: Akupunktur wirkt entspannend und durchblutungsfördernd und kann so zur Behandlung von Schmerzen und Krämpfen eingesetzt werden. Vielen Patientinnen hilft Akupunktur, während einer Kinderwunschtherapie und insbesondere vor einem Embryotransfer Stress abzubauen.

Wärme: Wärmeanwendungen wirken sehr gut schmerzlindernd und krampflösend.
Die Wirkung vieler alternativer Therapien ist nicht evidenzbasiert. Damit ist gemeint, dass der Nutzen nicht eindeutig bewiesen werden konnte, sodass man davon ausgeht, dass diese Therapien keine Auswirkungen auf die Schwangerschaftsraten haben. Das bedeutet aber nicht, dass sie im individuellen Fall nicht helfen. Alles, was guttut, entspannt oder Leiden lindert, ist in diesem Kontext wertvoll.

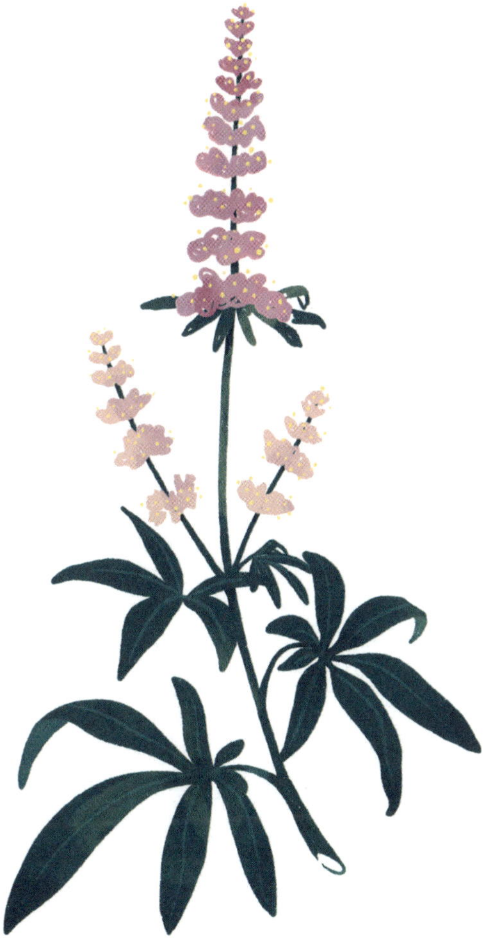

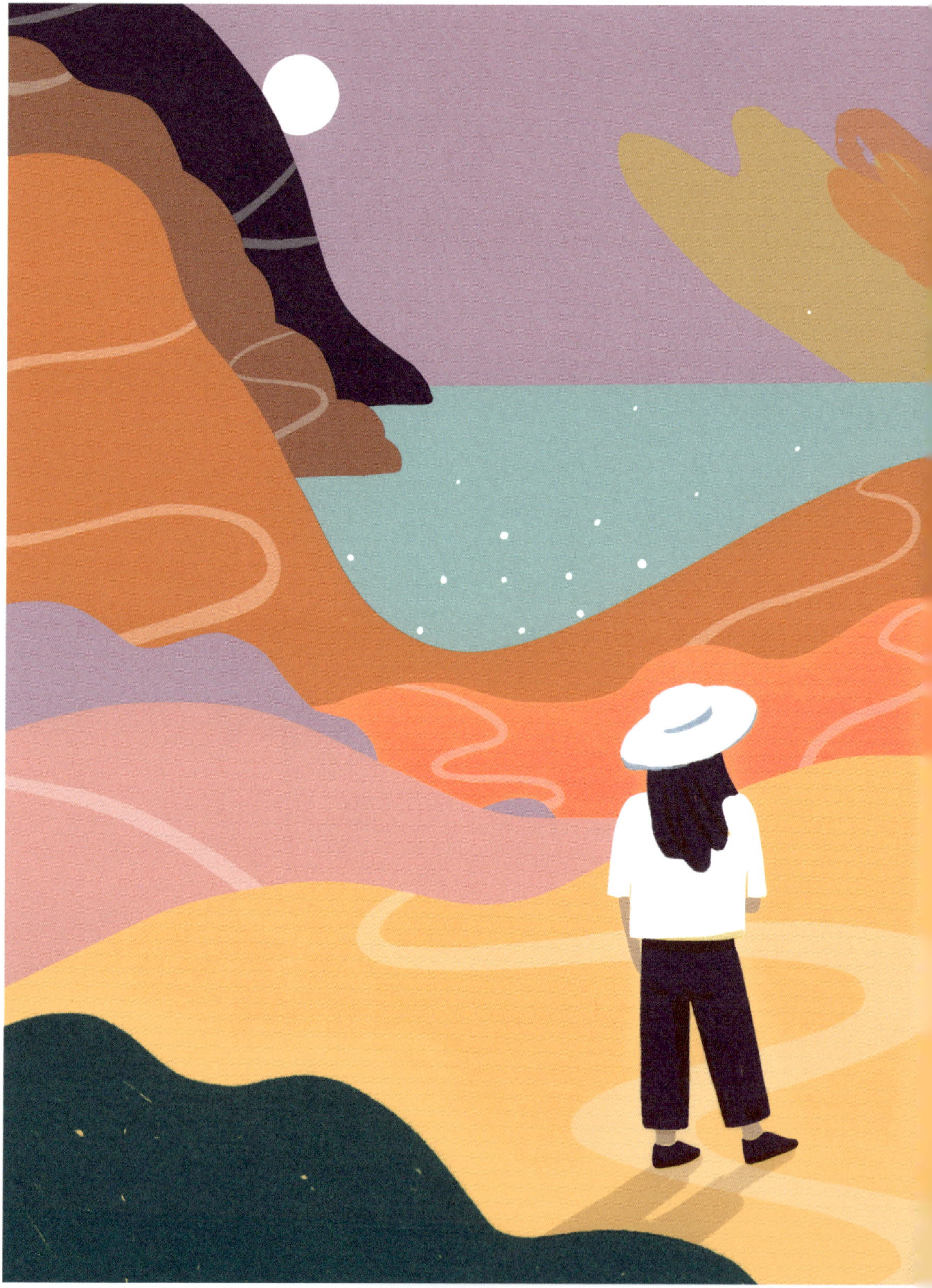

KAPITEL 5

KINDERWUNSCH-BEHANDLUNGEN

GUT INFORMIERT IN DIE KINDERWUNSCHKLINIK

Hat ein Paar gemeinsam die Entscheidung getroffen, medizinische Hilfe durch eine Kinderwunschklinik in Anspruch zu nehmen, hat es Chancen auf erfolgreiche Behandlung seiner Fruchtbarkeitsprobleme.

Welche Therapie dafür infrage kommt, hängt vor allem von der individuellen Ausgangslage und den Wünschen des Paares ab. Zyklusmonitoring, Hormonbehandlungen, Insemination, künstliche Befruchtung ... es gibt verwirrend viele verschiedene Methoden, aber nicht jedes Verfahren ist für jedes Paar geeignet. Die Vorgehensweisen und Erfolgsaussichten unterscheiden sich erheblich, wobei die Unterschiede manchmal nicht so leicht erkennbar sind. Umso wichtiger ist es, sich gut zu informieren. Je mehr man weiß, desto besser trifft man für sich selbst eine gute Entscheidung.

Eine Kinderwunschbehandlung bringt nicht nur besondere körperliche Anstrengungen mit sich, sondern auch emotionale Höhen und Tiefen. Behandlungspläne, Untersuchungen und Medikamente bestimmen den Alltag. Betroffene wissen nur allzu gut, wie kräftezehrend das emotionale Wechselbad zwischen Hoffnung und Enttäuschung ist.

Dieses Kapitel widmet sich den verschiedenen Verfahren und möchte ihre Erfolgschancen, Risiken und Schattenseiten in verständlicher Weise darstellen.

Persönlicher Fahrplan, Vorbereitung und Erstgespräch

Eine Kinderwunschreise beginnt in der Regel mit großen Hoffnungen und das ist wichtig und positiv. Erarbeitet für euch selbst gleich zu Anfang einen groben Fahrplan, der euch während des Prozesses gute Orientierung bietet. Dieser Plan unterstützt euch beim Antritt eurer Reise, hilft euch in schwierigen Phasen, den Überblick zu behalten, und gegebenenfalls anstehende Entscheidungen wohlüberlegt zu treffen.

Stellt euch folgende Fragen: „Wie stellen wir uns den Weg vor?“ und „Wie viele Versuche möchten wir unternehmen?“ Vielleicht habt ihr eine ungefähre Zahl im Kopf, wie zwei, vier oder mehr Versuche. Oder ihr setzt euch eine zeitliche Grenze, etwa: „bis zu meinem 40. Geburtstag“. Diese Entscheidungen sind sehr persönlich und sollten eure innere Einstellung und individuelle Situation widerspiegeln.

Seid euch bewusst, dass ihr euren Plan immer anpassen könnt, wenn sich eure Gefühle oder die Situation ändern. Er soll zur Orientierung dienen, damit ihr in emotional oder körperlich belastenden Zeiten zu Entscheidungen findet. So behaltet ihr trotz schwieriger Umstände den Überblick und könnt dennoch flexibel reagieren.

Berücksichtigt bei der Planung eurer Kinderwunschreise auch finanzielle Aspekte:
Wie viel Geld könnt oder möchtet ihr in Behandlungen investieren? Leider werden die Kosten nur in bestimmten Fällen von der Krankenkasse oder dem Staat übernommen. Vor allem die Ausgaben für Medikamente können erheblich sein. Es ist daher vorteilhaft, sich frühzeitig zu informieren und sich gemeinsam realistische Grenzen zu setzen. In Deutschland, Österreich und der Schweiz gibt es unter bestimmten Voraussetzungen Möglichkeiten einer finanziellen Unterstützung für die Kinderwunschbehandlung. Informationen dazu erhaltet ihr in der Klinik eures Vertrauens.

> „*Warum ist es so teuer, für etwas zu kämpfen, das bei anderen scheinbar ‚einfach passiert'?*"

Der enorme finanzielle Aufwand einer Kinderwunschbehandlung stellt für Normalverdiener eine große Belastung dar. „Warum ist es so teuer, für etwas zu kämpfen, das bei anderen scheinbar ‚einfach passiert'?", fragen sich viele Betroffene berechtigterweise. Hinzu kommt die Unsicherheit, ob es wirklich der richtige Schritt ist, mühsam erspartes Geld in Behandlungen mit ungewissen Erfolgsaussichten zu investieren. Viele Paare stellen andere Wünsche, wie Urlaube oder größere Anschaffungen, erst mal zurück, um die beträchtlichen Behandlungskosten aufbringen zu können.

TIPP:

Auch wenn solche Gespräche unangenehm sind, berichten Paare, dass es ihnen geholfen hat, schon am Anfang auch schwierige Themen bewusst anzusprechen. Von Beginn an zu wissen, wie ein gemeinsamer Plan B, C etc. aussehen könnte, wirkt auf jeden Fall entlastend.

Hilfreiche Fragen für die Entwicklung eures Fahrplans:

- *Wie viele Behandlungen können wir uns vorstellen?*
- *Ab wann fühlen wir uns zu alt für den Kinderwunsch?*
- *Wer könnte uns bei Rückschlägen emotional unterstützen?*
- *Möchten wir Freunde oder Familie in unsere Überlegungen einbeziehen?*
- *Was tun wir, wenn unser Traum auch durch die Behandlung in einer Kinderwunschklinik nicht in Erfüllung geht?*
- *Bleiben wir als Paar auch ohne Kind zusammen?*
- *Welche Alternativen, beispielsweise ein Pflegekind, eine Samen- oder Eizellspende, Adoption oder ein Leben ohne eigene Kinder, kommen für uns infrage?*
- *Könnten wir uns ein Leben ohne Kinder vorstellen?*
- *Wenn ja, welche Gestaltungsmöglichkeiten bieten sich uns, damit wir es trotzdem als erfüllend und wertvoll empfinden?*

Die richtige Klinik finden

Die Wahl der passenden Kinderwunschklinik ist ein richtungsweisender Schritt auf dem Weg zum Wunschkind. Inzwischen gibt es unzählige Kinderwunschzentren und es ist nicht immer einfach, die passende zu finden. Bestenfalls sollte sie nicht nur Vertrauen erwecken, sondern auch höchsten Qualitätsansprüchen gerecht werden. Sich genügend Zeit für diese Entscheidung zu nehmen, ist eine der Voraussetzungen für eine gute Wahl. Eine Klinik, in der ihr euch nämlich wohl und gut aufgehoben fühlt, kann Entlastung bringen und den Kinderwunschalltag (viel) leichter machen. Um sich einen ersten Eindruck zu verschaffen, bieten die meisten Institute Infoveranstaltungen vor Ort oder online an. Doch worauf sollte man achten?

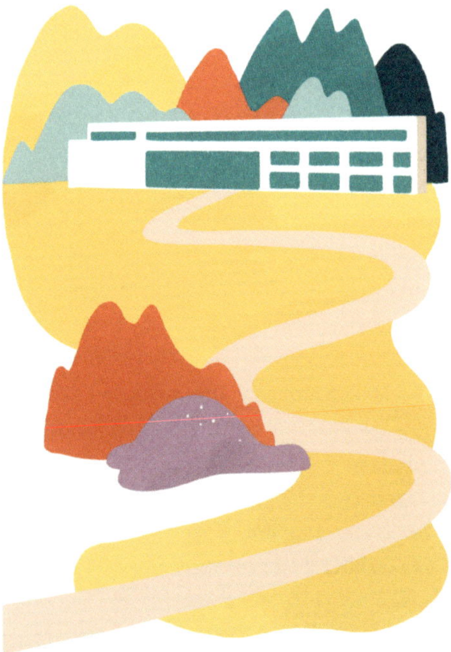

Einige Überlegungen, die euch bei der Entscheidung unterstützen können:

Persönliche Betreuung und Vertrauen
Welchen Eindruck hattet ihr nach dem ersten Gespräch? Wurden eure Anliegen ernst genommen und alle Fragen in Ruhe beantwortet? Spürt am besten genau hin und lasst euch Zeit: Habt ihr das Gefühl, dass ihr an diesem Ort gut aufgehoben seid? Oder fühlt ihr euch eher wie eine Nummer im Wartezimmer? Habt ihr Vertrauen in das gesamte Team, könnt ihr den Behandlungsprozess entspannter und positiver erleben.

Klarheit über die Kosten
Eine Kinderwunschbehandlung stellt für die meisten Paare eine beträchtliche finanzielle Belastung dar, besonders die Medikamente sind teuer. Am besten legt ihr euch von Anfang an auf einen realistischen finanziellen Rahmen fest und stellt sicher, dass die Klinik euch transparent über die anfallenden Kosten informiert, um nicht plötzlich mit unerwartet hohen Rechnungen konfrontiert zu sein. Überlegt auch, ob ihr euch vorstellen könnt, Familie oder Freunde um Hilfe zu bitten. Empfehlenswert ist auch, sich vorab über mögliche Ratenzahlungen und allfällige Zusatzkosten für Spezialbehandlungen oder Untersuchungen zu informieren.

Erreichbarkeit
Gerade wenn ihr Fragen zum Behandlungsplan habt oder körperliche Beschwerden auftreten sollten, ist es gut, schnell und zuverlässig einen kompetenten Ansprechpartner zu haben. Wie rasch meldet sich die Klinik zurück, wenn ihr Fragen habt?

Ist sie gut erreichbar? Werden eure Anliegen verständlich und kompetent beantwortet? Gibt es eine Notfallnummer für dringende Fälle außerhalb der Sprechzeiten oder die Möglichkeit, Termine unkompliziert online zu buchen? Derartige Angebote machen den Kontakt leichter und fördern das Gefühl, in guten Händen zu sein.

Standort und Flexibilität
Am angenehmsten ist es natürlich, wenn ihr ein anerkanntes Zentrum in der Nähe eures Wohnorts oder eurer Arbeitsstelle findet. So lassen sich die zahlreichen Termine und Untersuchungen einfacher in den Alltag integrieren. Wenn ihr euch aber aus persönlichen und/oder medizinischen Gründen für eine weiter entfernte Klinik entscheidet, klärt, ob möglicherweise einige Untersuchungen wie Blutabnahmen oder Ultraschall auch bei eurer Frauenärztin oder eurem Frauenarzt vor Ort durchgeführt werden können. Das spart Zeit, Geld und schont eure Nerven. Entscheidet also nicht allein aufgrund der Entfernung, sondern auch danach, wo ihr euch gut aufgehoben fühlt.

Spezialisierung und Qualifikation des Teams
Manche Kinderwunschkliniken haben sich auf bestimmte Themen spezialisiert und verfügen über eine umfangreiche Expertise, etwa in der Behandlung von Endometriose, PCOS oder ähnlichen Erkrankungen und Syndromen. Es lohnt sich also, sich die Qualifikation der Klinik genauer anzusehen, um ein Team zu finden, das eure individuellen Bedürfnisse versteht. Wenn Mitarbeiter schon lange zusammenarbeiten, spricht das in der Regel für entsprechende Erfahrung und ein angenehmes Miteinander.

Erfolgsraten
In Ländern wie Deutschland, Österreich oder der Schweiz gibt es sogenannte IVF-Register, die die Erfolgsquoten von Kinderwunschkliniken veröffentlichen. Lasst euch von den Zahlen aber nicht täuschen: Sie bieten zwar eine grobe Orientierung, mehr aber auch nicht. Die sogenannte „Baby-Take-Home-Rate" ist am aussagekräftigsten. Sie gibt an, wie viele Schwangerschaften tatsächlich in eine Lebendgeburt münden und ist daher ein verlässlicher Maßstab für den Behandlungserfolg. Seid auch vorsichtig, wenn eine Klinik ihre Erfolgsrate außergewöhnlich positiv und plakativ herausstellt. Manche Kinderwunschzentren wählen gezielt nur die besten Werte aus, um ihre Statistik besser aussehen zu lassen.

Psychologische Unterstützung
Erfreulich ist, dass immer mehr Kliniken nicht nur medizinische, sondern auch psychologische Unterstützung anbieten. Der Weg zum Wunschkind ist in der Regel von zahlreichen Gefühlen wie Unsicherheit und Angst und gelegentlich auch von schwierigen Momenten geprägt. Deshalb ist besonders zu berücksichtigen, dass ihr euch in der Klinik auch emotional gut betreut fühlt. Kliniken, die spezialisierte Psychologen oder Beratungsfachkräfte im Team haben, können euch in schweren Momenten, wie nach einem negativen Test oder einer Fehlgeburt, einfühlsam unterstützen. Das zeigt, dass der Klinik euer Wohlbefinden am Herzen liegt, und spricht für besonderes Engagement.

Datenschutz und Intimität
Gerade beim Thema Kinderwunsch ist es unumgänglich, dass eure Privatsphäre res-

pektiert wird. Fragt euch, wie die Klinik mit euren sensiblen Informationen umgeht. Gibt es Bereiche im Haus, in denen ihr ungestört sprechen könnt, ohne dass andere mithören? Ist der Empfangsbereich laut oder zu offen? Ein respektvoller Umgang mit euren Daten und eine ruhige, private Atmosphäre sind Voraussetzung dafür, dass man sich gut aufgehoben und wohlfühlt. Wenn ihr spürt, dass eure Intimsphäre respektiert wird, stärkt das euer Vertrauen in die Klinik und den geplanten Behandlungsprozess.

Fazit: Die Wahl der richtigen Klinik ist also entscheidend für euer Wohlbefinden während der gesamten Kinderwunschbehandlung. Damit ihr euch kompetent betreut fühlt, sollte das Team zu euch passen. Auch Erfahrungen von anderen Paaren können euch bei der Entscheidung möglicherweise dienlich sein. Seid euch aber auch bewusst, dass jede Reise einzigartig ist. Was bei anderen gut funktioniert hat, muss für euch nicht genauso gut passen. Wenn ihr mit der Behandlung unzufrieden seid, solltet ihr eure Bedenken offen ansprechen. Sollte sich keine Lösung finden, kann auch ein Klinikwechsel angeraten sein.

Vorbereitung

Kinderwunschtherapien erfordern Geduld und Durchhaltevermögen. Bereitet euch daher gut darauf vor. Vielleicht beschäftigen euch zunächst grundlegende Fragen, etwa: Wie weit wollen wir gehen, wie viel möchten wir uns zumuten und wie viel Zeit können wir investieren? Vielleicht treten aber auch in der Phase der Behandlung andere Wünsche oder Träume auf, die ihr euch gerne erfüllen würdet. Ist eine Pause dann möglich? Könnt ihr mit Unterstützung durch euer Umfeld rechnen? Welche Dokumente werden benötigt und welche Erledigungen müsst ihr zuvor einplanen?

Scheut nicht davor zurück, alle eure Bedenken und Sorgen in Bezug auf eine Fruchtbarkeitsbehandlung in der Partnerschaft und auch mit dem behandelnden Arzt oder der Ärztin im Vorfeld offen anzusprechen und zu diskutieren.

Neben den emotionalen und organisatorischen Aspekten, die ein Paar vor einer geplanten Therapie beschäftigen, gibt es auch bestimmte Tests und Befunde, die verlangt werden. Steht der Termin für ein persönliches Erstgespräch fest, schicken viele Kliniken vorab Informationsmaterial und Checklisten, welche Dokumente mitzubringen sind. Damit das Beratungsgespräch beim ersten Termin möglichst informativ ablaufen und ein individueller Behandlungsplan erstellt werden kann, sollte man alle wichtigen Vorbefunde und Unterlagen mitbringen oder schon vorab schicken.

Diese medizinischen Tests werden in der Regel vor einer Behandlung verlangt:

- *Hormonstatus der Frau*
- *Untersuchungen auf Infektionskrankheiten wie Hepatitis B, Hepatitis C, HIV, Lues und Chlamydien*
- *Rötelnimmunität der Frau*
- *Blutgruppe und Rhesusfaktor*
- *Spermiogramm*
- *Befund der Prüfung der Eileiterdurchgängigkeit bei der Frau (falls vorliegend)*

- *Krebsfrüherkennungsuntersuchung der Frau (PAP-Abstrich oder HPV-Test)*
- *Vorbefunde über Krankheiten oder genetische Veränderungen*
- *Aktuelle Medikamente und Dosierungen, falls welche eingenommen werden*

Hormonwerte, PAP-Abstrich, Spermiogramm und die Abklärungen auf Infektionskrankheiten sollten nicht zu alt sein, am besten nicht älter als 12 Monate.

> „Müssen wir verheiratet sein?“

Ob ein Paar verheiratet sein muss, ist eine häufige Frage beim Erstgespräch zur Kinderwunschbehandlung. Diese Frage lässt sich nicht allgemein beantworten, sondern unterscheidet sich in den Gesetzgebungen der einzelnen Länder. In Deutschland können ebenso verheiratete wie unverheiratete Paare reproduktionsmedizinische Behandlungen in Anspruch nehmen.

In Österreich muss ein Paar für eine Kinderwunschbehandlung entweder verheiratet sein oder benötigt einen sogenannten Notariatsakt. In diesem Dokument wird festgehalten, dass beide Partner eines Paares die Elternschaft für das Kind übernehmen. Ein solcher Notariatsakt bezieht sich also weniger auf die Partnerschaft oder die Lebensgemeinschaft des Paares, sondern vor allem auf die Übernahme der Verantwortung für das Kind durch zwei Menschen. Es wird in Österreich auch nicht vorgeschrieben, dass diese Menschen zwei unterschiedliche Geschlechter haben müssen.

In der Schweiz verlangt das Fortpflanzungsmedizingesetz nicht, dass ein Paar verheiratet ist. Eine stabile Beziehung wird aber vorausgesetzt.

Dokumente und Unterlagen, die beim Erstgespräch benötigt werden könnten:

- *Heiratsurkunde oder Notariatsakt (in Österreich)*
- *Meldezettel*
- *Pässe oder Ausweise*
- *Möglicherweise Versicherungsnachweise*

Das Erstgespräch

Bei einem ersten Kontakt in der Kinderwunschklinik wird der Arzt oder die Ärztin zunächst einmal eure ganz persönliche Geschichte erfahren wollen. Wie lange wünscht ihr euch schon ein Kind? Was habt ihr schon versucht? Was war schwierig bei euren bisherigen Versuchen, was hat vielleicht gut funktioniert und was haltet ihr selbst für eine Ursache oder ein Problem? Es werden auch viele Fragen zu eurer Krankengeschichte gestellt. Der Arzt oder die Ärztin wird versuchen, sich ein möglichst genaues Bild von eurer Situation, von euch als Individuen sowie von euch als Paar zu machen.

Anschließend an das Gespräch führt der Arzt oder die Ärztin eine gynäkologische Untersuchung und eine Ultraschalluntersuchung durch, um sich ein Bild von den Fortpflanzungsorganen zu verschaffen. Wenn zum Zeitpunkt des Erstgespräches noch kein Spermiogramm vorliegt oder dieses schon mehrere Jahre alt ist, kann man in den meisten Kinderwunschkliniken auch eine Analyse vor Ort durchführen lassen.

> „Welche Behandlung ist die richtige für uns?"

Nachdem alle Befunde gesammelt wurden und der behandelnde Arzt oder die Ärztin sich ein genaues Bild gemacht hat, werden die Optionen besprochen. Natürlich ist es sehr abhängig von der Gesamtsituation des Paares, welche Behandlungen infrage kommen. Im Rahmen der einzelnen Behandlungsoptionen werden auch die Schwangerschaftschancen und die sogenannte „Baby-Take-Home-Rate" (die Chance auf die Geburt eines Kindes) besprochen.

Selbstverständlich kann man als Paar immer auch persönliche Vorstellungen und Wünsche einbringen. Vielleicht habt ihr euch etwas anderes vorgestellt als vorgeschlagen wurde oder es geht euch zu schnell? Zweifel, Befürchtungen oder andere Ideen zur Therapie sollten am besten immer sofort zur Sprache kommen. Im persönlichen Gespräch mit dem Arzt gelingt es meistens, einen guten Weg zu finden.

Dann wird, abhängig von der individuellen Situation und den Wünschen des Paares, zusammen mit dem Arzt oder der Ärztin ein Behandlungsplan erstellt. Auf die verschiedenen Fruchtbarkeitsbehandlungen gehen wir im nächsten Abschnitt detailliert ein (siehe S. 130ff.).

Folgende Therapien kommen grundsätzlich infrage:

- *Zyklusmonitoring und Ermittlung der fruchtbaren Tage*
- *Hormonbehandlungen zur Unterstützung der Entwicklung eines Eibläschens*
- *Inseminationen (Übertragung von Samenzellen direkt in die Gebärmutter)*
- *Reproduktionsmedizinische Maßnahmen wie In-vitro-Fertilisation (IVF) und Intrazytoplasmatische Spermieninjektion (ICSI)*
- *Gewinnung von Samenzellen direkt aus dem Hodengewebe*
- *Eizellspende oder Samenspende (Eine Eizellspende ist in Deutschland und in der Schweiz verboten)*
- *Einfrieren von Eizellen oder Samenzellen zum Erhalt der Fruchtbarkeit z. B. bei Krankheiten*
- *Leihmutterschaft ist in Deutschland, in der Schweiz und in Österreich verboten*

Jedes dieser Verfahren hat seine Vor- und Nachteile, seine Chancen und Risiken. Welche Option in der persönlichen Situation die richtige ist, entscheidet immer das Paar selbst. Es ist Teil des Prozesses und ganz natürlich, dass während einer Kinderwunschbehandlung die Strategie nach einer gewissen Zeit geändert und angepasst wird. Richtungen zu ändern, Gegebenheiten neu zu beurteilen, Entwicklungen anzunehmen und sich selbst immer wieder neu zu sortieren, ist auf dem Weg zum Wunschkind vollkommen normal und auch wichtig.

Checkliste:

DIE WICHTIGSTEN PUNKTE ZUR VORBEREITUNG

- ☐ Unsere Pässe oder Ausweise sind gültig.
- ☐ Wir sind verheiratet und haben eine gültige Heiratsurkunde.
- ☐ Wir sind nicht verheiratet, leben aber in einer stabilen Beziehung (Notariatsakt Österreich).
- ☐ Wir haben uns auf die Infektionskrankheiten Hepatitis B und C, HIV, Lues und Chlamydien testen lassen und die Befunde liegen schriftlich vor.
- ☐ Die Hormonwerte der Frau wurden untersucht (nicht älter als 12 Monate) und sind uns bekannt.
- ☐ Die Früherkennungsuntersuchung auf Gebärmutterhalskrebs wurde gemacht (PAP-Abstrich oder HPV-Test) und das Ergebnis liegt uns als Befund vor.
- ☐ Wir haben einen Nachweis über unsere Blutgruppe.
- ☐ Wir wissen, ob die Rötelnimmunität der Frau ausreichend ist.
- ☐ Wir kennen die Ergebnisse von bereits durchgeführten Tests wie einem Spermiogramm oder einer Prüfung der Eileiterdurchgängigkeit.
- ☐ Wir sind im Besitz aller Unterlagen zu Vorerkrankungen oder genetischen Veränderungen.
- ☐ Wir haben eine aktuelle Liste von Medikamenten, die eingenommen werden, mit den korrekten Dosierungen.
- ☐ Wir kennen unsere Grenzen und Wünsche als Paar und wissen, welche seelischen und körperlichen Belastungen, wir auf uns zu nehmen bereit sind.
- ☐ Wir kennen unsere finanzielle Situation und haben unseren finanziellen Rahmen abgesteckt.
- ☐ Welche Fragen haben wir an den Arzt oder die Ärztin?

DIE VERSCHIEDENEN THERAPIEOPTIONEN IM DETAIL

Zyklusmonitoring und Verkehr zum optimalen Zeitpunkt (VZO)

Das Ziel des Zyklusmonitoring ist, den Eisprung möglichst genau zu bestimmen und somit Verkehr zum optimalen Zeitpunkt zu ermöglichen, ein perfektes Timing. Mit Ultraschall und eventuell einer Bestimmung der Hormone im Blut ist es gut möglich, die fruchtbaren Tage festzustellen und somit die Chancen auf eine spontane Schwangerschaft im natürlichen Zyklus zu erhöhen.

Geeignet ist diese Vorgehensweise vor allem für junge Frauen mit guter ovarieller Reserve und Männer mit einem guten Spermiogramm. Sie kann mit einer niedrigdosierten Hormonbehandlung kombiniert werden, um das Wachstum der Eibläschen zu unterstützen (z. B. bei PCOS). Dazu wird der Eierstock mit Medikamenten in Form von Tabletten oder manchmal auch Spritzen behutsam stimuliert, um so einem oder maximal zwei Follikeln zur Reifung zu verhelfen. Das Wachstum der Follikel wird ultraschallgesteuert überwacht, und wenn die Bläschen eine Größe von etwa 18–22 mm erreicht haben, ist jederzeit mit dem Eisprung zu rechnen. Es kann vorkommen, dass unter einer sehr vorsichtigen Hormonbehandlung mehr als zwei Follikel heranreifen. Dann muss der Versuch abgebrochen werden, weil das Risiko für eine Mehrlingsschwangerschaft zu hoch ist.

Auch der Eisprung und die Gelbkörperphase lassen sich, wenn nötig, medikamentös unterstützen. Mit einer speziellen Spritze lässt sich der Eisprung auslösen und das fruchtbare Zeitfenster noch besser definieren. Gelbkörperhormone können in Form von Zäpfchen oder Tabletten die Phase nach dem Eisprung stabilisieren. Oftmals ist das aber gar nicht notwendig, weil der Körper selbst genügend Hormone produziert.
Zwei Wochen nach dem Eisprung kann ein Schwangerschaftstest durchgeführt werden.

Zyklusmonitoring und VZO ist die sanfteste und natürlichste aller Kinderwunschbehandlungen. Ihre Erfolgschancen hängen von der Gesamtkonstellation des Paares ab und liegen bei etwa 10 % pro Versuch. Es ist also völlig normal, dass es nicht beim ersten Mal klappt. Nach 6 Monaten erfolgloser Versuche sollte einem Paar eine weiter gehende Therapie angeboten werden.

Gut zu wissen:

Gelbkörperhormone verzögern das Einsetzen der Periode und müssen daher nach einem negativen Schwangerschaftstest abgesetzt werden. Bei positivem Schwangerschaftstest wird das Gelbkörperhormon in der Regel beibehalten.

Beispiel Zyklusmonitoring ohne niedrig dosierte Stimulation

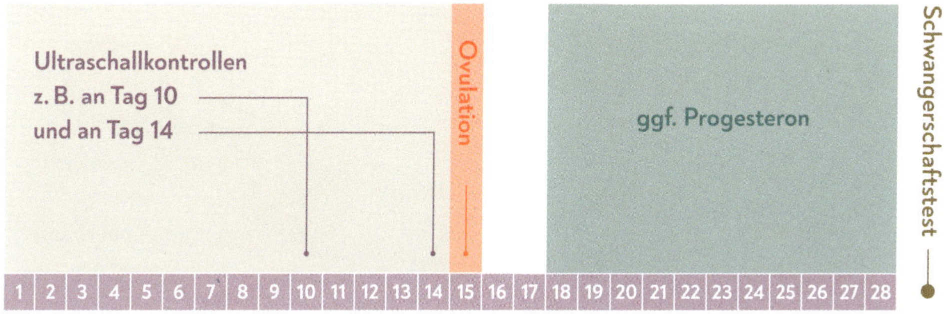

Beispiel Zyklusmonitoring mit niedrig dosierter Stimulation

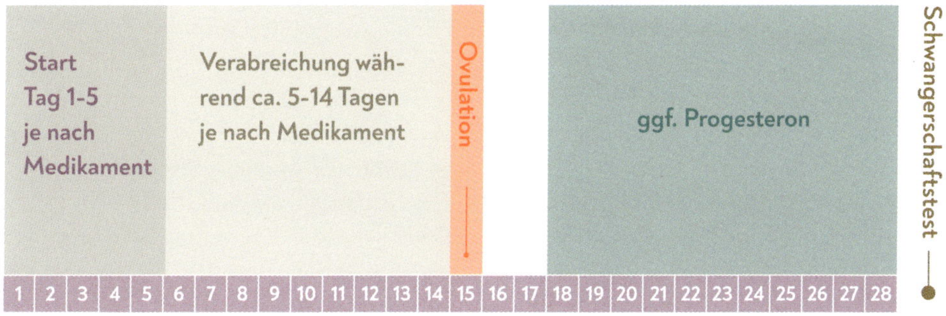

Insemination

Dieses Verfahren ist eine sinnvolle Option, wenn die Samenqualität leicht eingeschränkt ist (z. B. hinsichtlich ihrer Beweglichkeit oder Anzahl). Die Samenzellen werden aus dem Samenerguss gewonnen, aufbereitet und zum Zeitpunkt des Eisprungs direkt in die Gebärmutterhöhle gespült. So wird der Weg verkürzt, den die Samenzellen selbst zurücklegen müssen. Kombiniert mit Zyklusmonitoring oder auch vorsichtiger Hormonbehandlung der Partnerin können die Chancen auf eine Schwangerschaft auf diese Weise erhöht werden. Voraussetzung ist aber, dass zumindest einer der beiden Eileiter durchlässig ist. Die Chancen, mit dieser Methode schwanger zu werden, liegen bei etwa 15 bis maximal 20 % pro Versuch. Nach 3 Versuchen sind etwa 30 % der Paare schwanger und nach 4 Versuchen etwa 35–38 %. Spätestens nach 4–5 erfolglosen Versuchen könnte man eine künstliche Befruchtung in Erwägung ziehen.

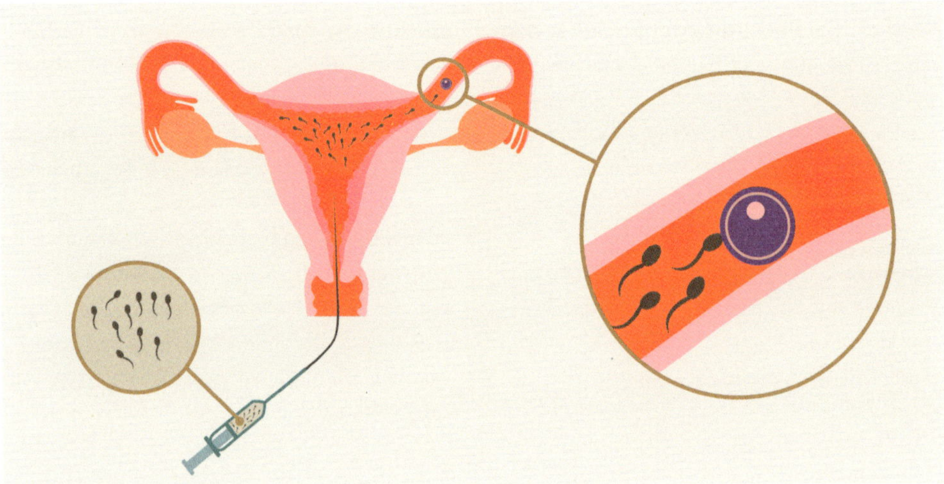

Medizinisch assistierte Reproduktionsmedizin (ART)

Hinter diesem komplizierten Ausdruck verbergen sich verschiedene Therapieformen, die auch mit dem umgangssprachlichen Begriff „künstliche Befruchtung" gemeint sind. Das erste Wunschkind, das mit IVF entstand, war Louise Brown in England im Jahr 1978. Seither hat sich viel getan und die Verfahren wurden weiterentwickelt. Eine solche Weiterentwicklung stellt die intrazytoplasmatische Spermieninjektion (ICSI) dar. Sowohl bei einer IVF als auch bei ICSI werden die Eierstöcke durch Hormonbehandlung stimuliert. Damit erreicht man in der sogenannten Stimulationsphase das Wachstum mehrerer Eibläschen in einem Zyklus. Die richtige Dosierung der Medikamente wird zuvor mithilfe des AMH-Werts oder einer Follikelzählung (AFC) abgeschätzt. Manchmal werden vorbereitend vor der Stimulationsphase die natürlichen Hormone der Frau gedrosselt.

Sind die Eibläschen groß genug, wird der Eisprung ausgelöst. Dieser ist notwendig, weil die Eizellen erst dann vollständig reifen und sich lösen. Die Entnahme der Zellen muss zeitlich sehr genau nach dem Eisprung vorgenommen werden, sonst besteht die Gefahr, dass man weniger Zellen findet. Durchgeführt wird sie mittels einer sogenannten „Punktion" mit einer dünnen Nadel aus den Eierstöcken, meistens ambulant unter einer kleinen Narkose (ähnlich wie bei einer Darmspiegelung).

Für Interessierte im Detail: *Zur Stimulation der Eierstöcke wird FSH (Follikelstimulierendes Hormon) eingesetzt, das auch natürlich im Körper vorkommt. Das im natürlichen Zyklus ausgeschüttete FSH reicht für die Entwicklung von einem oder maximal zwei Eibläschen aus. Durch zusätzliches FSH in Form eines Medikaments entwickeln sich mehrere Eibläschen, folglich reifen auch mehrere Eizellen heran, die dann durch Follikelpunktion gewonnen werden können.*

Nach der Entnahme erfolgt noch am selben Tag die Befruchtung, bei der die Eizellen außerhalb des Körpers mit den Samenzellen des Partners zusammengebracht werden. Es stehen zwei Arten der Befruchtung zur Verfügung:

1. **In-vitro-Fertilisation (IVF):** Ei- und Samenzellen werden nach Aufbereitung in einem speziellen Schälchen zusammengeführt. Dort finden die Samenzellen dann selbst den Weg zur Eizelle und eine Samenzelle kann die äußere Haut der Eizelle durchdringen. Die Befruchtung erfolgt also auf „natürliche" Art und Weise.

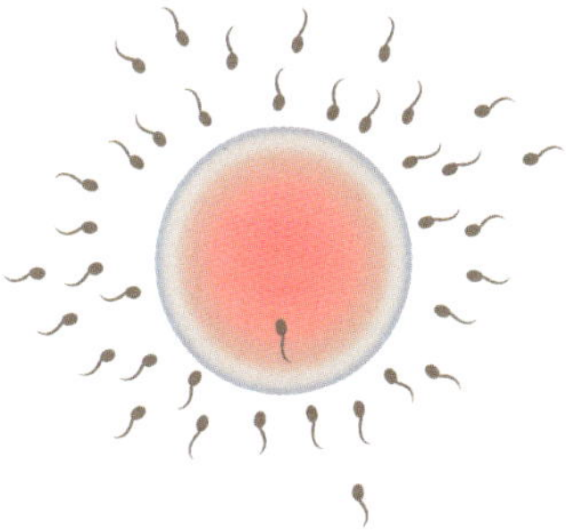

2. **Intrazytoplasmatische Spermieninjektion (ICSI):** Für eine ICSI wird eine einzelne Samenzelle ausgewählt und mit einer Nadel in das Innere der Eizelle injiziert. Eine ICSI ist sinnvoll, wenn die Samenqualität laut Spermiogramm stärker eingeschränkt ist oder eine Therapie mit IVF bereits erfolglos geblieben ist.

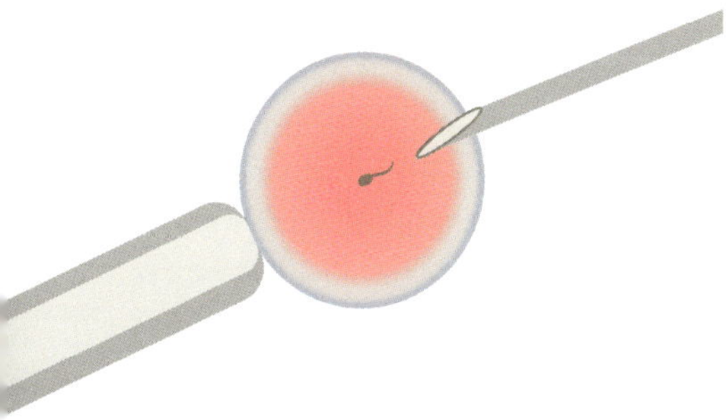

Die Entscheidung darüber, welches Verfahren angewendet wird, obliegt dem Embryologen in enger Absprache mit dem Arzt oder der Ärztin. Das Paar wird in derartige Entscheidungen üblicherweise eingebunden.

Manche Kliniken bieten inzwischen auch eine sogenannte IVF Naturelle an. Dabei wird eine einzelne Eizelle aus einem Eibläschen gewonnen, das ohne stimulierende Medikamente im natürlichen Zyklus gewachsen ist, und mittels IVF befruchtet.

Einen Tag nach der Eizellentnahme kann man bereits sehen, ob die Befruchtung funktioniert hat. Es zeigen sich dann das erste Mal zwei Zellkerne, die Eizelle ist also in Teilung gegangen. Die frühen Embryonen werden 3–5 Tage lang im Brutschrank beobachtet und deren Wachstum wird kontrolliert. Es ist normal, dass sich in dieser Phase nicht alle befruchteten Eizellen richtig weiterentwickeln. Grob geschätzt schafft es ungefähr ein Drittel davon, sich zu einem 5 Tage alten Embryo zu entwickeln.

Hat sich ein schöner Embryo entwickelt, wird dieser in die Gebärmutter übertragen, der Embryotransfer wird also durchgeführt. Sollte sich mehr als ein Embryo entwickelt haben, können die anderen eingefroren (kryokonserviert) werden. Die Chance, mit einem Embryotransfer schwanger zu werden, liegt bei etwa 30 % pro Versuch. Durchschnittlich werden also 3 Versuche benötigt.

Zwei Embryonen werden heutzutage nur in Ausnahmefällen in die Gebärmutter übertragen, denn die Chancen auf ein positives Ergebnis werden dadurch nicht stark erhöht, hingegen überwiegen die Risiken einer Mehrlingsschwangerschaft. Eine solche mit zwei oder mehr Kindern ist eindeutig mit mehr Risiken für den Schwangerschaftsverlauf und die Geburt verbunden: Es treten mehr Fehlgeburten, Frühgeburten und Totgeburten auf, aber auch Schwangerschaftsvergiftungen, Kaiserschnitte und andere Komplikationen sind häufiger. Mehrlingsschwangerschaften müssen daher besonders betreut und überwacht werden.

Mehr als zwei Embryonen werden in Deutschland und Österreich nicht transferiert.

> *„Seit der ersten IVF 1978 hat sich bei Kinderwunschbehandlungen viel getan."*

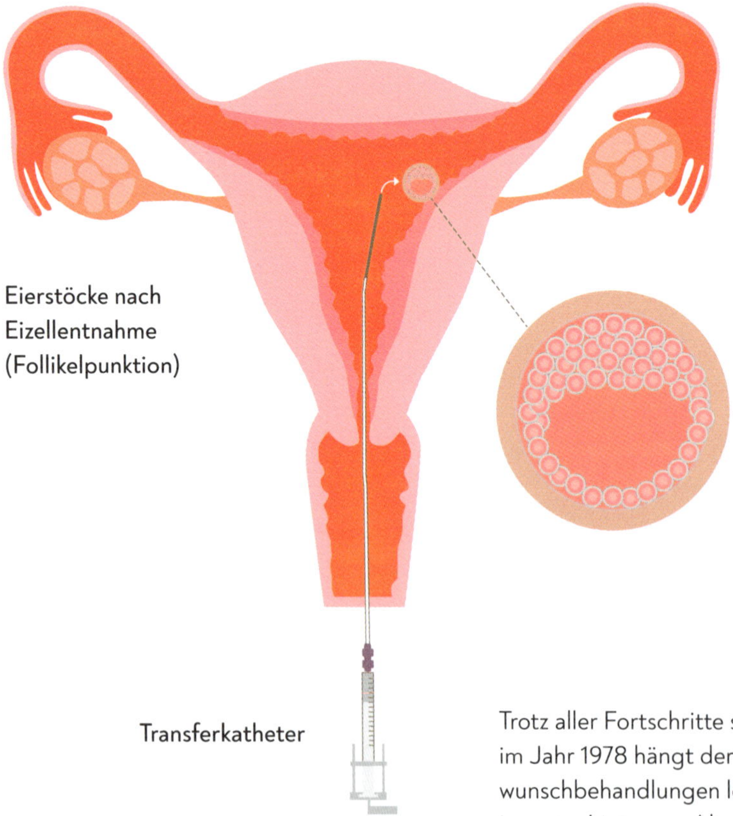

Trotz aller Fortschritte seit der ersten IVF im Jahr 1978 hängt der Erfolg aller Kinderwunschbehandlungen leider immer noch in erster Linie vom Alter der Frau ab. Die Natur gibt hier eine Grenze vor, die alle Medizin und Forschung bisher nicht zu überwinden vermochte.

Beispielpläne

Für die Stimulation der Eierstöcke können verschiedene Methoden angewendet werden. Einfach gesagt, wird immer ein Medikament benötigt, welches das Follikelwachstum stimuliert, und ein weiteres Medikament, das den Eisprung kontrolliert. Im Großen und Ganzen kennen wir 3 verschiedene Ablaufpläne, sogenannte Protokolle. Man unterscheidet zwischen langen und kurzen Protokollen. Wir möchten an dieser Stelle zwei kurze und ein langes Protokoll schematisch erklären. Das Wachstum der Follikel wird immer wieder mit Ultraschalluntersuchungen überwacht, um den besten Zeitpunkt für die Entnahme festzustellen.

Welches Protokoll für die Behandlung gewählt wird, hängt vor allem von der Gesamtsituation, den Hormonwerten und den Vorerkrankungen der Frau ab. Kurze Protokolle eignen sich beispielsweise besonders gut für Frauen, bei denen eine erhöhte Wahrscheinlichkeit für eine Überstimulation vorliegt, lange Protokolle sind bei Frauen mit Endometriose von Vorteil.

1. Kurzes Protokoll (Antagonisten-Plan)

Beim kurzen Protokoll startet man mit der Blutung, am 1.-3. Zyklustag, mit den Medikamenten zur Stimulation der Eierstöcke. Nach einigen Tagen kommt eine zweite Spritze zur Kontrolle des Eisprungs hinzu. Der Eisprung selbst wird, wenn es so weit ist, wieder mit einer anderen Spritze ausgelöst. Die Entnahme der Eizellen erfolgt dann etwa 36 Stunden nach der Auslösespritze. Dieses Timing muss relativ genau eingehalten werden, damit möglichst viele Eizellen gewonnen werden können.

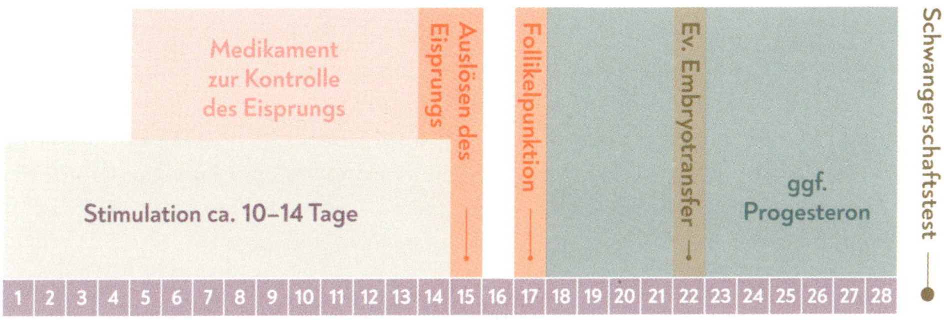

2. Langes Protokoll (Agonisten-Plan) Beim langen Protokoll startet man im Vorzyklus mit Medikamenten, die den Eisprung kontrollieren. Nach der Blutung beginnt man dann mit den Medikamenten zur Stimulation der Eierstöcke. Der Eisprung wird wiederum medikamentös ausgelöst und die Entnahme der Eizellen erfolgt etwa 36 Stunden danach.

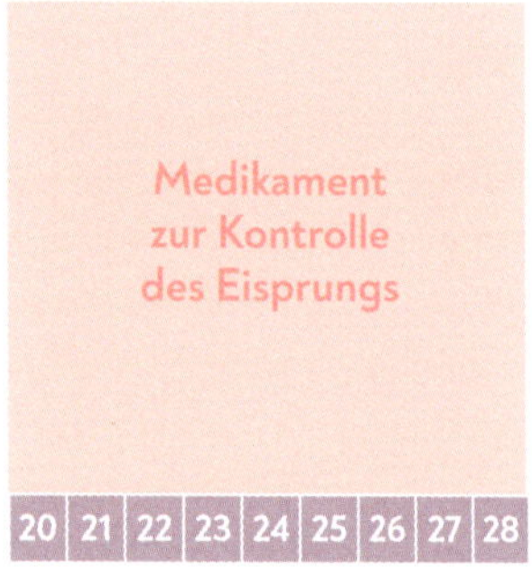

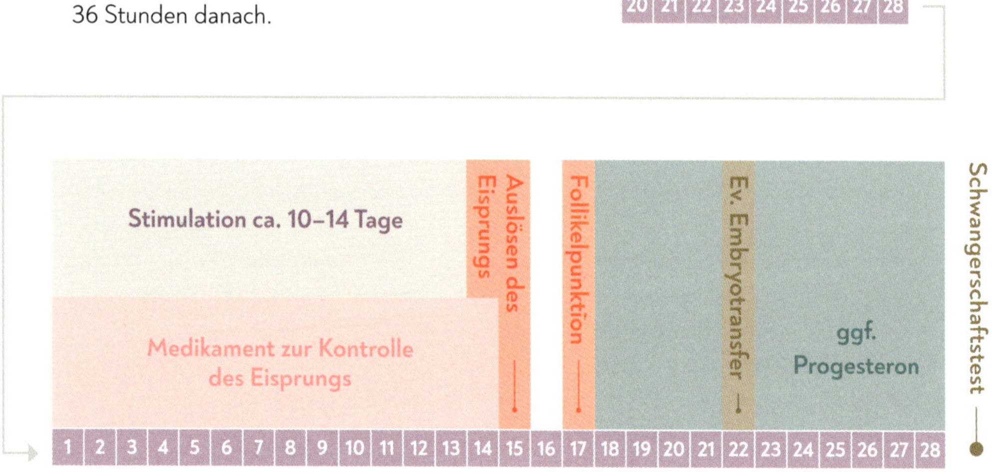

3. Kurzes Protokoll (Agonisten-Plan) Der Ablauf ist dem des kurzen Antagonisten-Plans (S. 135) sehr ähnlich, der Unterschied besteht vor allem in der Wirkweise der eingesetzten Medikamente. Auch bei diesem Plan werden die Medikamente zur Kontrolle des Eisprungs bzw. zur Stimulation der Eierstöcke in den ersten Tagen eingesetzt, der Eisprung wird medikamentös ausgelöst. Das kurze Agonisten-Protokoll wird bevorzugt bei Frauen mit niedriger Eizellreserve eingesetzt.

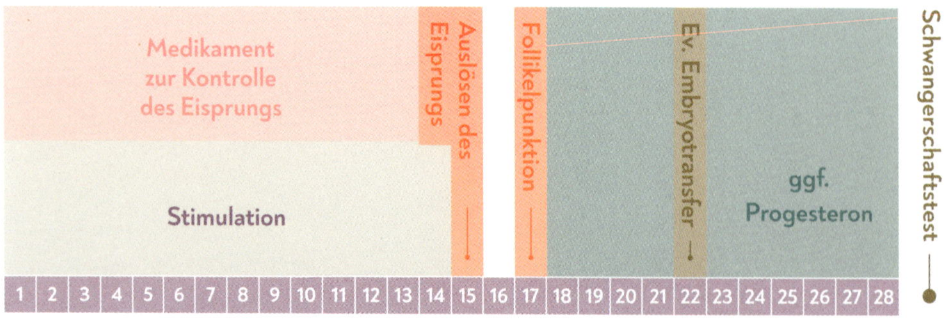

Überstimulation

Was bedeutet Überstimulation? Auf die Gabe von Hormonen reagiert jede Frau und jeder Körper anders und bei manchen Frauen kann es durch die Hormonbehandlung zu einer Überreaktion des Körpers kommen. Besonders gefährdet sind Frauen mit einem hohen AMH-Wert (Anti-Müller-Hormon), denn je mehr Eibläschen wachsen, umso mehr Hormone werden gebildet und umso größer ist die Gefahr einer Überstimulation. Die Eierstöcke werden dann sehr groß, es kommt zu Spannungsgefühlen und Schmerzen im Bauch sowie zu vergrößertem Bauchumfang. Durch hohe Östrogenspiegel kann sich Flüssigkeit im Bauchraum oder sogar in der Lunge sammeln. Ein ausgeprägtes Überstimulationssyndrom muss im Krankenhaus überwacht und mit Infusionen und Schmerzmitteln behandelt werden. Zugleich besteht auch ein erhöhtes Risiko für Thrombosen. Nicht selten erreicht ein Überstimulationssyndrom seinen Höhepunkt erst nach der Eizellentnahme.

Zeichen einer Überstimulation:

- *Wachstum des Bauches*
- *Gewichtszunahme durch Wassereinlagerungen*
- *Bauchschmerzen*
- *Übelkeit und Erbrechen*
- *Selten: Atemnot*

Was kann man selbst tun?

Schwere Überstimulationen müssen ärztlich behandelt werden. Verhindern kann man sie nicht immer, aber das Risiko ist geringer, wenn die Stimulation gut geplant und überwacht wird. Man selbst kann auch einiges tun, um ihr entgegenzuwirken oder Symptome zu lindern.

- *Viel Flüssigkeit zuführen/Wasser trinken*
- *Proteinreiche Ernährung, auch Proteinshakes können sinnvoll sein*
- *Keine hüpfenden oder springenden Sportarten, da die Gefahr besteht, dass sich einer der vergrößerten Eierstöcke verdreht*
- *Kein ungeschützter Geschlechtsverkehr*

Blastozystenentwicklung

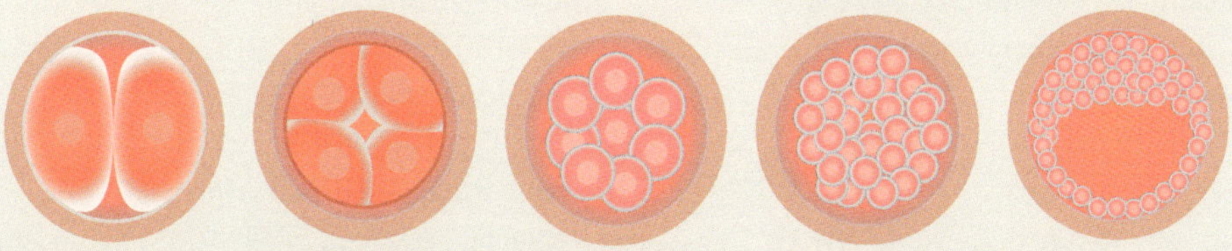

2-Zell-Stadium Tag 1 | 4-Zell-Stadium Tag 2 | 8-Zell-Stadium Tag 3 | Morula Tag 4 | Blastozyste Tag 5

Blastozystenentwicklung – die ersten Tage im Leben eines Kindes

Ob auf natürliche Weise im Körper einer Frau oder im Brutschrank: Die ersten Tage der Entwicklung eines Embryos laufen immer auf die gleiche Weise ab. Die Zellen teilen sich und spezialisieren sich dabei immer mehr. Am ersten Tag nach der Befruchtung sind zunächst zwei Zellkerne zu sehen, am zweiten 4, bis an Tag 5 der Embryo bereits aus vielen Zellen besteht. Dann werden unter dem Mikroskop ein äußerer Zellring (Trophoblast), der später die Plazenta und die Eihäute bildet, und ein innerer Zellbereich, der sich zum Kind weiterentwickelt, sowie ein Flüssigkeitsbereich sichtbar.

Die schwierige Zeit in der „Warteschleife"

Die sogenannte „Warteschleife" im Kinderwunsch bezeichnet die nervenaufreibende Zeit zwischen dem Einsetzen des Embryos (bei IVF oder ICSI) oder der Insemination und dem Moment, an dem man den Schwangerschaftstest durchführen kann. Diese Phase dauert in der Regel 10–14 Tage. Danach weiß man durch einen Blut- oder Urintest, ob die Schwangerschaft eingetreten ist oder nicht.

Warum ist diese Zeit so schwer auszuhalten?

In der Phase zwischen dem Ende der Behandlung und dem Testtag wird vielen bewusst, dass sie kaum noch etwas am Ergebnis ändern können. Die Unsicherheit nimmt immer mehr Raum ein und die Tage bis zum Testtag wollen einfach nicht vergehen. Sie fühlen sich an wie eine Ewigkeit und werden zu einer echten Geduldsprobe.

Es bleibt nur noch abzuwarten und zu hoffen. Immer wieder schwirren Gedanken und Fragen durch den Kopf wie „Hat es diesmal geklappt?" oder „Was, wenn nicht?" und „Was kann ich jetzt noch Unterstützendes tun?" Natürlich ist einem klar, dass ein negativer Test nicht nur mit traurigen Gefühlen verbunden ist, sondern möglicherweise eine Wiederholung des Prozederes bedeutet.

Tipps und Strategien für eine gelassene(re) Wartezeit

Tagesplanung hilft
Eine klare Tagesstruktur hilft euch, den Kopf freizubekommen und nicht ständig ans Warten zu denken. Überlegt euch, wie ihr euch ablenken könnt oder welche Aktivitäten euch gerade Spaß machen würden. Ein Kinobesuch, ein Nachmittag mit einer Freundin im Café oder ein entspannter Shopping-Tag? Plant lieber zu viel als zu wenig ein, nach dem Motto „absagen geht immer noch". So lebt ihr bewusster im Hier und Jetzt und lenkt euren Fokus auf Dinge, die euch Freude bereiten.

Kleine Rituale und Selbstfürsorge
Versucht, regelmäßige Rituale in euren Alltag einzubauen. Sie sind gerade jetzt eine große Stütze und fördern eure Gelassenheit. Ob eine kurze Meditation am Morgen, ein Spaziergang oder das Führen eines Dank-

barkeitstagebuchs – am besten plant ihr fixe Tageszeiten für eure Rituale ein.

Auch leichte Bewegung wie Yoga oder Spazierengehen fördert euer Wohlbefinden. Gönnt euch bewusste Pausen: ein warmes Bad, ein gutes Buch bei einer Tasse Tee oder einfach einen Moment der Entspannung im Hier und Jetzt, nur für euch. Solche kleinen Auszeiten schenken Kraft.

Digital Detox
Die Versuchung, ständig nach Informationen zu suchen, ist groß. Im Netz finden sich allerhand vergleichbare Storys und Beiträge, die mit Spannung verfolgt werden. Manchmal tun sie gut und stimmen einen positiv, aber sie verunsichern auch leicht. Denkt daran, dass jede Person ihre eigene Geschichte hat, die im Grunde nichts mit eurer zu tun hat. Solche Vergleiche verunsichern meistens nur (noch mehr).

Körpersignale beobachten, aber nicht überinterpretieren
Manchmal hat man schon nach wenigen Tagen das Gefühl, als würden erste Schwangerschaftsanzeichen auftreten. Obwohl sich der Körper tatsächlich verändert, kann das aber auf die Wirkung der Medikamente zurückzuführen sein. Durch die Hormoneinnahme fühlt es sich so an, als wäre man wirklich schwanger. Es kann auch umgekehrt sein, dass man keinerlei Anzeichen einer Schwangerschaft verspürt und innerlich die Hoffnung schon aufgibt, obwohl sich der Embryo erfolgreich eingenistet hat. Körperliche Signale können also in beide Richtungen (miss)interpretiert werden. Es ist gut zu wissen, dass nicht jedes Ziehen oder das Ausbleiben davon eine Schwangerschaft bestätigt oder ausschließt.

Den nächsten Schritt dem Baby überlassen
Alles, was für den Erfolg des Prozesses getan werden konnte, ist nun erledigt. Versucht, den nächsten Schritt gedanklich dem Baby zu überlassen. Ihr könnt mit ihm sprechen und sagen: „Wenn du gesund und stark bist, kannst du dir einen gemütlichen Platz suchen. Wir sind bereit für dich und freuen uns auf dich. Wir haben nun alles in unserer Macht Stehende getan, nun darfst du entscheiden, wie es weitergeht. Wenn du aber keine Kraft hast, dazubleiben, akzeptieren wir das auch."

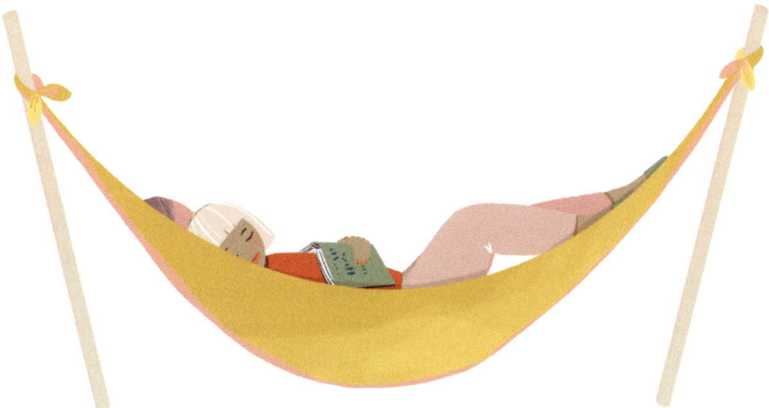

Unsere Geschichte

„Ich kochte in dieser Zeit unglaublich viel. Ich zauberte für Verwandte und Freunde ganze Menüs. Es lenkte mich ab, die Zeit verging schneller und mein Umfeld freute sich über meine Kochkünste. So hatten wir alle was davon."

Martina, 35 Jahre

„Ich habe in dieser Zeit viel gearbeitet, um mich abzulenken. Es tat mir gut, mich in Projekte zu stürzen und mich auf andere Dinge zu konzentrieren. Mir hat es geholfen, den Kopf frei zu bekommen."

Christian, 38 Jahre

Exkurs: Medical und Social Freezing, Samen- und Eizellspende

Nach einer Fruchtbarkeitsbehandlung besteht die Möglichkeit, die gewonnenen Eizellen auch unbefruchtet einzufrieren. Das kommt vor allem für Frauen infrage, die beispielsweise an einer Krebserkrankung leiden. Aber auch andere Erkrankungen oder anstehende Therapien bei Männern und Frauen können zu der Entscheidung führen, Ei- oder Samenzellen einzufrieren und sich die Fruchtbarkeit zu erhalten.

Am häufigsten wird diese Technik angewendet, wenn eine bösartige Erkrankung festgestellt wurde und eine Therapie durchgeführt werden muss, die die Fruchtbarkeit nachhaltig schädigt wie Chemotherapien, Bestrahlungen oder Operationen. Man nennt dieses Vorgehen „Medical Freezing".

"Social Freezing" bezeichnet das vorsorgliche Einfrieren von Eizellen ohne medizinischen Grund, um sich den Kinderwunsch zu einem späteren Zeitpunkt zu erfüllen. Möglich ist dies derzeit in Deutschland und der Schweiz, nicht aber in Österreich.

Nach der Entnahme werden die Keimzellen bei –196 °C eingefroren und sind dann unbegrenzt haltbar. Bei Männern können die Samenzellen aus dem Samenerguss gewonnen werden, bei Frauen ist wie bei einer IVF oder ICSI eine Hormonbehandlung und Eizellentnahme erforderlich.

Die Samen- und Eizellspende ist in Österreich unter bestimmten Voraussetzungen erlaubt. In Deutschland und der Schweiz ist bis dato nur die Samenspende rechtlich zulässig. Bei allen Formen der Gametenspende (Eizell- oder Samenspende) wird zwischen „offenen" bzw. „nicht-anonymen" und „anonymen" Spenden unterschieden.

Bei einer offenen Spende hat das Kind später das Recht, die Daten des Spenders bzw. der Spenderin zu erfragen, und erhält damit auch die Möglichkeit, den biologischen Vater oder die biologische Mutter kennenzulernen. In Deutschland, Österreich und der Schweiz sind nur offene Spenden zulässig.

Samenspenden können bei Inseminationen sowie bei IVF- oder ICSI-Behandlungen eingesetzt werden. Für eine Eizellspende muss die Spenderin mit Hormonen behandelt werden und eine Eizellentnahme stattfinden. Die entnommenen Eizellen werden dann mit den Samenzellen des Wunschvaters befruchtet, wie bereits detailliert beschrieben. Entwickelt sich ein Embryo, kann dieser in die Gebärmutter der Wunschmutter übertragen werden.

Die Chancen, auf diese Weise schwanger zu werden, sind sehr von der Gesamtsituation abhängig und entsprechen etwa denen der Insemination oder einer IVF/ICSI. Möglicherweise sind sie sogar etwas besser, weil die Spenderinnen junge und gesunde Frauen ohne Fruchtbarkeitsprobleme sind.

Schwache Linie: Eine schwache Linie kann mehrere Ursachen haben. Sie könnte darauf hinweisen, dass der Test zu früh durchgeführt wurde und der HCG-Wert, der für eine Schwangerschaft verantwortlich ist, noch nicht hoch genug ist. Es kann aber auch ein Anzeichen dafür sein, dass die Schwangerschaft nicht intakt ist oder der Test nicht optimal durchgeführt wurde (z. B. mit zu wenig Urin oder der Test war zu alt). In solchen Fällen ist es sinnvoll, den Test nach ein paar Tagen zu wiederholen. So lässt sich die Entwicklung einer möglichen Schwangerschaft besser einschätzen.

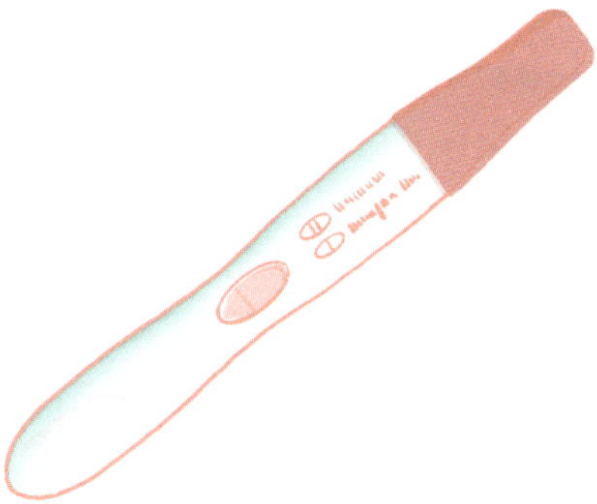

Umgang mit negativen Schwangerschaftstests

Der Testtag – endlich! Die Wartezeit ist vorbei, jetzt wird es spannend. Wenn sich zwei rote Linien zeigen, beginnt ein aufregendes neues Abenteuer und der erste große Schritt ist geschafft. Ihr seid schwanger! Doch was, wenn die Linie nur schwach oder gar nicht erscheint?

Keine Linie: Auch wenn der Schwangerschaftstest keine Linie zeigt, kann das verschiedene Ursachen haben, etwa eine falsche Durchführung, ein abgelaufener Test, eine unsachgemäße Lagerung des Tests oder ein zu niedriger HCG-Wert im Urin. Am wahrscheinlichsten ist es jedoch, dass ihr nicht schwanger seid. Um Fehler auszuschließen, sollte der Test zeitnah wiederholt werden. So wisst ihr mit Sicherheit, ob eine Schwangerschaft vorliegt oder nicht.

Bevor ihr die Medikamente absetzt oder weitere Schritte unternehmt, ist es notwendig, mit dem betreuenden Klinikpersonal oder einem Arzt zu sprechen, um das weitere Vorgehen abzuklären. Rechnet damit, dass der Tag der Periode noch einmal einen Tiefpunkt für euch bedeutet, da er die schmerzhafte Realität des negativen Ergebnisses widerspiegelt.

Der Schmerz der Enttäuschung

Wenn klar ist, dass es nicht geklappt hat, erlaubt euch, den Schmerz zuzulassen und enttäuscht zu sein. Traurig zu sein hilft, das Geschehene anzunehmen und die eigenen Gefühle zu verarbeiten. Weint, sprecht über das, was euch bewegt. Nehmt euch die Zeit, die ihr braucht, um die Situation anzunehmen. Wie lange der Trauerprozess dauert, ist für jeden unterschiedlich.

Sich vorab zu überlegen, was einem in solchen Momenten guttun könnte, kann die Situation entlasten. Ein Spaziergang mit einer guten Freundin, ein ruhiger Tag auf der Couch oder ein kleiner Ausflug sind geeignet, die Gedanken auf andere Dinge zu lenken. Auch Aktivitäten wie Musik hören, Yoga, Sport oder die Ausübung eines kreativen Hobbys helfen dabei, die Gedanken zu ordnen und zur Ruhe zu kommen.

Doch so wichtig Ablenkung auch ist, sollte sie nicht dazu dienen, (nur) Mittel zu sein, um schmerzliche Gefühle zu verdrängen. Sich den eigenen Emotionen zu stellen, auch wenn es schwerfällt, ist ein entscheidender Schritt der Verarbeitung. Es gibt keinen „richtigen“ oder „falschen“ Umgang mit einer solchen Situation. Vertraut darauf, dass euer Herz euch den Weg weist.

Für die meisten Paare bedeutet ein Neustart gleichzeitig auch, neue Hoffnung zu schöpfen. Mit jedem Mal lernt ihr mehr über euch und euren Körper. Auch wenn der Weg bestimmt nicht einfach ist, geht ihr ihn gemeinsam, Schritt für Schritt.

Vertraue auf deinen Körper und deinen gesunden Menschenverstand

Unser Gehirn neigt dazu, nach Erklärungen für negative Erlebnisse zu suchen. Es möchte gefühlt wieder die Kontrolle über die Situation gewinnen. Indem wir Ursachen für unser Scheitern finden, werden Ängste und Unsicherheiten beruhigt und überwunden. Unser Gefühl von Hilflosigkeit und Ausgeliefertsein wird gemindert. Wir möchten wissen, was wir beim nächsten Mal anders machen könnten, mit dem Ziel, nicht mehr in Überforderung oder Hilflosigkeit zu geraten. Dieser natürliche Prozess hilft uns, mit schwierigen Erfahrungen umzugehen und schützt uns vor Gefahren.

Anhand folgender Aussagen von Kinderwunschpatientinnen möchten wir euch verdeutlichen, wie „normal“ es ist, nach einem Fehlversuch unsicher zu sein. Nach negativen Testergebnissen stellen sie sich Fragen wie beispielsweise: „Kann es sein, dass ich schuld bin, weil ich …“

- *Zu lange gestanden bin*
- *Fahrrad gefahren bin*

- *Über holprige Straßen gefahren bin*
- *Zu viel Stress hatte*
- *Streit mit meinem Partner hatte*
- *Zu wenig daran geglaubt habe/zu wenig positiv eingestellt war*
- *Etc. – die Liste ließe sich unendlich fortsetzen*

Denkt daran:

- *Die meisten Frauen wissen zum Zeitpunkt der Einnistung nicht einmal, dass diese stattgefunden hat, und unternehmen weitaus belastendere Aktivitäten als die eben genannten.*
- *Informiert euch bei eurem Arzt oder eurer Ärztin darüber, welche Faktoren wichtig sind, und hört auf euren Körper.*
- *Verlasst euch am besten auf euren gesunden Menschenverstand und macht euch nicht verrückt!*

NOTFALLBOX FÜR SCHWERE TAGE

Es gibt Tage, an denen einfach alles zu viel wird. Besonders nach Enttäuschungen möchte man sich am liebsten unter der Bettdecke verkriechen. Für genau solche Momente kannst du dir eine Notfallbox zusammenstellen. Sie ist wie eine kleine Schatzkiste, die ihr jetzt schon für später vorbereiten könnt. Die Kiste soll euch helfen, deprimierende Tage ein wenig aufzuhellen, und euch zeigen, dass das Leben trotzdem schöne Seiten für euch bereithält.

Anleitung: Besorgt oder gestaltet eine schöne Schachtel und füllt sie mit Zetteln in 4–5 verschiedenen Farben. Jede Farbe steht für eine bestimmte Kategorie. Notiert euch 3–5 Ideen von jeder Kategorie auf die Zettel und legt sie zusammengefaltet in die Schachtel. An einem deprimierenden Tag greift ihr dann in eure Schatzkiste und zieht einen Zettel der Farbe, die euch spontan am meisten anspricht. Setzt dann um, was auf dem Zettel notiert ist.

GRÜN **für Entspannung**
(z. B. „Ein Schaumbad nehmen“, „Mit einer Tasse Tee entspannen“, „Yoga machen“)

GELB **für positive Affirmationen**
(z. B. „Ich bin genug“, „Ich darf mir Ruhe gönnen“, „Ich bin liebenswert“)

ROT **für Aktivität und Bewegung**
(z. B. „An die frische Luft gehen“, „Eine Wanderung unternehmen“, „Sport machen“)

BLAU **für Musik**
(z. B. „Powersong suchen“, „Laut mitsingen und tanzen“, „Meinen Lieblingssong hören“)

VIOLETT **für soziale Kontakte**
(z. B. „Mit einer Freundin telefonieren“, „Ins Kino gehen“, „Mit meinem Partner in unser Lieblingsrestaurant gehen“)

EMOTIONAL STARK DURCH DIE BEHANDLUNG

Nicht nur die Wartezeit bis zum Testtag und negative Schwangerschaftstests sind emotional belastend. Die in vielen Fällen lange Phase der Kinderwunschbehandlung an sich ist eine intensive und herausfordernde Zeit. Viele Paare fühlen sich durch den ungewissen Ausgang belastet und hilflos. Dennoch gibt es zahlreiche Werkzeuge und Möglichkeiten, um euch gegenseitig zu unterstützen und euch Halt zu geben.

Herausforderungen im privaten Alltag und im Beruf

Der Kinderwunsch ist ein sehr persönliches Thema, und es liegt ganz bei euch, ob ihr es mit anderen teilen möchtet. Wenn der Traum von einem Kind aber länger unerfüllt bleibt, kann es eine zusätzliche Belastung sein, die Behandlung geheim zu halten.

Viele entschließen sich mit der Zeit, einige vertraute Menschen aus der Familie, dem Freundeskreis oder auch dem beruflichen Umfeld in ihre Kinderwunschreise einzubeziehen. Besonders an Tagen, an denen ihr enttäuscht oder traurig seid, können solche Bezugspersonen eine wertvolle Stütze sein. Es entlastet eure Partnerschaft, wenn nicht alle Emotionen und Gedanken nur zwischen euch bleiben.

Übrigens ist es ganz natürlich, dass Frauen ein stärkeres Bedürfnis haben, über das Thema zu sprechen. Schließlich sind sie es, die den Großteil der Behandlungstermine bewältigen müssen.

Tipps für den Austausch mit Vertrauenspersonen

Wenn ihr euch dazu entscheidet, jemanden in eure Kinderwunschreise mit einzubeziehen, hilft es, ein paar Punkte von Anfang an mit Familie und Freunden anzusprechen:

- *Ihr bestimmt, wann ihr darüber sprechen möchtet: Da euer Umfeld nicht wissen kann, wie eure Stimmung gerade ist, ist es ratsam, im Voraus klarzustellen, dass es Tage gibt, an denen ihr über den Kinderwunsch sprechen möchtet, aber nicht ständig daran erinnert werden wollt. In solchen Momenten wünscht ihr euch vielleicht eine Auszeit oder Ablenkung und möchtet über andere, „normale“ Themen sprechen. Klare Vereinbarungen wie „Ich melde mich, wenn ich reden möchte, und weiß, dass du für mich da bist“ können Missverständnissen vorbeugen. Auch könntet ihr darum bitten, nicht ständig nach dem aktuellen Stand der Behandlung gefragt zu werden.*

- *Nennt keine Termine: Überlegt euch gut, ob ihr genaue Daten wie die Eizellentnahme oder den Testtag bekannt geben möchtet. So behaltet ihr die Kontrolle darüber, wann und wie ihr Neuigkeiten mitteilen möchtet.*
- *Mit den richtigen Menschen an eurer Seite wird eure Kinderwunschreise leichter. Ihr habt die Möglichkeit, euch zu öffnen, und euren eigenen Bedürfnissen folgend ansprechen. Auf diese Weise fühlt ihr euch nicht überfordert.*

Verhalten am Arbeitsplatz und Fehlzeiten

Einfach ist es nicht, den Spagat zwischen Arztterminen und Job zu schaffen. Wenn der Chef fragt: „Warum musst du denn schon wieder frei nehmen?“, wächst das schlechte Gewissen. Es ist unangenehm, ständig Notlügen zu erfinden. Aber es gibt Wege, den Stress zu mindern und eine Strategie zu entwickeln, um einen besseren Umgang mit den beruflichen Verpflichtungen zu finden.

> *„Warum musst du denn schon wieder frei nehmen?“*

Vor allem für Frauen stellt es eine große Herausforderung dar, Kinderwunschbehandlungen und Beruf miteinander zu vereinbaren. Schließlich sind in den meisten Fällen sie es, die den Großteil der medizinischen Untersuchungen durchlaufen müssen. Viele dieser Arzttermine finden morgens statt, was es erschwert, sie in den Arbeitsalltag zu integrieren. Hinzu kommt, dass die Untersuchungen oft spontan und abhängig vom Verlauf der Behandlung vorgenommen werden. Ungeachtet dessen, ob man als Lehrerin vor der Klasse steht oder in einer Firma ein Team leitet, sind derartige Termine nie ohne Weiteres mit einer Berufstätigkeit zu vereinbaren.

Ein offenes Gespräch mit dem oder der Vorgesetzten kann zwar einige Überwindung kosten, aber durchaus dazu beitragen, Druck aus der Situation zu nehmen. Bei einem Gespräch lassen sich möglicherweise für beide Seiten stimmige Lösungen, wie flexible Arbeitszeiten oder Homeoffice, finden. Die Gewissheit, beim Arbeitgeber Verständnis und Rückhalt zu finden, kann die emotionale Belastung deutlich verringern.

Falls ein offenes Gespräch nicht infrage kommt oder ihr euch dabei unwohl fühlt, ist das absolut in Ordnung. In solchen Fällen kann eine allgemeine Erklärung, die nicht allzu intime Details preisgibt, weiterhelfen. Ihr könntet sagen „Ich habe über einen längeren Zeitraum einige medizinische Untersuchungen, aber bin grundsätzlich gesund und voll einsatzfähig“. Diese Aussage erlaubt es euch, das Thema diskret zu behandeln, ohne euch ständig neue Ausreden einfallen lassen zu müssen.

Ihr solltet den Weg wählen, der euch den nötigen Freiraum gibt, diese herausfordernde Zeit bestmöglich zu bewältigen.

Verhaltensstrategien im Beruf

Flexibilität nutzen und Stress abbauen
Flexible Arbeitsmodelle wie Homeoffice oder eine vorübergehende Arbeitszeitreduktion schaffen euch in dieser Phase Entlastung und Raum für die notwendigen Arzttermine. Prüft, ob sich euer aktuelles Arbeitsmodell anpassen lässt, sodass ihr mehr Freiraum erhaltet und euren Druck im Alltag minimiert.

Vertrauensperson im Team finden
Eine Person am Arbeitsplatz in eure Situation mit einzubeziehen, könnte für euch entlastend sein. Es ist beruhigend zu wissen, dass jemand einspringen oder eure Aufgaben übernehmen kann, ohne dass ihr euch ständig erklären müsst.

Arbeit als hilfreiche Ablenkung
Einige überlegen, sich eine berufliche Auszeit für den Kinderwunsch zu nehmen, um sich ganz auf die Behandlung konzentrieren zu können. Denkt daran, dass ein Job, der euch Freude bereitet, auch eine willkommene und dankbar angenommene Ablenkung sein kann. Ein erfüllender Arbeitsalltag hilft, den Kopf frei zu bekommen und den Fokus zwischendurch auf andere Themen als den Kinderwunsch zu lenken, sodass dieser nicht ständig im Vordergrund steht.

Informationen gezielt teilen
Überlegt euch gut, welche Termine ihr anderen mitteilen möchtet. Behaltet ihr genaue Daten wie den Tag des Transfers oder des Tests für euch, bleibt der Druck geringer. Das Gefühl, dass andere ständig auf eure Neuigkeiten warten, entfällt.

Euren Einsatz würdigen
Was ihr täglich leistet, verdient Anerkennung. Nehmt euch bewusst Zeit, euren Einsatz wertzuschätzen, und erkennt auch kleine Schritte an, im Job ebenso wie auf eurem Weg zum Wunschkind.

Strategien bei seelischer und körperlicher Belastung

Mit der ersten Behandlung in der Kinderwunschklinik beginnt eine neue, noch intensivere Phase. Tägliche Spritzen, strenge Behandlungspläne und häufige Arztbesuche bestimmen plötzlich den Alltag und lassen wenig Raum für andere Gedanken oder gar Aktivitäten. Der Druck wird spürbar erneut größer und der unerfüllte Kinderwunsch noch ein Stückchen präsenter. Nicht wenige sprechen in dieser Zeit von einem regelrechten psychischen „Teufelskreis", dem sich zu entziehen nicht einfach ist.

Die folgende Grafik schlüsselt anschaulich auf, welche Dynamik aus den einzelnen Faktoren entsteht und welche Belastungen damit für euch verbunden sind.

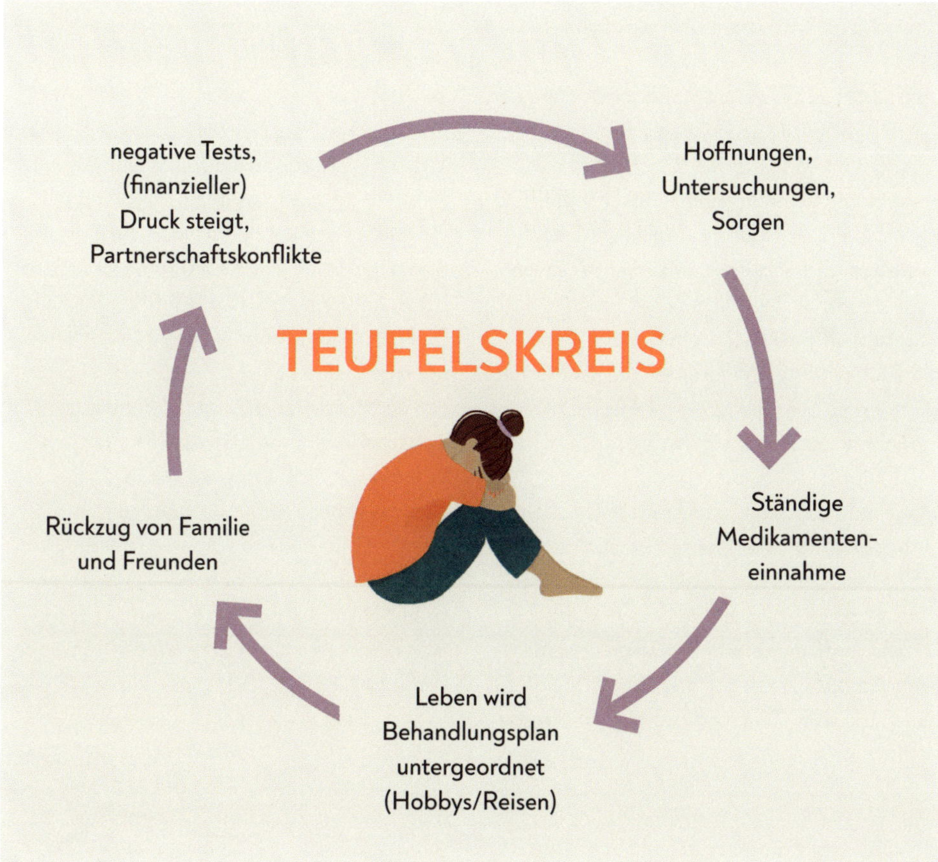

In den folgenden Absätzen gehen wir auf die einzelnen Aspekte dieses „Kreislaufs" näher ein und geben euch wertvolle Tipps, wie ihr besser damit zurechtkommen könnt.

Hoffnungen, Untersuchungen, Sorgen – eine Achterbahn der Gefühle

Der Name „Kinderwunschklinik" weckt zwar die Hoffnung, dass der ersehnte Wunsch hier endlich in Erfüllung geht, doch die Realität sieht leider in aller Regel anders aus. Laut dem deutschen IVF-Register (DIR) liegt die Erfolgsrate nach vier Behandlungszyklen nur bei etwa 70 %. Das bedeutet, dass die meisten Paare mehrere Versuche brauchen, um schwanger zu werden. Für einige hingegen erfüllt sich der Kinderwunsch trotz aller Bemühungen nicht.

Kinderwunschpaare erleben diese Zeit als eine emotionale Achterbahnfahrt, als schnellen Wechsel von Höhen und Tiefen.

Ständige Medikamenteneinnahme

Sich selbst zu spritzen empfindet der Großteil der Patienten als unangenehm und anfänglich beängstigend. Doch wenn die erste Hemmschwelle einmal überwunden ist, wird es bald zur Routine. Tägliche Spritzen, Tabletten und andere Medikamente rücken immer mehr in den Mittelpunkt und der Tagesablauf wird nach dem Behandlungsplan ausgerichtet. Wecker erinnern alle paar Stunden an die pünktliche Injektion bzw. Einnahme der nächsten Dosis.

Manche Injektionen lassen sich ohne die Unterstützung einer zweiten Person nur schwer setzen. In der Regel übernimmt der Partner diese Rolle. Sollte er sich damit schwertun, it es vielleicht möglich, Eltern, Freunde oder Bekannte aus dem Umfeld um Hilfe zu bitten. Eventuell besitzt eine Person des Vertrauens ja sogar Pflegeerfahrung oder übt einen medizinischen Beruf aus.

Erschwerend hinzu kommt, dass die Spritzen in einem vorgegebenen zeitlichen Rahmen erfolgen müssen, was im ausgefüllten Alltag für beide Beteiligte eine Herausforderung darstellen kann. Feste Zeiträume zu vereinbaren hilft, eine gewisse Routine zu erhalten. Zu Hause bekommt man das im Normalfall noch gut hin, aber unterwegs oder auf Reisen ist Kreativität gefragt. Zudem muss man sich überlegen, wie man die Medikamente lagern kann, insbesondere, wenn sie durchgehend kühl gehalten werden müssen.

Sich bewusst zu machen, dass diese intensive Lebensphase nur von begrenzter Dauer ist, erleichtert es, die Strapazen zu ertragen. Denn bekanntlich findet sich immer ein Weg, wo ein Wille ist.

Meine Geschichte

„Die Zeit der Behandlung war auch für mich sehr anstrengend. Zwar musste nicht ich, sondern meine Frau die meisten Untersuchungen durchlaufen und Hormone einnehmen, doch ich fühlte mich schrecklich hilflos. Besonders schwer war es, sie ständig traurig zu sehen und ihr gleichzeitig täglich die Spritzen zu geben. Ich wusste, dass ich ihr dabei Schmerzen zufüge. Das war echt hart. Anfangs versuchte ich, sie zu ermutigen, doch dadurch fühlte sich sich noch mehr unter Druck. Ich konnte kaum etwas sagen, das ihr half. Schließlich erkannte ich, dass das Wichtigste war, einfach für sie da zu sein und ihr zuzuhören. Auch wenn ich wenig tun konnte, sagte sie, dass ihr das am meisten hilft.“

Anton, 32 Jahre

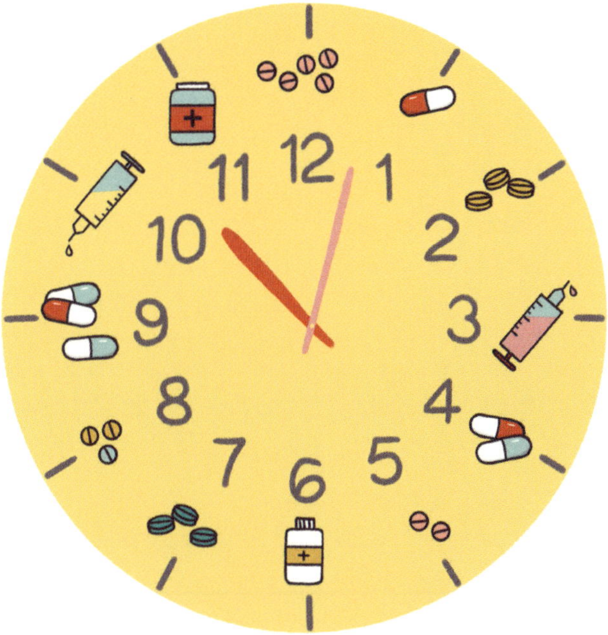

Den Lebensstil anpassen: Hobbys, Reisen

Die größere Herausforderung während der Behandlung liegt allerdings weniger im körperlichen Aspekt, sondern darin, wie viel Raum diese im Alltag einnimmt. Zur schwierigen Vereinbarung mit beruflichen Verpflichtungen (siehe S. 144ff.) kommt hinzu, dass man einige Hobbys, die zuvor für Energie und Entspannung gesorgt haben, nicht mehr wie gewohnt ausüben kann. Körperliche Anstrengungen könnten die Behandlung stören. Daher fallen manche Sportarten als Ausgleich weg.

Wer denkt: „Gönnen wir uns eben eine Auszeit und fahren eine Zeit lang weg", muss alsbald realisieren, dass sich auch das nicht so leicht durchführen lässt. Denn wie soll man einen längeren Urlaub planen, wenn vollkommen ungewiss ist, wann die nächsten wichtigen Termine wie die Punktion oder der Transfer anstehen?

Solltet ihr bereits vor Längerem eine große Reise geplant haben, die sich in dieser Phase nicht realisieren lässt, lasst euch davon nicht entmutigen. Auch spontane Wochenendtrips in andere Städte oder aufs Land bei mäßiger körperlicher Anstrengung können intensive Erlebnisse sein, willkommene Abwechslung bieten, euch neue Energie schenken und mental aufbauen. Solche bewussten Entscheidungen stärken darüber hinaus euer Gefühl der Selbstbestimmtheit und ermöglichen es euch, Schritt für Schritt zurück in die eigene Kraft zu finden.

Meine Geschichte

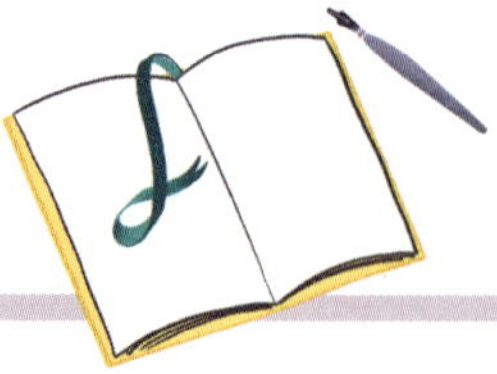

„Als wir den Behandlungsplan zum ersten Mal in den Händen hielten, fühlten wir uns völlig überfordert. Die vielen Medikamente machten uns Angst. Es war eine große Umstellung und wir mussten uns erst einmal an unseren neuen Alltag gewöhnen. Mit der Zeit wurden wir immer routinierter und alles begann, sich einzupendeln. Auf Reisen war es besonders schwierig, einen ruhigen Ort zu finden, um die Spritzen zu setzen und die Medikamente kühl zu halten. Wir mussten kreativ werden und fanden oft Lösungen, über die wir heute noch lachen müssen. Die Spritzen waren unangenehm und ich hatte zum Teil blaue Flecken, aber irgendwie habe ich mich mit der Zeit daran gewöhnt. Wenn es mich nervte, sagte ich mir: Es ist nicht für immer und für eine gute Sache."

Marlen und Caspar, 31 und 34 Jahre

Kleine Freiräume statt sozialem Rückzug

In der Zeit der Behandlung kann das Zusammensein mit Freunden und Familie schwierig werden, gerade wenn andere voller Vorfreude ein Kind erwarten oder bereits Kinder haben. Es tut weh, zu sehen, dass es bei ihnen allen unkompliziert zu klappen scheint und man selbst so mühsam kämpfen muss, um sich den Traum von einer Familie zu erfüllen. Aussagen von Schwangeren wie „hoffentlich wird's ein Mädchen" können einem einen Stich versetzen, wo man sich doch selbst nur ein gesundes Kind wünscht und ein Mädchen ebenso willkommen ist wie ein Junge. Manchmal erscheint auch die Beantwortung der einfachen Frage „Wie geht's dir?" mühsam. Ein freundliches „Gut, und dir?" ist zwar der einfachste Weg, aber innerlich fühlt es sich ganz anders an. Besonders schmerzhaft kann es werden, wenn werdende Eltern freudig Ultraschallaufnahmen vorzeigen oder frischgebackene Eltern über Schlafmangel klagen oder ungefragt Kinderfotos präsentieren.

Missverständnisse, Neid, Eifersucht und das Gefühl, dass niemand wirklich nachvollziehen kann, was man gerade durchmacht, kennen Kinderwunschpaare nur zu gut. Es ist wichtig, dann Verständnis für sich aufzubringen und sich diese im tiefsten Herzen oftmals unerwünschten Gefühle zu verzeihen, statt ihretwegen noch zusätzlich ein schlechtes Gewissen zu entwickeln. In dieser Zeit ist man besonders verletzlich und empfindsam.

Oft stellt sich der Eindruck ein, nicht mehr richtig dazuzugehören. Aus Selbstschutz ziehen sich vor allem viele Frauen zurück und verbringen mehr Zeit zu Hause. Doch statt Ruhe zu finden, kreisen ihre Gedanken noch mehr und ihr Gefühl verstärkt sich, dass ihnen die Decke auf den Kopf fällt.

Damit genau das nicht passiert, ist es eine gute Überlegung, sich kleine Freiräume zu schaffen, in denen man seine Sorgen teilt, sich verstanden fühlt und Ablenkung erhält.

Schuldgefühle und Partnerschaftskonflikte

Wenn der Schwangerschaftstest nach wenigen Versuchen positiv ausfällt, ist die Erleichterung riesig: All die Mühe und der Aufwand haben sich gelohnt! Doch wenn das Ergebnis wiederholt negativ ist, ist die Enttäuschung (sehr) groß. Betroffenen Paaren fällt es von Mal zu Mal schwerer, ihre Hoffnung weiter aufrechtzuerhalten.

Wiederholte Versuche mit negativem Ausgang werfen bei vielen Paaren Fragen auf wie: „Ist es überhaupt sinnvoll, weitere Maßnahmen durchzuführen?" „Sind wir in der richtigen Klinik?" „Sollen wir einen oder nicht doch besser zwei Embryonen einsetzen lassen?" „Wie viele Versuche wollen wir uns noch zumuten?" Solche Überlegungen kosten ungemein Energie.

Für viele Paare stellt eine Kinderwunschbehandlung die größte Herausforderung in ihrer bisherigen Beziehung dar. Schließlich geht es um nichts Geringeres als die eigene Zukunft und die gemeinsamen Lebenspläne. Nicht selten stellen sich Schuldgefühle ein.

Gut zu wissen:
Umgang mit Schuldgefühlen: Gedanken wie „Hättest du nur ..." oder „Vielleicht wäre es mit jemand anderem einfacher ..." schleichen sich nach negativen Diagnosen ein und bedrücken den Verantwortlichen/die Verantwortliche der Krise. Manchmal liegt es an der Frau, manchmal am Mann und gelegentlich sogar an beiden. Niemand sucht sich ein solches Schicksal aus. Ein unerfüllter Kinderwunsch ist kompliziert und die Gründe, warum ihr noch kein Kind erwartet, sind meist komplex.

Fakt ist: Schuldgefühle helfen euch nicht weiter. Sie zerren an der Beziehung und rauben die Kraft, die ihr jetzt so dringend benötigt. Ihr habt als Team ein Ziel und das ist ein gemeinsames Kind. Redet also miteinander, sprecht Ängste aus und sucht euch Unterstützung, wenn ihr sie braucht. Nur so könnt ihr zusammen nach vorne schauen und gestärkt aus dieser Zeit hervorgehen.

Unser Tipp: Viele sorgen sich, dass es „erst recht nicht klappt", wenn sie auch einen möglichen negativen Ausgang in Betracht ziehen. Sie glauben, „nicht positiv genug eingestellt" zu sein und dadurch die Wirksamkeit der Maßnahmen zu beeinflussen. Doch diese Angst ist unbegründet, denn das Ergebnis der Behandlung hängt nicht von euren Gedanken ab. Eine positive Einstellung kann euch zwar unterstützen und das Durchhalten erleichtern, beeinflusst den Erfolg selbst aber nicht. Viel wichtiger ist, dass ihr gemeinsam euren Plan verfolgt und wisst, dass ihr als Team Lösungen findet – selbst dann, wenn euer Weg anders verläuft, als ihr ihn euch vorgestellt habt.

Das Leben nicht „auf Pause" setzen

Ein Kreislauf aus Hoffnung, Enttäuschung und zunehmendem Druck ist für die meisten Paare mit Kinderwunsch tägliche Realität. In den nächsten Abschnitten zeigen wir Strategien auf, mit denen sich der Alltag leichter bewältigen lässt. Sie tragen dazu bei, den Kreislauf zu durchbrechen oder noch besser, gar nicht erst hineinzugeraten.

Den Kinderwunsch in den Vordergrund zu stellen und andere Pläne erst einmal zur Seite zu schieben, erscheint auf den ersten Blick sinnvoll. Man fragt sich „Warum einen neuen Job anfangen, wenn ich ohnehin bald in Elternzeit gehe?", „Warum ein Haus kaufen, wenn die Zimmer möglicherweise leer bleiben?" oder „Warum eine Ausbildung beginnen, wenn ich sie dann unterbrechen müsste?" Und so werden Wünsche, Vorhaben, Pläne und Ziele gerne hintangestellt.

Dieses Vermeidungsverhalten bringt aber die Gefahr mit sich, sich in einer Art Warteposition wiederzufinden. Und das nicht nur beim Kinderwunsch: „Nichts geht in meinem Leben voran, ich habe immer noch meinen Job, den ich nicht mag, reisen waren wir auch nicht und wir sitzen immer noch in der alten Wohnung."

Wenn dann der positive Test also längere Zeit nicht eintritt, drückt dieses scheinbar einleuchtende Verhalten zusätzlich auf die Stimmung. Wir möchten euch ermutigen, eure Ziele trotzdem zu verfolgen, auch wenn es vielleicht nicht immer vernünftig zu sein scheint. Gerade jetzt ist es entscheidend, Dinge zu tun, die euch Freude bereiten. So bleibt euer Leben abwechslungsreich und in weiten Teilen selbstbestimmt. Vielleicht klappt es gerade nicht mit dem Baby, aber dafür startet ihr beruflich durch, gestaltet euer Zuhause nach euren Vorstellungen oder entdeckt Hobbys, die euer Leben mit Sinn erfüllen. Das tut der Seele gut und schenkt euch neue Kraft.

Und wenn ihr doch schwanger werdet? Dann findet ihr mit Sicherheit einen geeigneten Weg, die Situation zu regeln: Aufgaben können abgegeben, ein Projekt oder eine Ausbildung pausiert oder ein Plan verschoben werden. Mal ehrlich, was wäre schöner, als einen Termin abzusagen, weil ihr endlich einen positiven Schwangerschaftstest in der Hand haltet? Der Kinderwunsch darf ein Teil eures Lebens sein, ohne dass er alles bestimmt. Bleibt also grundsätzlich offen für neue Ziele und geht mit Freude dem entgegen, was auf euch wartet.

Neue Projekte angehen und für Ablenkung sorgen

Während der Behandlungsphase machen kleine Projekte und Hobbys den Kopf frei und sorgen für willkommene Ablenkung. Überlegt, was euch Spaß macht: Möglicherweise kocht ihr gerne, arbeitet im Garten, töpfert oder malt. Solche Aktivitäten beleben nicht nur den Alltag, sondern bewirken auch, dass ihr euch insgesamt wohler fühlt. Ausgesprochen empfehlenswert sind kreative Tätigkeiten mit den Händen. Studien zeigen, dass sie uns in ganz besonderem

Maße erden und den Cortisolspiegel, der für unser Stressempfinden verantwortlich ist, senken. Also ran an die Garten-, Maler- oder Bastelarbeit!

Auch anderen etwas Gutes zu tun, steigert nachweislich das eigene Wohlbefinden. Ob ihr für Freunde backt, an einer wohltätigen Aktion teilnehmt oder Zeit mit Tieren verbringt: Solche unscheinbaren Aktivitäten können hervorragend dazu beitragen, dass ihr euch besser fühlt und euer Selbstwertgefühl stärkt.

Äußerst positiver Nebeneffekt: Indem ihr euren Alltag mit schönen Erlebnissen füllt und euch bewusst mit anderen Dingen beschäftigt, vergeht die Zeit gefühlt schneller. Das bedeutet eine große Erleichterung im Kinderwunschprozess. Gerade in Phasen, in denen ihr ungeduldig auf die nächste Untersuchung wartet oder euch in einer Warteschleife befindet, ist Ablenkung Gold wert. Sie gibt dem Tag mehr Leichtigkeit.

Plant auch regelmäßig kleine Auszeiten aus dem Alltag ein, seien es ein feines Frühstück, ein Tag an der frischen Luft, Besuche bei kulturellen oder sportlichen Veranstaltungen oder ein lustiger Spieleabend mit Freunden. Solche kleinen Freuden schenken nicht nur willkommene Abwechslung, sondern schaffen auch schöne Erinnerungen und füllen die Zeit des Wartens sinnvoll aus.

Limitiert eure Beschäftigung mit dem Kinderwunsch: Seht nur eine begrenzte Zeit, z. B. **täglich 10 Minuten,** für das Thema Kinderwunsch vor. Das hilft euch enorm, es nicht durchweg im Fokus zu haben. So könnt ihr euch gezielt und punktuell damit auseinandersetzen, ohne dass es unbegrenzt euren gesamten Tag bestimmt. Bei Bedarf, etwa nach einem negativen Test oder Befund, könnt ihr diese Zeiten natürlich vorübergehend ausdehnen. Aber über längere Zeit werdet ihr feststellen, dass ein solches Limit euch gedanklich Raum für andere wichtige Dinge in eurem Leben schafft und euch unglaublich entlastet.

Mit mentalen Bildern den Alltag erleichtern

Im Alltag können Bilder als Gedächtnisstütze beitragen, den Fokus zu behalten und das Grübeln zu reduzieren. Wie zwei einfache Symbole, ein Zug und ein Fahrrad, euch unterstützen können, mehr Freiräume zu schaffen, zeigen wir euch im Folgenden:

Vorstellung einer Zugfahrt: Stellt euch euren Kinderwunsch wie eine **Zugfahrt** vor: Das Ziel, ein Kind, ist klar, und das Ticket (z. B. Unterstützung durch Kinderwunschklinik) ist gebucht. Auf dem Weg zum Ziel gibt es zahlreiche Haltestellen (Untersuchungen, Wartezeiten etc.) und der Zug setzt seinen Weg unaufhaltsam fort. Ihr könnt entscheiden, ob ihr euch auf jede einzelne Station konzentriert oder auch mal die Aussicht und die kleinen, schönen Momente unterwegs genießt (Dinge, im Leben gut funktionieren). Das Bild der Zugfahrt soll euch vor Augen führen, dass euer Kinderwunsch organisiert und quasi „auf Schiene" ist. Mit dieser Gewissheit könnt ihr euch auch anderen Dingen zuwenden und die Reise etwas entspannter erleben.

Vorstellung, ein Fahrrad zu lenken: Viele kennen das: ein Fahrrad mit einem leicht verzogenen Lenker, bei dem man ständig gegensteuern muss, um geradeaus zu fahren. So ähnlich ist es manchmal auch mit dem Kinderwunsch, wenn euch Gedanken wie „Das könnte ich noch nachlesen" oder „Das könnte ich auch noch probieren" immer wieder in eine andere Richtung lenken und euch den Alltag schwerer machen, als er sein müsste. Doch genauso wie das Fahrrad lassen sich auch eure Gedanken in eine positive Richtung lenken, z. B. mit: „Ich habe mein Bestes gegeben und das ist genug." Regelmäßig praktiziert, wird sich dies bereits nach kurzer Zeit als Gewohnheit etabliert haben.

Diese beiden Bilder können euch als Stützen täglich daran erinnern, dass ihr eure Gedanken aktiv lenken könnt. Solltet ihr hin und wieder in euer altes Denkmuster verfallen, darf euch euer Partner oder eure Partnerin mit einem liebevollen „Zuggeräusch" oder dem Codewort „Fahr Rad" darauf hinweisen, euch wieder auf das Wesentliche zu fokussieren.

Kinderwunsch im Netz: Suchmaschinen, Podcasts & Co.

Das Internet bietet heute eine riesige Auswahl an Informationen rund um den Kinderwunsch. Von persönlichen Blogs und inspirierenden Podcasts bis hin zu Foren und wissenschaftlichen Artikeln. Es bietet in vielerlei Hinsicht eine hilfreiche Unterstützung mit unzähligen Tipps, Ratschlägen und Informationen. Darüber hinaus erfahren wir mehr über verschiedene Behandlungsmöglichkeiten und Informationen zu vergleichbaren Kinderwunschreisen. Gerade weil der Kinderwunsch so persönlich und sensibel ist, kann es guttun, anonym in Foren zu lesen, Gleichgesinnte zu finden und sich auszutauschen. Der große Vorteil: All diese Informationen und Einblicke stehen euch kostenfrei und sofort zur Verfügung. So wisst ihr eher, was auf euch zukommt, könnt nachlesen, gezielt Fragen stellen und besser verstehen, warum bestimmte Behandlungsschritte empfohlen werden.

Allerdings hat das Ganze, wie meistens, auch eine Kehrseite. Nicht jede Information im Netz ist verlässlich oder wissenschaftlich belegt. In der Reproduktionsmedizin gibt es immer wieder neue Trends, die als zusätzliche Chancen präsentiert werden, um die Erfolgsrate zu steigern. Zum Teil ist aber unklar, ob alternative Methoden wirklich sinnvoll für eure Situation sind oder eher einer gezielten Marketingstrategie dienen. Deshalb empfehlen wir, dass ihr euch bei Fragen immer an einen Arzt oder eine Ärztin eures Vertrauens wendet.

Wie ihr das Internet clever für eure Kinderwunschreise nutzt

Verlässliche Quellen wählen
Achtet darauf, vertrauenswürdige Informationen von weniger seriösen Angeboten zu unterscheiden. Gute Seiten arbeiten in der Regel unabhängig von Sponsoren, geben wissenschaftliche Studien an und werden manchmal auch von anerkannten Fachverbänden wie der Deutschen Gesellschaft für Reproduktionsmedizin (DGRM) oder der

European Society of Human Reproduction and Embryology (ESHRE) unterstützt.
Tipp: Je dramatischer die Sprache, desto mehr Vorsicht ist geboten!

Zeitfenster festlegen
Legt euch ein festes Zeitfenster für die Online-Recherche fest, beispielsweise 10–15 Minuten pro Tag. Sonst verbringt ihr schnell ganze Abende mit Recherchieren, anstatt zur Ruhe zu kommen.

Vergleiche vermeiden
Klar möchtet ihr gerne wissen, wie es anderen mit ähnlichen Voraussetzungen ergangen ist und wie viele Versuche sie gebraucht haben. Aber jeder Körper ist ein Unikat und es gibt keinen allgemeingültigen Verlauf. Schlussendlich bringen Vergleiche wenig und wecken Erwartungen, die möglicherweise enttäuscht werden. Vertraut lieber darauf, dass euer Weg einzigartig ist, und nutzt die Zeit für Dinge, die euch spürbar guttun.

Hilfreicher Austausch: online oder offline
Habt ihr Lust, selbst eine kleine Chat-Gruppe mit anderen Betroffenen zu starten? Fragt in der Klinik nach, ob es bereits eine Austauschgruppe gibt. Wenn ihr lieber anonym bleiben möchtet, bieten gut moderierte Foren eine interessante Möglichkeit für Unterstützung. Hier findet ihr Verständnis, wertvolle Tipps und das beruhigende Gefühl, mit euren Gedanken und Zweifeln nicht allein zu sein.

„Dramatische“ Begriffe hinterfragen
Begriffe wie „Embryo Glue“ oder „Killerzellen“ klingen teils vielversprechend oder auch beängstigend. Solche Bezeichnungen werden manchmal gezielt fürs Marketing verwendet. Hier vorsichtig zu sein und nicht alles ungeprüft zu glauben, ist ein guter Rat. Sprecht am besten mit eurem Arzt darüber, was euch tatsächlich weiterbringen kann.

Fazit: Das Internet kann eine recht gute Hilfe sein, um Informationen zu finden. Nutzt es gezielt, aber mit einer Portion gesundem Menschenverstand. Die wirklich wichtigen Antworten bekommt ihr meistens im Gespräch mit euren Ärzten und den Menschen, die euch nahestehen.

> *"Achtet in Online-Foren darauf, vertrauenswürdige Informationen von weniger seriösen zu unterscheiden."*

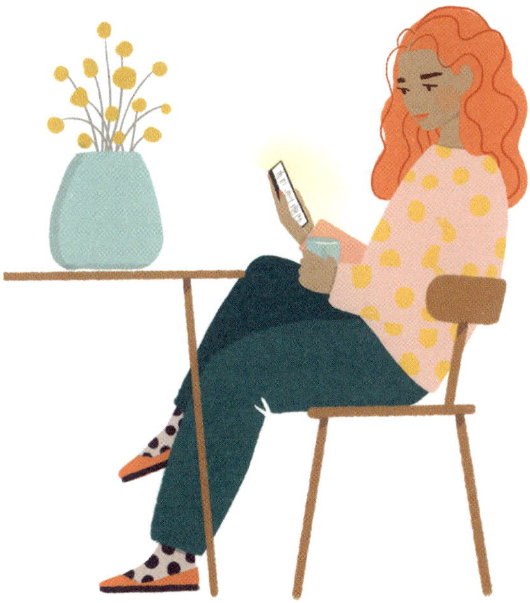

PRAKTISCHE ÜBUNGEN FÜR INNERE STÄRKE

Übung – Reframing: Gedanken neu gestalten

Reframing bedeutet, negativen Gedanken oder schwierigen Situation einen neuen Bedeutungsrahmen zu geben. Mit einer einfachen Technik könnt ihr lernen, negative Gedanken zu erkennen und eine wohlwollendere Haltung euch und der Situation gegenüber einzunehmen. So könnte man, statt „Es klappt nie", zu denken, sich fragen: „Was habe ich bisher gelernt?"

„Es wird nie klappen."	→	Unser Weg ist etwas länger, aber wir tun alles, was wir können, damit unser Wunsch Wirklichkeit wird.
„Mein Körper ist unfähig."	→	Ich bin dankbar für meinen Körper und er gibt sein Bestes. Ich unterstütze ihn, indem ich auf seine Signale achte und liebevoll für ihn sorge.
„Alle anderen werden Eltern, nur wir nicht."	→	Jeder hat seine persönliche Geschichte. Wir gehen unseren eigenen Weg und werden für jede Situation eine gute Lösung finden.
„Mein Partner oder meine Partnerin hätte es besser ohne mich."	→	Unser Weg macht uns stärker und wir sind dankbar, dass wir uns haben.

„Rosarote Brille" aufsetzen – den Fokus verändern

Diese Übung funktioniert sehr ähnlich wie das Reframing. Es ist eine weitere Methode, die euch in die Lage versetzt, die Dinge aus einem anderen Blickwinkel zu betrachten. Überlegt euch, was ihr aus den schwierigen Phasen lernen könnt und welche Stärken ihr bereits entwickelt habt: eure Willenskraft beispielsweise oder euren Mut, für den Kinderwunsch so viel Einsatz aufzubringen. Im Hinblick auf eure Partnerschaft merkt ihr vielleicht, dass euch die erlebten Rückschläge einander sogar noch näher gebracht haben. Ein solcher Perspektivwechsel ermöglicht es euch, euren individuellen Prozess und eure persönliche Entwicklung trotz aller Anstrengungen wertzuschätzen.

Tipp: Stellt euch einen kleinen rosafarbenen Gegenstand in eurem Zuhause auf oder tragt ihn bei euch. Er dient als Merkhilfe und erinnert euch auch an die positiven Seiten dieser Lebensphase. Dieses kleine sichtbare Zeichen hilft, hin und wieder euren Fokus zu verändern.

Übung: Energiekuchen

Malt einen großen Kreis und teilt ihn in verschiedene „Kuchenstücke", die eure aktuellen täglichen Aktivitäten und deren Zeitanteil darstellen. Überlegt, wie viel Zeit ihr für Arbeit, Hobbys, Freunde, Beziehungen und euren sehnlichen Wunsch aufwendet. Malt daneben einen zweiten Kreis, auf dem ihr eure ideale Zeitaufteilung darstellt. Vergleicht die beiden Kreise und schaut, wo ihr Änderungen vornehmen könnt, um die tatsächliche Verteilung eurer Idealvorstellung stärker anzunähern.

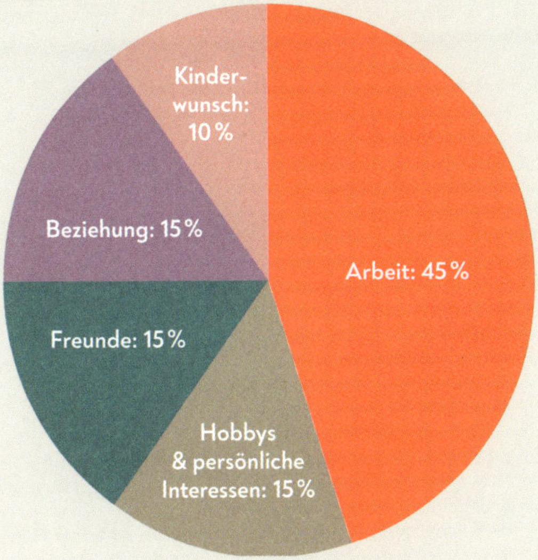

Beratungsangebote und Selbsthilfegruppen

Wir möchten euch ans Herz legen, professionelle Unterstützung in Anspruch zu nehmen, bevor ihr mit euren Kräften am Ende seid. Geht es euch aufgrund des unerfüllten Kinderwunsches über einen längeren Zeitraum emotional nicht gut, ist die Zeit reif dafür, dass ihr euch Hilfe holt. Das ist kein Grund, sich zu schämen – es zeigt im Gegenteil, dass ihr euch gut um euer Wohlbefinden kümmert und eure Gefühle ernst nehmt.

Beratungsfachkräfte zeigen euch Wege, euch selbst zu stärken. Sie hören zu und sind für euch da. Auf diese Weise erhaltet ihr einen geschützten Raum, in dem ihr Ängste und Sorgen aussprechen könnt. Zudem bekommt ihr wertvolle Tipps für einen entspannteren Umgang mit eurem Problem. Möglicherweise erhaltet ihr in einem Gespräch mit einer erfahrenen Beratungsfachkraft auch Tipps, um die eine oder andere Stolperfalle zukünftig zu umgehen.

Betroffene zögern häufig (viel zu lange), Hilfe anzunehmen, weil sie glauben, alles selbst bewältigen zu müssen, ganz nach dem Motto „Ich brauche doch keinen Psychologen". Dabei bietet gerade bei dem Nischenthema Kinderwunsch eine ausgebildete Fachkraft wertvolle Hilfe. In der Regel fällt es nämlich Eltern und Freunden schwer, die besonderen Umstände eines unerfüllten Kinderwunsches nachzuvollziehen, und sie wissen oft nicht, wie sie damit umgehen sollen. Diese Phase verlangt viel Kraft. Nutzt alle (!) verfügbaren Ressourcen, die euch auf diesem Weg unterstützen können.

Besonders empfehlenswert ist eine Beratung während der Wartezeit oder bei Rückschlägen, wie belastenden Diagnosen, negativen Schwangerschaftstests oder dem Verlust einer Schwangerschaft. Die Aufgabe einer Beratung besteht darin, euch praktische Tipps zu geben, die eure Ressourcen stärken und euch bei der Bewältigung schwieriger Gefühle helfen.

Achtet bei der Auswahl einer beratenden Fachkraft auf deren Qualifikation. Eine zuverlässige Orientierung bieten Zertifikate oder Nachweise: Spezialisierte Lehrgänge oder z. B. das Zertifikat des Beratungsnetzwerks Kinderwunsch Deutschland (BKiD) sprechen für eine hohe Qualität der Beratung. Auch ein Blick in den Lebenslauf gibt euch Aufschluss über die Erfahrung und die Expertise der beratenden Person. In einigen Kliniken wird mittlerweile eine integrierte psychosoziale Beratung angeboten, die gezielt auf die Bedürfnisse von Menschen mit unerfülltem Kinderwunsch abgestimmt ist. Das ist ein hoher Mehrwert, sowohl für die Patienten als auch für die Klinik.

Die Begleitung im Bereich Kinderwunsch ist in der Regel niedrigschwellig. Schon wenige Sitzungen können euch helfen, mit euren Herausforderungen besser umzugehen, Ängste zu bearbeiten und eigene Ressourcen zu aktivieren. In der Beratung lernt ihr mit Gefühlen wie zeitlichem Druck, Neid oder Angst besser umzugehen. Die Gespräche könnt ihr allein oder gemeinsam als Paar führen, je nachdem, was ihr bevorzugt. Die meisten Berater oder Beraterinnen bieten Gespräche vor Ort und online an, sodass ihr auch zu Hause Hilfe erhaltet.

Selbstcheck:

WANN IST PSYCHOLOGISCHE UNTERSTÜTZUNG SINNVOLL?

Wenn ihr unsicher seid, ob ihr euch an eine Fachkraft wenden solltet, macht einen Selbstcheck zur besseren Orientierung. Wenn ihr euch in 3 oder mehr der folgenden Punkte wiedererkennt, würden wir euch empfehlen, Hilfe in Anspruch zu nehmen:

- ☐ Alles in meinem Leben dreht sich nur noch um den Kinderwunsch.
- ☐ Ich finde es schwer, das Gute in meinem Leben zu sehen, weil der Kinderwunsch alles überschattet.
- ☐ Ich frage mich ständig, was wir noch tun können, um endlich schwanger zu werden.
- ☐ Es fühlt sich an, als ob es bei allen anderen klappt, nur bei uns nicht.
- ☐ Jeder Versuch ist wie eine Achterbahn der Gefühle und ich fühle mich davon überfordert.
- ☐ Unser Sexualleben leidet sehr stark unter dem Druck unseres unerfüllten Kinderwunsches.
- ☐ Ich fühle mich schlecht, weil ich Notlügen erfinde, um Termine im Kinderwunschzentrum wahrnehmen zu können.
- ☐ Mein Leben scheint stillzustehen, und ohne ein Kind fühlt sich alles leer an.
- ☐ Ich habe kein Vertrauen mehr in meinen Körper.
- ☐ Die Angst, dass unser Traum von einem Kind nie wahr wird, belastet mich stark.
- ☐ Der ungewisse Ausgang unseres Kinderwunsches nimmt mir den Boden unter den Füßen weg.
- ☐ Ich isoliere mich immer mehr von Familie und Freunden.
- ☐ Ich habe Angst, dass mein Partner sich von mir trennen könnte, wenn der Kinderwunsch unerfüllt bleibt.
- ☐ Die emotionale Belastung überfordert mich und ich bin ständig traurig.
- ☐ Ich könnte jedes Mal weinen, wenn ich einen Kinderwagen sehe.
- ☐ Wenn jemand aus meinem Umfeld schwanger wird, spüre ich mehr Schmerz und Neid als Freude.
- ☐ Ich frage mich, ob wir einen Plan B brauchen.

Schwangerschaftsverluste: Fehl- und Totgeburten

Schwangerschaftsverluste sind immer noch ein Tabuthema. Obwohl sie nicht selten vorkommen, werden sie in der Gesellschaft wenig thematisiert und sind für viele betroffene Paare mit einer traumatisierenden Erfahrung verbunden. Es wird nach Fehlern gesucht, die zu dem Verlust geführt haben, und oft genug suchen die Frauen diesen bei sich selbst. Hinzu kommt, dass es viele Erwartungen gibt, wie man damit umgehen sollte. Manche Paare versuchen schon im Vorfeld, sich darauf vorzubereiten und sich Strategien zurechtzulegen, um im schlimmsten Fall gerüstet zu sein. Das funktioniert aber meistens nicht und das Erlebte trifft einen doch mehr, als erwartet. Psychologische Begleitung oder ein Coaching kann in diesen Situationen beiden Partnern helfen, mit der Erfahrung des Verlusts umzugehen und sich gegenseitig zu unterstützen.

Ärztinnen und Ärzte unterscheiden Aborte von Totgeburten. Von einem Abort spricht man in der Medizin, wenn das Herz des Babys aufhört zu schlagen, bevor das Kind lebensfähig gewesen wäre, also vor der 24. Schwangerschaftswoche. Verstirbt das Kind nach der 24. Woche, spricht man von einer Totgeburt oder stillen Geburt.

Aus medizinischer Sicht sind Fehlgeburten nicht selten – etwa 10–20 % aller Schwangerschaften enden frühzeitig. Wahrscheinlich ist die tatsächliche Rate sogar noch höher, da viele Frauen möglicherweise nur ein verspätetes Einsetzen der Periode wahrnehmen und nicht merken, dass sie tatsächlich schwanger waren. Es werden frühe Fehlgeburten (bis etwa zur 12. Schwangerschaftswoche) und späte Fehlgeburten (bis etwa zur 24. Schwangerschaftswoche) unterschieden, wobei späte Fehlgeburten sehr viel seltener vorkommen.

Der wichtigste Grund für Fehlgeburten liegt in Veränderungen der Erbanlagen des Kindes. Diese kommen mit steigendem Alter der Frau öfter vor, daher steigt damit auch die Wahrscheinlichkeit für Fehlgeburten. Aber auch andere Ursachen kommen infrage, daher sollten einem Paar nach den offiziellen Richtlinien spätestens nach drei aufeinanderfolgenden Schwangerschaftsverlusten weitergehende Untersuchungen angeboten werden. Für Paare, die schon dreimal oder öfter einen Embryotransfer unternommen haben, ohne dass eine Schwangerschaft eingetreten ist, gelten derzeit in etwa dieselben Empfehlungen.

Viele Zusammenhänge im Hinblick auf die Entstehung und Entwicklung einer Schwangerschaft sind allerdings tatsächlich noch unbekannt. Eine Vielzahl an Faktoren kann als Ursache für Fehlgeburten in Betracht kommen. Lebensstil, mütterliche Krankheiten, anatomische Veränderungen, genetische Faktoren, hormonelle Faktoren, Veränderungen im Blutgerinnungssystem und viele andere Aspekte können sich darauf auswirken. In etwa der Hälfte der Fälle kann aber leider trotz genauester Untersuchungen kein eindeutiger Grund ermittelt werden. Die medizinische Fachbezeichnung dafür lautet dann „idiopathische wiederkehrende Schwangerschaftsverluste".

Verschiedene medizinische Ursachen können untersucht werden:

- *Hormonanalyse inklusive Schilddrüsendiagnostik (Hormonstatus)*
- *Beobachtung des Zyklus mit Frage nach Suffizienz des Gelbkörpers*
- *Abklärung von Zuckerhaushalt mit Frage nach Insulinresistenz und Diabetes mellitus*
- *Untersuchung auf Autoimmunerkrankungen (z. B. Antiphospholipidsyndrom)*
- *Abklärung der Blutgerinnung (Thrombophilie), wenn es einen Hinweis auf dahingehende Probleme in der Familie oder in der Vorgeschichte gibt*
- *Ausschluss von Veränderungen oder Auffälligkeiten der Gebärmutter*
- *Ausschluss genetischer Ursachen (Karyogramm beider Partner)*
- *Untersuchung der Gebärmutterschleimhaut, derzeit vor allem im Rahmen von Studien (der Nutzen dieser Untersuchung ist nicht eindeutig nachweisbar)*

Therapie:
Die Behandlung richtet sich nach den Ursachen, die identifiziert wurden. Alle Ungleichgewichte und behandelbaren Störungen sollten so gut wie möglich ausgeglichen werden. Bei anatomischen Veränderungen der Gebärmutter kann eine operative Behandlung notwendig sein.

Wenn allerdings eine genetische Veränderung bei den Eltern gefunden wurde, steht man vor einer komplizierten Situation und sollte sich möglichst von verschiedenen Experten beraten lassen.

Infrage kommen dann Präimplantationsdiagnostik oder alternative Wege der Familiengründung (siehe dazu S. 180ff.). Auch für Paare, die wiederkehrende Schwangerschaftsverluste erleben mussten, ohne dass ein klarer Grund gefunden werden kann (idiopathisch), kommt eine Präimplantationsdiagnostik infrage. In Österreich ist dieser Schritt in bestimmten Fällen möglich. Es gilt aber, sich vorher gut zu informieren und abzuwägen, ob dieses sehr komplexe medizinische Verfahren in der eigenen Situation sinnvoll ist. Auch führt es nicht immer zum Ziel.

Es ist sehr wichtig, möglichst viele Informationen zu sammeln, um ein präzises Bild der Gegebenheiten und Möglichkeiten zu erhalten. Eine genetische Beratung kann genauer über die Chancen und Risiken aufklären, die sich durch die Veränderung für das eigene Leben oder für die Fortpflanzung ergeben. In der Kinderwunschklinik erhält man Auskunft über das genaue Vorgehen, den zeitlichen Ablauf der Therapieschritte und die Kosten, die auf einen zukommen. Psychologische Begleitung oder Coaching können helfen, die schwierige Situation zu meistern.

Was kann man selbst tun?

- *Gesunde und salzarme Ernährung*
- *Möglichst wenig Zucker*
- *Regelmäßige Bewegung*
- *Gewichtsoptimierung*
- *Verzicht auf Alkohol und Nikotin*
- *Koffein in Maßen*
- *Stressbewältigung und Entspannung*
- *Bestmögliche Einstellung aller Werte und Ungleichgewichte und bestmögliche Therapie von Vorerkrankungen (z. B. Diabetes, Bluthochdruck usw.)*

Eileiterschwangerschaften

Auch Eileiterschwangerschaften gehören zu den Schwangerschaftsverlusten und sind für die Betroffenen zu einem großen Teil mit erheblichen Belastungen verbunden. Vom positiven Schwangerschaftstest bis zur Geburt eines gesunden Kindes muss der Körper einer Frau viel leisten. Eine erste Hürde ist die korrekte Einnistung der Schwangerschaft in der Gebärmutter.

Bei einer Eileiterschwangerschaft hat sich der Embryo nicht korrekt in der Gebärmutter, sondern im Eileiter platziert. Etwa 1 % aller Schwangerschaften liegen außerhalb des Uterus, man nennt sie medizinisch „extrauterine Schwangerschaft". Sie können an allen möglichen Orten im Körper vorkommen, wie z. B. in der Bauchhöhle, im Eierstock oder auch in der Narbe nach einem Kaiserschnitt, aber am häufigsten finden sie sich im Eileiter. Risikofaktoren sind Rauchen, Verwachsungen im Eileiter und Entzündungen im Unterleib. Auch nach einem Embryotransfer kann es trotz korrektem Vorgehen zu Eileiterschwangerschaften kommen. Der Schwangerschaftstest ist dann positiv, aber im Ultraschall sind keine Anzeichen vom Embryo in der Gebärmutterhöhle nachweisbar.

Zeichen einer extrauterinen Schwangerschaft:

- *Schmerzen im Unterbauch*
- *Schmierblutungen in der Frühschwangerschaft*
- *Keine embryonalen Strukturen in der Gebärmutterhöhle nachweisbar*
- *Flüssigkeit im Bauchraum*
- *Schwindel und Kreislaufbeschwerden*

Ist eine extrauterine Schwangerschaft festgestellt worden, muss man äußerst vorsichtig vorgehen. Wenn der Embryo wächst, kann der Eileiter reißen und bluten, dann entsteht eine lebensgefährliche Situation für die Mutter. Es ist nicht möglich, Schwangerschaften außerhalb der Gebärmutterhöhle bis zur Geburt auszutragen. Sie müssen daher entweder operativ oder mit Medikamenten behandelt werden.

Umgang mit Schwangerschaftsverlusten

Es ist eine Sache, nicht schwanger zu werden. Aber ein Kind zu verlieren, nachdem die Freude über einen positiven Test schon da war, trifft Eltern besonders hart. Der Verlust eines Kindes gehört zu den schwersten Ereignissen, die man im Leben erfahren kann. Kinder, die vor, während oder kurz nach der Geburt sterben, werden liebevoll „Sternenkinder" genannt. Gerade für Paare, die lange auf ein Kind gehofft oder sich einer Kinderwunschbehandlung unterzogen haben, ist ein Schwangerschaftsverlust unendlich schmerzhaft. Die Angst, möglicherweise niemals Eltern zu werden, ist ein ständiger Begleiter.

Wie man als Paar den Verlust eines Kindes meistert

Dass das Thema Fehlgeburt oder der frühe Tod eines Kindes in unserer Gesellschaft nicht gerne offen besprochen wird, macht es Betroffenen schwer, ihre Trauer zu teilen und Unterstützung zu bekommen. Außenstehende wissen selten, wie sie darauf reagieren sollen, und versuchen mit gut gemeinten Ratschlägen wie „Es war ja noch kein richtiges Baby“ oder „Ihr werdet sicher bald wieder schwanger“ Verständnis zu zeigen. Sagt ihnen am besten, „Ich brauche einfach jemanden, der mir zuhört, wie es mir geht. Bitte gib mir keine Ratschläge“.

In einem so überfordernden und tragischen Moment wie dem Verlust eines Kindes ist man besonders auf Unterstützung angewiesen. Glücklicherweise ist das Pflegepersonal in den Krankenhäusern inzwischen gut geschult, begleitet die Eltern in dieser Zeit einfühlsam und gibt ihnen Raum, sich in Ruhe von ihrem Kind zu verabschieden – durch liebevolle Berührungen, Fotos oder Handabdrücke. Verlustrituale dieser Art helfen, den Abschied zu realisieren und in die persönliche Lebensgeschichte zu integrieren.

Manche Kliniken bieten zudem auch Erinnerungsboxen oder spezielle Rituale an. Sie helfen Eltern, sich nicht allein zu fühlen und ihr Kind auf respektvolle und liebevolle Weise zu verabschieden. Auch wenn es zunächst schwerfallen mag, diese Möglichkeiten zu nutzen, berichten Eltern später, dass sie es als wertvollen und wichtigen Schritt empfunden haben.

Unterschiedliche Trauerwege von Männern und Frauen

Da solche Situation einen Ausnahmezustand bedeuten und an die Grenzen des Erträglichen gehen, stehen die meisten Eltern erst mal unter Schock. Es kommt zu einer Überforderung auf beiden Seiten und dadurch naturgemäß auch zu einem erhöhten Konfliktpotenzial. Hinzu kommt, dass Frauen und Männer ihre Gefühle in unterschiedlicher Weise und meist in anderem Tempo verarbeiten. Dadurch kommt es während des Trauerprozesses mitunter zu Vorwürfen wie: „Wie kannst du jetzt einfach den Keller ausräumen?“ oder „Ist es dir egal, dass wir unser Kind verloren haben?“. Vorwürfe und Konflikte belasten noch zusätzlich. Wir möchten euch zeigen, wie ihr die unterschiedlichen Verarbeitungswege für euch nutzen und besser füreinander da sein könnt.

Männer sind lösungsorientiert und aktiv

Männer zeigen ihre Trauer in der Regel weniger offen und tendieren dazu, sie eher durch „aktiv sein“ zu verarbeiten. Statt über ihre Gefühle zu sprechen, stürzen sie sich in ihre Arbeit, suchen sich ein neues Projekt oder Ablenkung im Sport oder mit Kollegen. Das bedeutet jedoch nicht, dass sie weniger traurig sind. Der Unterschied liegt lediglich in der Art, wie sie mit der Situation umgehen: Sie reagieren eher rational und sprechen weniger über das Geschehene.

Frauen zeigen Emotionen offener und suchen das Gespräch

Im Gegensatz zu den Männern legen Frauen zumeist mehr Wert darauf, sich mit anderen über ihre Gefühlslage auszutauschen. Sie gehen tendenziell offener mit ihren Emotionen um, sprechen sich das Problem von der Seele, verarbeiten so ihren Schmerz und geben ihm einen Platz im Außen. Das hilft ihnen bei der Trauerbewältigung und gibt emotionalen Halt. Sie fokussieren eher das Problem, weinen und zeigen ihre Innenwelt offener als ihr Partner.

Trauer als Team bewältigen: Es gibt kein „Richtig" oder „Falsch" beim Trauern.
Jeder Mensch verarbeitet den Schmerz auf seine Weise, geprägt von seiner Persönlichkeit, seinen Erfahrungen und seiner Erziehung. Das ist vollkommen in Ordnung und sollte respektiert werden. Stellt euch nur vor, ihr würdet beide tagelang nur noch weinend auf der Couch sitzen. Wie könntet ihr euch da gegenseitig Halt geben?

Nutzt lieber eure unterschiedlichen Herangehensweisen als Chance, voneinander zu profitieren. Frauen können sich von der pragmatischen und lösungsorientierten Haltung der Männer inspirieren lassen, um Schritt für Schritt wieder in den Alltag zurückzufinden. Männer wiederum erfahren, wie befreiend es sein kann, Gefühle zuzulassen und diese zu teilen. Das ist etwas, was sie sich bei Frauen abschauen können. Gemeinsam könnt ihr so einen Weg finden, der euch den Weg zurück in einen unbeschwert(er)en Alltag erleichtert.

Übung: 20-Sekunden-Umarmung
Männer, dieser Tipp ist speziell für euch! Frauen haben nicht den Anspruch, dass ihr gleich eine Lösung parat habt. Sie möchten ihre Gedanken und Gefühle einfach teilen, um sich zu erleichtern, und wünschen sich, dass ihr aufmerksam zuhört. Auch wenn es gut gemeint ist, kommen Sprüche wie „Beim nächsten Mal klappt's bestimmt!" oder „Wir sind auch ohne Kinder glücklich" in solchen Momenten selten gut an.

Was wirklich hilft, ist eine innige Umarmung von mindestens 20 Sekunden Dauer. Es ist nachgewiesen, dass während dieser Zeit Endorphine und Glückshormone freigesetzt werden, die wahre Wunder wirken. Eine solche Umarmung zeigt einfach: „Ich bin da. Ich nehme dich ernst. Du kannst dich auf mich verlassen." In den meisten Fällen ist es genau das, was gerade am notwendigsten gebraucht wird.

Also, vermeidet unpassende Sprüche.
Nehmt eure Frau in den Arm und zeigt ihr euer Mitgefühl und eure starke Schulter. Das tut gut, reicht völlig aus und bedeutet mehr als tausend Worte.

Ideen für liebevolle Abschiedsrituale

Der Schmerz über den Verlust eines Kindes ist so groß, dass man ihn kaum in Worte fassen kann. Gesellschaftlich wird dieses Leid jedoch noch immer wenig wahrgenommen und Eltern von Sternenkindern sind häufig auf sich allein gestellt. Umso wichtiger ist es, dass ihr einen auf euch zugeschnittenen Weg findet, das schicksalhafte Erlebnis miteinander zu verarbeiten. Rituale können genauso eine gute Möglichkeit für einen individuellen Abschied bieten.

Es muss nicht immer etwas Großes oder Kompliziertes sein. Jeder kann solche Rituale für sich selbst gestalten, ganz nach eigenen Bedürfnissen und Stimmungen. Es geht darum, eure Gefühle zuzulassen und einen für euch als Familie passenden Rahmen zu finden.

Hier sind einige liebevolle Ideen, die euch dabei helfen können, euer individuelles Abschiedsritual zu gestalten.

Einen Brief an das Kind schreiben: Manchmal hilft es, seine Gedanken und Gefühle niederzuschreiben. Ein Brief bietet eine gute Möglichkeit, sich alles von der Seele zu schreiben, was einem auf dem Herzen liegt: die schönen Momente, aber auch die Ängste und Wünsche für das Kind. Manchen reicht auch eine Karte mit einer persönlichen Botschaft. Jeder kann solch einen Brief ganz nach den eigenen Bedürfnissen schreiben. Wenn er fertig ist, überlegt, was ihr damit tun möchtet. Ihr könnt ihn verbrennen oder an einem besonderen Ort aufbewahren, an einem See, unter einem Baum oder im Wald. Danach könnt ihr gemeinsam essen gehen, um euch zu zeigen, dass das Leben trotz des Verlustes weitergeht.

Name fürs Kind: Wenn es euch hilft, könnt ihr eurem Kind einen Namen oder Kosenamen geben. Das macht eure Verbindung realer und persönlicher. Manche Eltern entscheiden sich in dieser Situation für den Namen, den sie schon für das Baby ausgesucht hatten. Andere bevorzugen einen liebevollen Kosenamen. Das Kind in der Trauer mit dem ihm zugedachten Namen anzusprechen ist eine Möglichkeit, sich dem Kind näher zu fühlen.

Schmerz zulassen und Zeit nehmen: Manchmal braucht es einfach einen Moment der Ruhe, um die eigenen Gefühle zu spüren und zu verarbeiten. Macht euch eine Tasse Tee, kuschelt euch in eine warme Decke, nehmt euch Zeit zum Verweilen. Auch wenn es schwerfällt, ist Innehalten wichtig, um den Schmerz auszuleben. Je weiter die Schwangerschaft fortgeschritten war, desto länger kann es dauern, den Verlust zu verarbeiten. Gebt euch in diesen Momenten die Erlaubnis, euch die notwendige Zeit dafür zu nehmen, liebevoll mit euch selbst umzugehen und den Schmerz zuzulassen.

Schafft Erinnerungen: Ein Erinnerungsstück zu haben, das euch mit eurem Kind verbindet, macht die Verarbeitung erträglicher und schafft Verbundenheit. Es könnte ein Herz, ein Stofftier oder ein bemalter Stein sein. Auch ein Schmuckstück, wie ein Armband oder ein Anhänger, eignet sich gut dafür. Einige Paare schaffen sich eine kleine Erinnerungsecke zu Hause mit Bildern, einer Kerze oder anderen Gegenständen, die sie von Herzen ausgesucht haben. So bleibt das Kind immer Teil eurer Familie, auch wenn es nicht mehr bei euch sein kann. Es ist eine einfache, aber liebevolle Möglichkeit, das Kind weiterhin in eurem Leben präsent zu halten.

Erinnerungskiste: Gestaltet eine kleine „Schatztruhe" für eure Erinnerungen an euer Baby. In dieser Kiste könnt ihr Fotos, Ultraschallbilder, Kleidung oder ein Kuscheltier zusammentragen – eben all die Dinge, die für euch mit einer besonderen Bedeutung verbunden sind. Sie wird zu einem sicheren Ort für eure Erinnerungen. Ihr könnt die Kiste öffnen, wenn ihr euch nach dem Kind sehnt, oder sie schließen, wenn es zu schmerzhaft ist. Das ist eine einfache, aber gefühlvolle Möglichkeit, die Beziehung zu eurem Kind aufrechtzuerhalten und es wertzuschätzen.

Bei all diesen Ideen geht es darum, einen Weg zu finden, mit dem schmerzhaften Verlust umzugehen und ihn in angemessener Weise zu verarbeiten.

SCHWANGER NACH DER KINDERWUNSCHBEHANDLUNG

Vorsorge, Pränataldiagnostik und Besonderheiten

Für Paare, die mithilfe von reproduktionsmedizinischen Maßnahmen schwanger geworden sind, ist die Schwangerschaft meistens besonders kostbar. Man möchte alles richtig machen und die Entwicklung des Kindes im Mutterleib auf keinen Fall gefährden. Dass sich die werdenden Eltern daher entsprechend vorsichtig verhalten, ist verständlich und normal. Aber auch Ärztinnen und Ärzte verhalten sich ausgesprochen aufmerksam und möchten diese Schwangerschaften besonders behüten. Erfreulicherweise verlaufen sowohl die Schwangerschaften selbst als auch die Geburten nach IVF oder ICSI meistens völlig unproblematisch. Einige feine Unterschiede gibt es aber doch und bestimmte Komplikationen kommen, wenn auch nur in geringem Maße, häufiger vor als bei Frauen, die auf natürlichem Weg schwanger geworden sind. Daher werden sie meistens etwas aufmerksamer und umfangreicher überwacht.

Fehlgeburten: Die Rate an Fehlgeburten ist bei Schwangerschaften nach reproduktionsmedizinischen Behandlungen etwas höher als bei natürlich entstandenen Schwangerschaften. Möglicherweise liegt das am höheren Durchschnittsalter der Frauen, vielleicht auch an der Fruchtbarkeitseinschränkung oder der Behandlung selbst, das ist nicht mit Sicherheit zu sagen.

Eileiterschwangerschaften: Schwangerschaften, die sich nicht in der Gebärmutterhöhle, sondern außerhalb davon einnisten, können nach Fruchtbarkeitsbehandlungen trotz korrekter Vorgehensweise vorkommen. Die Risiken dafür sind vor allem Rauchen, Entzündungen im Unterleib und vernarbte oder verschlossene Eileiter.

Schwangerschaftskomplikationen und Schwangerschaftsvergiftung: Schwangerschaftsvergiftungen kommen bei Müttern, die nach einer Fruchtbarkeitsbehandlung schwanger geworden sind, etwas häufiger vor. Bei der Entstehung dieses Problems spielen sowohl eine Neigung der Mutter als auch Veranlagungen, die durch den Vater weitergegeben werden, eine Rolle. Die Krankheit ist durch eine unzureichende Entwicklung der Plazenta verursacht und kann bis zum Multiorganversagen führen. Als einzige kausale Therapie steht die Entbindung zur Verfügung. Um das Wohl der Mutter und des Kindes nicht zu gefährden, müssen die Kinder oft zu früh auf die Welt geholt werden. Damit ist eine Schwangerschaftsvergiftung heute einer der wichtigsten Gründe für Frühgeburten in Europa. Auch andere Komplikationen, wie z. B. Schwangerschaftsdiabetes, treten geringfügig häufiger auf.

Mehrlingsschwangerschaften kommen nach Fruchtbarkeitsbehandlungen häufiger vor als bei Schwangerschaften, die auf natürlichem Wege zustande gekommen sind. Sie haben grundsätzlich eine erhöhte Komplikationsrate während der Schwangerschaft und der Geburt und sind einer der wichtigsten Gründe für eine erhöhte Komplikationsrate nach IVF oder ICSI.

Geburtskomplikationen: Die Kaiserschnitt-Rate ist bei Frauen, die durch eine künstliche Befruchtung schwanger geworden sind, etwas erhöht. Auch hier ist der Hauptgrund, dass nach Fruchtbarkeitsbehandlungen eine vermehrte Anzahl an Mehrlingsschwangerschaften vorkommt. Sie haben bei normalen (vaginalen) Geburten tendenziell eine höhere Komplikationsrate. Daher wird je nach

„Die meisten Schwangerschaften nach IVF oder ICSI verlaufen völlig unproblematisch."

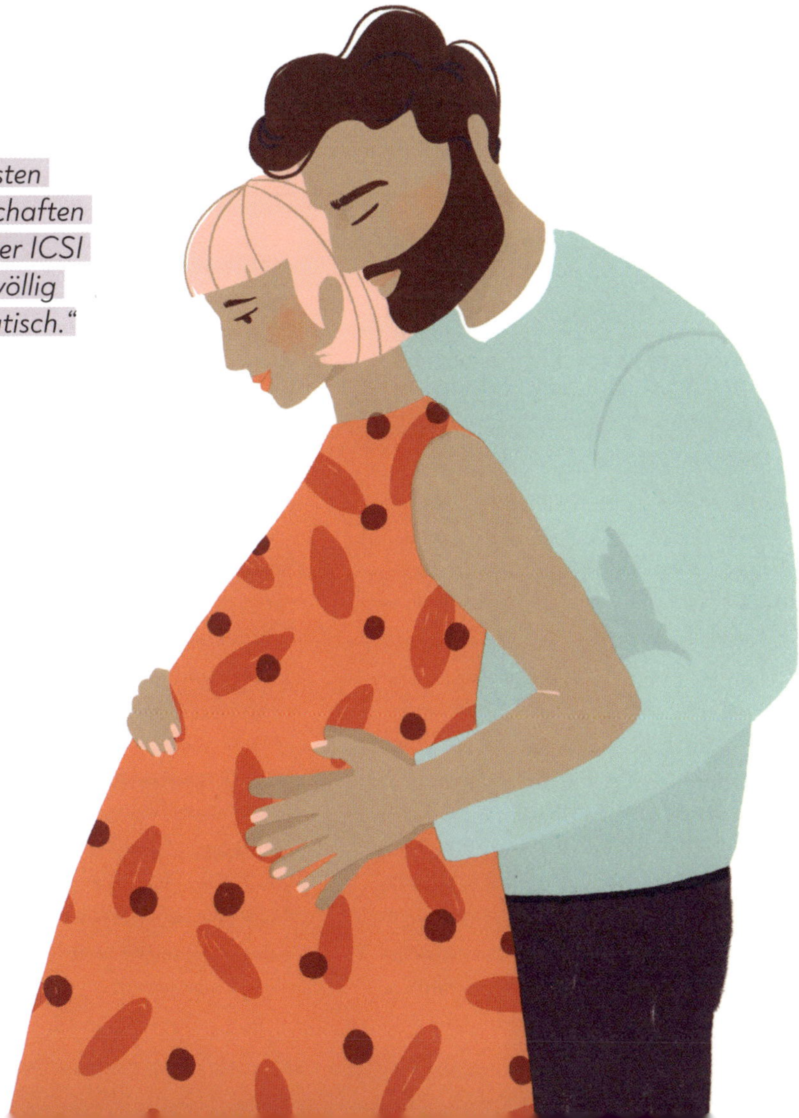

Voraussetzungen und Lage der Kinder öfter ein geplanter Kaiserschnitt durchgeführt. Aber auch die erhöhte Kaiserschnittrate könnte daran liegen, dass Eltern und Ärzte bei Schwangerschaften, die durch IVF oder ICSI entstanden sind, eher vorsichtig vorgehen und besorgter sind.

Schwangerschaftsvorsorge und Screening-Untersuchungen

In Deutschland und Österreich werden die Untersuchungen in der Schwangerschaft zu definierten Zeitpunkten durchgeführt und im Mutter- bzw. Mutter-Kind-Pass festgehalten. Diese Untersuchungen laufen sehr standardisiert ab, so wird sichergestellt, dass Abweichungen oder Probleme rechtzeitig bemerkt werden.

Folgende Untersuchungen werden im Rahmen der Vorsorge durchgeführt und im Mutter-/Mutter-Kind-Pass dokumentiert:

Bis zur 16. Schwangerschaftswoche:
- *Ausführliche Anamneseerhebung*
- *Gynäkologische Untersuchung*
- *Beurteilung der Notwendigkeit weiterer Untersuchungen*
- *Ultraschalluntersuchung in der 8.–12. Schwangerschaftswoche*
- *Blutuntersuchungen: Bestimmung der Blutgruppe und des Rhesusfaktors, Bestimmung des Hämoglobinwertes und des Hämatokrits (oder der Erythrozytenzahl) Test auf Toxoplasmose, HIV und Lues, Bestimmung des Rötelnantikörpertiters*

17.–20. Schwangerschaftswoche
- *Interne Untersuchung*
- *Gynäkologische Untersuchung*
- *Ultraschalluntersuchung in der 18.–22. Schwangerschaftswoche*
- *Erhebung von mütterlichen und kindlichen Risikofaktoren und Beurteilung der Notwendigkeit weiterer Untersuchungen*

25.–28. Schwangerschaftswoche
- *Blutuntersuchungen: Hämatokrit und Hämoglobinwert, Hepatitis-B-Untersuchung (HBS-Antigen-Bestimmung)*
- *Oraler Glukosetoleranztest*
- *Gynäkologische Untersuchung*
- *Erhebung von mütterlichen und kindlichen Risikofaktoren und Beurteilung der Notwendigkeit weiterer Untersuchungen*

30.–34. Schwangerschaftswoche
- *Gynäkologische Untersuchung*
- *Ultraschalluntersuchung*
- *Erhebung von mütterlichen und kindlichen Risikofaktoren und Beurteilung der Notwendigkeit weiterer Untersuchung*

35.–38. Schwangerschaftswoche
- *Gynäkologische Untersuchung*
- *Erhebung von mütterlichen und kindlichen Risikofaktoren und Beurteilung der Notwendigkeit weiterer Untersuchungen*

Außer den regulären Untersuchungen können zwei besondere Screenings in der Schwangerschaft bei einem speziell ausgebildeten Arzt oder einer entsprechenden Ärztin durchgeführt werden:

Ersttrimesterscreening in der 11.–14. Schwangerschaftswoche
In dieser Untersuchung wird das Baby zu einem relativ frühen Zeitpunkt schon sehr genau angeschaut. Sie dient der Erkennung von verschiedenen kindlichen und mütterlichen Risikofaktoren und ist mittlerweile viel mehr als nur die Untersuchung der Nackentransparenz.

Der Körperbau des Kindes wird genau untersucht und durch Messung der Scheitel-Steiß-Länge wird der errechnete Geburtstermin überprüft. Außerdem wird die Durchblutung der Gebärmutter gemessen. Mithilfe der Durchblutungswerte und bestimmter Parameter im Blut kann die Wahrscheinlichkeit für die Entwicklung einer Schwangerschaftsvergiftung berechnet werden. Diese Untersuchung ist sehr wichtig, weil es eine Prophylaxe gibt und das Risiko für diese schwere Schwangerschaftskomplikation damit mit bis zu 80 % gesenkt werden kann.

Eine Nackenfaltenmessung wird nur dann durchgeführt, wenn die Eltern das möchten. In Kombination mit verschiedenen Werten im mütterlichen Blut kann dadurch das Risiko für bestimmte Chromosomenstörungen beim Kind errechnet werden.

Organscreening in der 20.–23. Schwangerschaftswoche
Bei dieser genauen Ultraschalluntersuchung werden alle Organe des Babys angeschaut. Falls ein Kind ein Problem mit einem Organ hat, ist das wichtig zu wissen, da dann die Geburt genau geplant werden muss. Bei einem Herzfehler beispielsweise ist es entscheidend, dass das Kind in einer Klinik zur Welt kommt, wo dieser Herzfehler auch möglichst schnell und gut versorgt werden kann. Mittlerweile sind bei bestimmten Entwicklungsstörungen auch schon Therapien im Mutterleib möglich, z. B. bei Blutarmut oder Fehlbildungen des Rückens oder der Lunge.

Entwicklung der Kinder

Kinder, die nach einer reproduktionsmedizinischen Behandlung gesund geboren wurden, entwickeln sich körperlich und psychisch genauso wie Kinder, die auf natürlichem Weg gezeugt wurden. Im Hinblick auf Freuden und Schwierigkeiten beim Größerwerden zeigen sich also keine größeren Unterschiede. Bestimmte Probleme kommen aber nach einer Fruchtbarkeitsbehandlung häufiger vor.

Fehlbildungen: Bei Kindern, die auf natürlichem Wege gezeugt wurden, treten Fehlbildungen etwas seltener auf. Es ist schwer zu sagen, ob das an den reproduktionsmedizinischen Behandlungen selbst liegt oder ob das Fruchtbarkeitsproblem, das die Therapie nötig gemacht hat, der eigentliche Grund für die erhöhte Rate an Chromosomenstörungen ist. Insgesamt ist die Fehlbildungsrate allerdings nur leicht erhöht.

Entwicklungsstörungen: Es scheint auch eine leicht erhöhte Rate an Entwicklungsstörungen bei Kindern zu geben, die nach einer Fruchtbarkeitsbehandlung geboren wurden. Ob der Hauptgrund dafür die Behandlung selbst oder die höhere Anzahl an Mehrlings- und Frühgeburten ist, ist schwer zu sagen.

Abschließend lässt sich festhalten, dass bestimmte Risiken nach Fruchtbarkeitsbehandlungen erhöht sind und manche Komplikationen häufiger vorkommen. Die meisten Risiken sind aber nur leicht erhöht und hängen sehr stark mit der Mehrlingsrate zusammen. Wenn nach einer Fruchtbarkeitsbehandlung ein gesundes Kind zur Welt gekommen ist, ist die Chance sehr hoch, dass sich dieses Kind normal entwickeln wird.

Unser besonderer Weg zur Familie

Es ist eine persönliche Entscheidung, ob, wann und wie man seinem Kind von seiner Entstehung erzählt. Da es das genetisch eigene Kind ist, besteht keine Notwendigkeit, mit dem Kind über die Art seiner Zeugung zu sprechen.

Generell hat es Vorteile, wenn das Kind seine persönliche Geschichte kennt. Offene Gespräche über die Entstehung eines Kindes fördern ein gesundes Selbstwertgefühl und verhindern, dass das Kind später durch zufällige Entdeckungen verunsichert wird. Spezielle Bilderbücher, in kindgerechter Sprache geschrieben, ermöglichen Kindern, schon sehr früh zu verstehen, wie Babys natürlich und auch mithilfe einer Kinderwunschklinik entstehen können. Es wird empfohlen, Kindern bereits im Alter von 3–6 Jahren spielerisch, liebevoll und mit einfachen Worten von ihrer besonderen Geschichte zu erzählen. Grundsätzlich fördert Offenheit gegenseitiges Vertrauen und eine sichere Bindung.

Der Wunsch nach weiteren Kindern

Ein Kind zu bekommen ist eine große Sache, plötzlich verändert sich das gewohnte Leben und alles dreht sich um das neue Familienmitglied. Eltern erleben eine Fülle an Emotionen, die sehr intensiv sind: Liebe, Glück, Freude und nicht zuletzt auch Erschöpfung. Nichtsdestotrotz stellen sich viele Paare einige Zeit nach der Geburt ihres ersten Kindes die Frage: Möchten wir unsere Familie weiter vergrößern?

Besonders wenn der Weg zum ersten Kind nicht einfach war, wird einem umso mehr bewusst, wie wertvoll und kostbar es ist, ein gesundes Kind zu haben. Eltern genießen die Zeit mit ihrem Wunschkind in vollen Zügen und es ist völlig natürlich, wenn nach einer Weile die Sehnsucht nach einem oder mehreren weiteren Kindern aufkommt. Folgende Anregungen möchten wir euch für eure Überlegungen mit auf den Weg geben:

Nach einer Geburt braucht der Körper erst mal ein wenig Zeit, um sich von den Strapazen der Schwangerschaft zu erholen. Besonders nach einem Kaiserschnitt empfehlen Ärzte, mindestens sechs Monate zu warten, bevor eine erneute Schwangerschaft angestrebt wird. Es dauert, bis der Körper vollständig geheilt ist und sich auf eine weitere Schwangerschaft vorbereiten kann. Wie viel Zeit die Erholung in Anspruch nimmt, ist ganz unterschiedlich: Einige fühlen sich schon nach einigen Monaten wieder bereit für ein weiteres Baby. Andere wiederum benötigen Jahre, um sich vollständig zu regenerieren oder fühlen sich gar nicht mehr in der Lage, die Familie zu vergrößern.

Auch emotional kann die Frage nach einem weiteren Kind herausfordernd sein. Die Erfahrung mit dem ersten Kind prägt die Entscheidung. War die Geburt traumatisch? Verlief die erste Zeit mit dem Baby harmonisch oder habt ihr euch überfordert gefühlt? Bleibt genügend Zeit für ein weiteres Kind, ohne dass das erste zu kurz kommt?

Es gibt nicht das „richtige" Tempo. Wichtig ist, auf den Rat der Ärzte, den Körper und das eigene Gefühl zu hören. Sicher ist, dass ein weiteres Kind nicht nur mehr Liebe bedeutet, sondern auch mehr Organisation und Kraft erfordert. Schlafmangel, Krankheiten, Spielgruppen-Eingewöhnung, Haushalt und Jobanforderungen müssen unter einen Hut gebracht werden.

Fragen, die ihr euch stellen könnt:

- *Fühlen wir uns mit unserem aktuellen Alltag wohl?*
- *Haben wir genug Unterstützung, beispielsweise durch Familie oder Freunde?*
- *Können wir uns finanziell ein weiteres Kind leisten?*
- *Wie stellen wir uns das Leben mit zwei oder mehr Kindern vor?*
- *Wer übernimmt welche Aufgaben?*
- *Welchen Altersabstand zwischen Geschwistern finden wir passend?*

Der Abstand zwischen den Kindern beeinflusst die Dynamik in der Familie. Haben die Kinder einen geringen Altersabstand, bedeutet das eine intensive Phase mit wenig Pausen für die Eltern. Sobald die Kinder miteinander spielen können, erleben viele Eltern eine spürbare Entlastung. Die Kleinen beschäftigen sich nun mittlerweile selbst und können sich gegenseitig unterhalten, was den Eltern etwas Auszeit ermöglicht.

Ist der Altersabstand zwischen den Kindern größer, hat man vielleicht wieder mehr Energie für ein Baby, da das ältere Kind schon recht selbstständig ist. Nicht unterschätzen sollte man allerdings, dass unterschiedliche Entwicklungsphasen und Ansprüche im Alltag spürbar werden.

Fazit: Jeder Weg ist individuell

Es gibt keine allgemeingültige Antwort auf die Frage, wann der richtige Zeitpunkt für ein weiteres Kind ist oder ob es überhaupt ein weiteres geben soll. Jede Familie hat ihre eigenen Bedürfnisse und Pläne. Trefft gemeinsam eine Entscheidung, die sich für eure Familie richtig anfühlt.

TIPP:

Lasst euch nicht unter Druck setzen, wenn ihr euch dafür entscheidet, eine Familie mit (nur) einem Kind zu sein! Genauso möchten wir euch ermutigen, für euren Wunsch nach einem weiteren Kind einzutreten und euch nicht von Sprüchen wie „Ihr habt doch schon ein Kind" verunsichern zu lassen. Euer Wunsch ist wichtig und es ist allein eure Entscheidung, wie ihr eure Familie gestaltet.

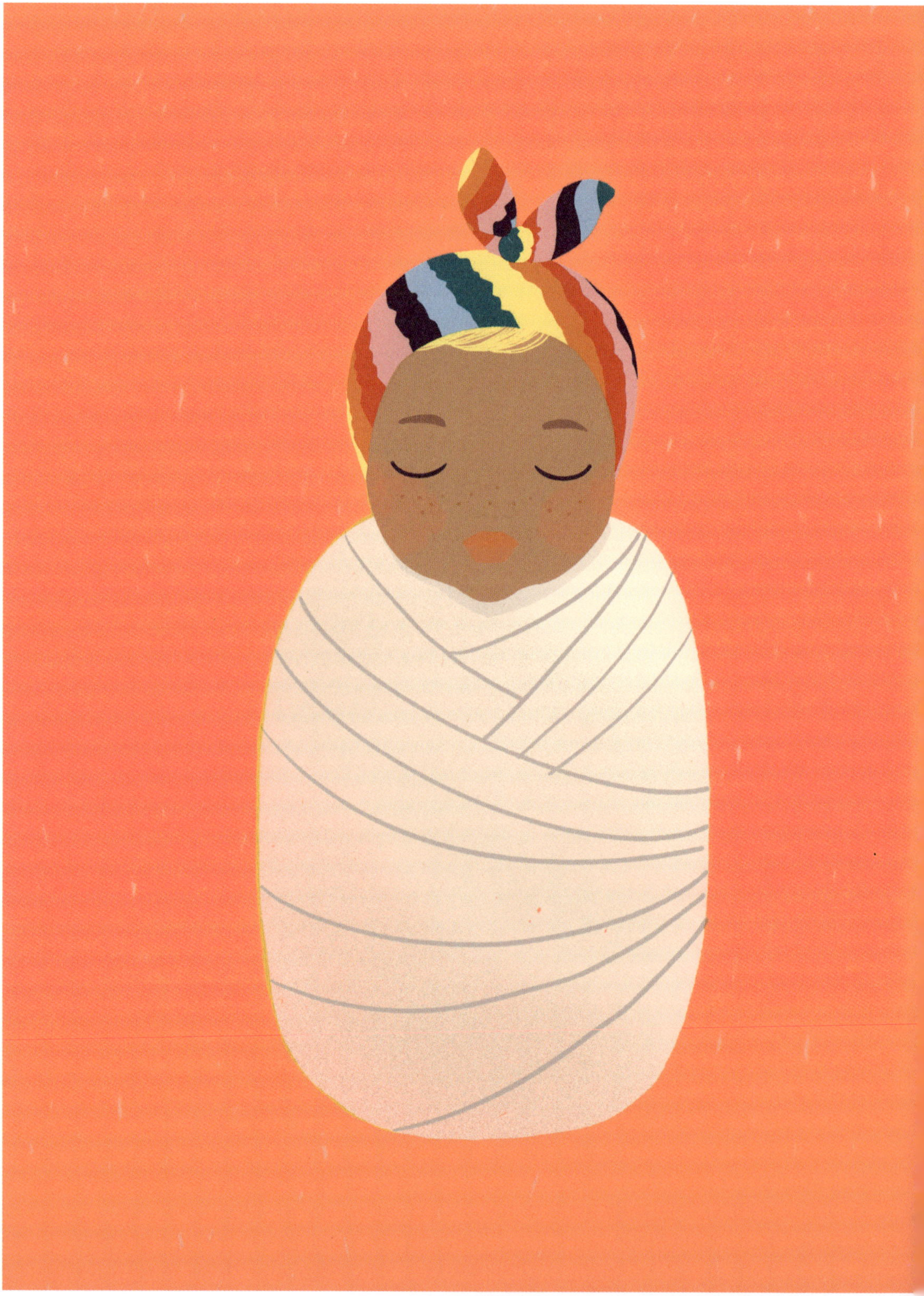

KAPITEL 6

ZUKUNFTSPERSPEKTIVEN UND ALTERNATIVE MODELLE DER FAMILIENGRÜNDUNG

ERGÄNZENDE THERAPIEN UND NEUE VERFAHREN

Add-ons: Diagnostische und therapeutische Zusatzbehandlungen

Die großen Fortschritte in der Medizin und auch der Reproduktionsmedizin verdanken wir der Forschung. Heute können mithilfe von Fruchtbarkeitsbehandlungen viele Paare, die früher wohl kinderlos geblieben wären, eine Familie gründen.

Wie bereits erwähnt, gelang dem englischen Biologen Robert Edwards und dem Gynäkologen Patrick Steptoe 1977 der Durchbruch. Sie schafften es zum ersten Mal, eine In-vitro-Fertilisation durchzuführen und einen Embryo erfolgreich in die Gebärmutter zu übertragen. 1978 wurde Louise Joy Brown, das erste IVF-Baby der Welt, geboren. Nach Jahren des unerfüllten Kinderwunsches wurden die Browns so zu einer Familie.

Auch heute wird in der Reproduktionsmedizin viel geforscht, immer in der Hoffnung, die Chancen auf ein Kind für Paare weiter zu verbessern. Auch im Rahmen von Fruchtbarkeitsbehandlungen werden daher viele zusätzliche Abklärungen und Therapien angeboten. Manche davon haben sich im Lauf der Zeit als wirkungslos erwiesen, bei anderen kommen Studien zu widersprüchlichen Ergebnissen – von hilfreich über uneindeutig bis hin zu wirkungslos.

Die Gründe dafür sind vielfältig: Das Studiendesign, die involvierten Patienten und die Anwendung der Techniken spielen eine wichtige Rolle und können das Ergebnis beeinflussen. Oft ist ein Verfahren nicht für jeden sinnvoll, sondern nur in ganz bestimmten Fällen oder Konstellationen. Es ist sehr schwer, genau die richtige Untergruppe von Patienten zu identifizieren, denen eine Technik hilft. Hinzu kommt, dass das Wissen in der Medizin beständig wächst und sich verändert. Es werden laufend neue Erkenntnisse veröffentlicht, sodass Ärztinnen und Ärzte die Verfahren im Hinblick auf ihre Sinnhaftigkeit ständig neu bewerten müssen. Eine Therapie kann heute sinnvoll erscheinen, in Zukunft aber als nicht hilfreich oder sogar schädlich eingestuft werden. Man muss also individuell und umsichtig beurteilen, ob zusätzliche Maßnahmen hilfreich sein könnten und welche davon für ein Paar infrage kommen.

Grundsätzlich unterscheidet man diagnostische und therapeutische Maßnahmen, die als sogenannte „Add-ons“ (Zusatzbehandlungen) eingesetzt werden. Einige dieser Therapieansätze möchten wir hier vorstellen.

Diagnostische Verfahren

Die folgenden diagnostischen Verfahren dienen dazu, weitere Ursachen zu ermitteln, die für Schwangerschaftsverluste oder wiederholt erfolglose Versuche einer Fruchtbarkeitsbehandlung mit verantwortlich sein könnten.

Untersuchungen der Aufnahmefähigkeit der Gebärmutterschleimhaut: Das Endometrium spielt eine wichtige Rolle bei der Entstehung einer Schwangerschaft. Nur wenn es aufnahmebereit ist, kann sich der Embryo auch einnisten. In den letzten Jahren wurden zahlreiche Versuche unternommen, Merkmale für die Aufnahmefähigkeit des Endometriums zu definieren – mit dem Ziel, den optimalen Zeitpunkt für einen Embryotransfer individuell zu bestimmen. Doch leider ist die Thematik sehr komplex und es gibt bislang keinen sicheren Nachweis, dass diese Tests und die daraus gezogenen Erkenntnisse die Schwangerschaftsrate tatsächlich verbessern können.

Immunologische Untersuchungen: Das Immunsystem einer Frau wird während der Schwangerschaft vor eine besondere Herausforderung gestellt. Der Embryo ist genetisch gesehen für den Körper der Frau „fremd“, aber das Immunsystem soll ihn nicht wie andere körperfremde Zellen abstoßen und bekämpfen, sondern als Schwangerschaft erkennen und schützen. Wie genau das möglich ist, wird heute noch nicht exakt verstanden. Daher wird in diesem Bereich sehr viel geforscht. Klar ist mittlerweile, dass bestimmte Zellgruppen im Rahmen der Schwangerschaft eine besondere Rolle spielen. Dazu gehören beispielsweise die sogenannten „natürlichen Killerzellen“, die in der Gebärmutterschleimhaut und im Blut vorkommen.

Es gibt inzwischen viele verschiedene Tests, um immunologische Faktoren zu untersuchen. Zur Therapie werden dann Medikamente wie Kortison, sogenannte TNF-alpha-Blocker oder Infusionen eingesetzt. Bislang liegen uns noch nicht genug Studien vor, um den Nutzen dieser Therapien abzusichern. Weil die eingesetzten Medikamente teilweise sehr stark wirksame Substanzen enthalten, die das Immunsystem beeinflussen und potenziell schädlich sein können, werden sie für die meisten Paare nicht empfohlen.

Untersuchungen des Mikrobioms: Die Bakterien, die unseren Körper besiedeln, sind in den letzten Jahren intensiv erforscht worden und wir haben viele neue Erkenntnisse gewonnen, z. B. dass Bakterien zahlreiche Funktionen in unserem Körper steuern und wahrscheinlich großen Einfluss auf Gesundheit, Krankheit und das Leben eines Menschen haben. Auch im Bereich der Reproduktionsmedizin konnte gezeigt werden, dass ein gesundes Mikrobiom, also eine gute Zusammensetzung von Bakterien im Bereich der Fortpflanzungsorgane, wichtig für die Entstehung und den Verlauf einer Schwangerschaft ist. Eine besondere Bedeutung haben in diesem Zusammenhang die Laktobazillen der weiblichen Geschlechtsorgane. Ein Mangel an diesen wichtigen Bakterien scheint im Zusammenhang mit einer reduzierten Schwangerschafts- und auch Geburtenrate zu stehen. Das Mikrobiom wird durch die Entnahme einer Probe der Gebärmutterschleimhaut untersucht. Eine Therapie des Mikrobioms kann durch die Gabe von Laktobazillen während der Behandlung erfolgen. Selten werden spezifischere Therapieansätze angewendet.

Präimplantationsdiagnostik: Diese Diagnostik ist ein kompliziertes medizinisches Verfahren, dessen Einsatz gut abgewogen werden muss. Wenn ein Paar selbst von einer genetischen Veränderung betroffen ist oder es bereits mehrmals zu einem Schwangerschaftsverlust gekommen ist, kann diese Technik angewendet werden, um die Chancen auf eine Schwangerschaft oder ein gesundes Kind zu verbessern. In ausgewählten Fällen kann sie hilfreich sein, unterliegt aber strengen gesetzlichen Auflagen. In Kapitel 4 findet ihr dazu mehr Informationen.

Timelapse-Imaging: Zur Beurteilung eines Embryos während der Entwicklung im Labor wird er von Biologen zu bestimmten Zeitpunkten unter dem Mikroskop angeschaut. Das erlaubt eine Analyse der Qualität in bestimmten zeitlichen Abständen. Beim Timelapse-Imaging werden hingegen von einer Kamera laufend Bilder erstellt, während der Embryo wächst. Diese Bilder ermöglichen dem Embryologen später, die Entwicklungsschritte zu sehr vielen aufeinanderfolgenden Zeitpunkten genau zu beurteilen. Man erhofft sich, dadurch besser beurteilen zu können, welcher Embryo die größte Chance hat, sich zu einer Schwangerschaft und einem gesunden Kind zu entwickeln.

Therapeutische Verfahren

Unter dem Begriff „therapeutische Verfahren" versteht man Anwendungen, deren Einsatz die Chance auf eine Schwangerschaft oder die Geburt eines Kindes verbessern oder das Risiko für einen Schwangerschaftsverlust minimieren soll.

Calcium-Ionophor: Bei einer natürlichen Befruchtung wird nach dem Eindringen der Samenzelle in der Eizelle Kalzium freigesetzt und die Eizelle somit aktiviert. Für diese Kalzium-Ausschüttung sind bestimmte Komponenten der Samenzelle verantwortlich. Wenn es nach einer Fruchtbarkeitsbehandlung mit ICSI zu einer sehr niedrigen Befruchtungsrate (unter 30 %) gekommen ist, kann es sein, dass in der Samenzelle ein Mangel an diesem Aktivator vorliegt. Dann kann ein Zusatz von Calcium-Ionophor manchmal helfen. Es wird der Flüssigkeit, in der sich die Eizelle im Labor befindet (Kulturmedium) beigefügt und kann so die Befruchtungswahrscheinlichkeit erhöhen.

Assisted Hatching: Hinter diesem Begriff steckt ein technisches Verfahren, das es dem Embryo erleichtern soll, sich in der Gebärmutterschleimhaut einzunisten. Für die Einnistung muss der Embryo aus der Eihülle „schlüpfen". Manchmal ist die Eihülle aber verhärtet oder verdickt und es gelingt dem Embryo nur schwer, sie zu durchbrechen. Beim „Assisted Hatching" wird ein mikroskopisch kleines Loch in die Eihülle gebohrt, um dem Embryo dieses „Schlüpfen" zu erleichtern. Meistens wird dazu ein sehr präziser Laser verwendet. Ob dieses Verfahren die Schwangerschaftschancen wirklich erhöht, ist derzeit noch nicht klar, da genauere Studien noch nicht vorliegen.

Ankratzen der Gebärmutterschleimhaut oder „Endometrium-Scratching": Wie bereits erwähnt, ist für die Entstehung einer Schwangerschaft eine empfängnisbereite Gebärmutterschleimhaut entscheidend. Das Endometrium-Scratching („Endometrium-

Kratzen") basiert auf der Idee, dass diese Schleimhaut durch einen kleinen mechanischen Reiz, das „Scratching", zur Regeneration angeregt wird und durch diesen Impuls bestimmte Faktoren und Gene aktiviert werden, die für die Entstehung und Entwicklung einer Schwangerschaft wichtig sind. In der Praxis wird dann mit einem kleinen Katheter ein wenig Schleimhaut aus der Gebärmutterhöhle entnommen. Die genauen Zusammenhänge und warum dieser mechanische Reiz die Schwangerschaftschancen möglicherweise verbessert, sind noch nicht klar und auch die bislang durchgeführten Studien zeigen lediglich eine Tendenz zum positiven Effekt und noch keinen eindeutigen Beweis. Diese Option kann daher unter bestimmten Voraussetzungen bei Paaren, die bereits mehrere erfolglose Versuche mit Fertilitätsbehandlungen hinter sich haben, zum Einsatz kommen.

EmbryoGlue: Dies ist die Bezeichnung für eine Substanz, die der Flüssigkeit, in der sich der Embryo vor dem Transfer befindet, hinzugegeben werden kann und diese mit Hyaluron anreichert. Dadurch kann die Chance auf eine Einnistung des Embryos manchmal verbessert werden. In bisherigen Studien, die dieses Verfahren untersucht haben, konnte ein leicht positiver Effekt nachgewiesen werden.

Intrazytoplasmatische morphologische Spermieninjektion (IMSI): Hinter diesem komplizierten Begriff versteckt sich eine Methode, mit der man versucht, die Samenzellen, die für eine künstliche Befruchtung verwendet werden, noch besser zu selektionieren. Es wird dafür ein sehr hoch auflösendes Mikroskop verwendet (6000-fache Vergrößerung), mit dem die einzelne Samenzelle genauer betrachtet und präzise beurteilt werden kann. Man erhofft sich, auf diesem Weg die besten Samenzellen für die Befruchtung auszuwählen und somit die Chancen auf eine erfolgreiche Schwangerschaft zu erhöhen.

Physiologische intrazytoplasmatische Spermieninjektion (PICSI): Auch die PICSI ist ein Verfahren, das helfen soll, die besten Samenzellen für eine künstliche Befruchtung zu ermitteln. Man verwendet Hyaluronsäure, um reife von unreifen Spermien zu unterscheiden. Reife Spermien können besser an Hyaluronsäure binden, diese werden dann für die Befruchtung ausgewählt. Leider konnte auch hier nie klar bewiesen werden, dass diese Technik einen wirklichen Vorteil für die Paare mit sich bringt.

Ein Blick in die Zukunft: neue Therapieansätze

Durch intensive Forschung und Entwicklung entstehen ständig neue vielversprechende Ideen und Therapieansätze, die uns möglicherweise in der Zukunft helfen können, weitere Lösungen für einen unerfüllten Kinderwunsch zu finden.

Der letzte große Durchbruch in der Fortpflanzungsmedizin war die Erfindung der ICSI (Intrazytoplasmatische Spermieninjektion): Diesem Verfahren ist es zu verdanken, dass Schwangerschaften auch bei stark eingeschränkter männlicher Fruchtbarkeit und unzureichender Samenqualität möglich wurden. Seither wird weltweit intensiv nach Mitteln gesucht, um den nächsten Durchbruch zu erreichen. Der Hauptgrund für sinkende Chancen auf ein Baby ist allerdings die Alterung der Eizellen und die Eizellqualität, die ab 30 Jahren abnimmt und sich ab 35 Jahren rapide weiter verschlechtert. Für dieses Problem hat die Forschung bislang keine Lösung gefunden und es ist aktuell auch mithilfe von Fruchtbarkeitsbehandlungen nicht zu überwinden.

Einige neue Ideen wollen wir hier vorstellen. Es wird spannend sein zu sehen, welche Konzepte sich als sinnvoll erweisen und ob wir in Zukunft damit arbeiten werden.

Künstliche Intelligenz (KI): Künstliche Intelligenz wird mittlerweile in vielen Bereichen eingesetzt. Sie ist in der Lage, kreativ zu schreiben, Bilder zu analysieren, Muster zu erkennen und vieles mehr. Auch im Bereich der Fortpflanzungsmedizin wird untersucht, ob man mittels künstlicher Intelligenz zu besseren Ergebnissen kommen kann.
Ein Ansatz ist dabei die Beurteilung der Zellen. Es wird untersucht, ob KI helfen kann, Eizellen, Samenzellen und Embryonen besser einzuschätzen, um herauszufiltern, welche Zellen die größten Chancen auf eine Schwangerschaft haben.

Auch zum Zyklusmonitoring sowie zur Bestimmung des besten Zeitpunkts für einen Embryotransfer könnte KI eingesetzt werden und darüber hinaus viele Bereiche der Laborarbeit unterstützen oder bei genetischen Analysen nützlich sein. Durch die Integration von künstlicher Intelligenz in die Medizin könnten sich neue, vielversprechende Möglichkeiten ergeben. Dabei müssen aber auch ethische Bedenken berücksichtigt und sinnvolle Mechanismen zur Regulation der Methoden gefunden werden.

Mitochondrienspende: Manche Erbkrankheiten werden über die „Mitochondrien", die sogenannten „Kraftwerke der Zelle", an Kinder weitergegeben. Die Mitochondrien sind für die Energieversorgung verantwortlich und werden ausschließlich durch die Eizellen weitergegeben, also von den Müttern an die Kinder vererbt. Sind die Mitochondrien von einer Krankheit betroffen, ist es mittlerweile in einem komplizierten Verfahren möglich, den Zellkern einer befruchteten Eizelle in eine Spendereizelle einzufügen. Aus der Spendereizelle wird zuvor der Zellkern und damit die DNA der Spenderin entfernt. Der funktionierende Zellapparat und die Mitochondrien der Spenderin bleiben aber bestehen. Somit hat das Kind dann funktionierende Zellkraftwerke. Diese Kinder verfügen genau genommen über Erbanlagen von drei Personen: der Mutter, dem Vater und sehr wenig DNA von der Spenderin in den Mitochondrien. In Großbritannien und den USA wurde diese Technik bereits angewendet.

In-vitro-Gametogenese (IVG): Da wie bereits erwähnt viele Probleme, mit denen wir in der Fortpflanzungsmedizin konfrontiert sind, mit dem Alter der Eizellen zu tun haben, beschäftigen sich Forscher intensiv mit der Frage, ob sich Keimzellen aus anderen Zellen eines Menschen entwickeln lassen. IVG könnte in der Zukunft vielleicht eine Lösung für diese Frage sein. Mithilfe dieses Verfahrens werden Eizellen oder auch

Samenzellen (Gameten) aus anderen Zellen, wie z. B. Hautzellen, reproduziert. Das ist möglich, da in jeder Zelle alle Erbanlagen eines Menschen gespeichert sind und daher theoretisch alle Informationen für Körperfunktionen in jeder Zelle vorhanden sind. Durch Zellprogrammierung spezialisieren sich die Körperzellen im Laufe der Entwicklung eines Menschen aber immer mehr und übernehmen nur noch bestimmte Aufgaben. Aufgrund der Programmierung kann z. B. eine Zelle der Niere nicht die Funktionen einer Zelle des Gehirns ausüben und umgekehrt. Die Forschung beschäftigt sich daher intensiv mit der Frage, ob es möglich ist, die Spezialisierung der Zellen aufzuheben und sie umzuprogrammieren. Leichter gelingt eine Neuprogrammierung natürlich, wenn eine Zelle noch gar nicht zu sehr auf eine Funktion spezialisiert ist. Solche wenig spezialisierten Zellen sind z. B. Stammzellen.

In vielen Organen des Körpers ruhen Stammzellen, die zur Zellerneuerung beitragen. Diese sogenannten pluripotenten Stammzellen haben das Potenzial, sich in viele verschiedene menschliche Zellen zu entwickeln. Sie können daher auch dazu angeleitet werden, sich in Keimzellen umzuwandeln. Stammzellen der Haut können somit in einem komplexen Verfahren reprogrammiert werden und sich in Eizellen oder Samenzellen umwandeln. Das IVG-Verfahren könnte also auch jenen Paaren, die bisher keine Chance auf eine Schwangerschaft hatten, eine neue Perspektive geben: Frauen, die zu früh in die Menopause gekommen sind, können neue eigene Eizellen erhalten. Gleichgeschlechtliche Paare beider Geschlechter könnten ein biologisches Kind zeugen und die natürliche Begrenzung der Fruchtbarkeit durch das Alter könnte überwunden werden.

Im Rahmen von Experimenten ist es bei Mäusen schon geglückt, Nachkommen auf diese Art zu zeugen, und auch eine menschliche Keimzelle konnte entwickelt werden. Ob es gelingt, dass aus einer solchen Keimzelle auch ein Baby entsteht, ist bisher noch ungewiss, außerdem ist die Langzeitentwicklung der so entstandenen Organismen derzeit nicht abschätzbar. Es ist daher essenziell wichtig, ethische Aspekte rechtzeitig zu bedenken und sinnvolle Maßnahmen zur Regulierung zu treffen. Eine Gesellschaft muss sich frühzeitig mit den ethischen Aspekten neuer Technologien und Möglichkeiten auseinandersetzen, um sicherzustellen, dass sie verantwortungsbewusst weiterentwickelt und eingesetzt werden.

ALTERNATIVE MÖGLICHKEITEN: VON GAMETENSPENDE ÜBER ADOPTION BIS CO-PARENTING

Dank moderner Reproduktionsmöglichkeiten gibt es inzwischen viele Möglichkeiten, wie Paare ihren Kinderwunsch erfüllen können, auch wenn eine Schwangerschaft auf natürlichem Weg nicht stattfinden kann. In diesem Kapitel stellen wir euch nicht nur die wichtigsten Alternativen zur Familiengründung vor, sondern zeigen auch Optionen auf, die Paare nach erfolgloser Behandlung wahrnehmen können. Dazu gehören Pflegekinder, Adoption oder auch das neuere Konzept des Co-Parenting. Ein Thema, das zunehmend an Bedeutung gewinnt, ist die Familiengründung mithilfe Dritter, wie z. B. durch Eizell- und/oder Samenspende.

Wichtig zu beachten ist, dass die rechtlichen Rahmenbedingungen von Land zu Land variieren. Was in einem Land erlaubt ist, kann in einem anderen verboten sein. Bei all den erwähnten Optionen solltet ihr untereinander im Vorfeld klären, was für euch als Paar ethisch, moralisch und persönlich stimmig ist. Letztlich geht es darum, einen Weg zu wählen, den ihr sowohl für euch als auch für euer zukünftiges Kind das ganze Leben lang vertreten könnt.

Familiengründung mit einer Eizell- oder Samenspende

Unter dem Begriff Gametenspende versteht man die Weitergabe von Ei- oder Samenzellen durch eine dritte Person an ungewollt kinderlose Einzelpersonen oder Paare. Während sich die Samenspende schon seit vielen Jahren etabliert hat, bleibt die Eizellspende ein sensibleres Thema, das gesellschaftlich und politisch nach wie vor kontrovers diskutiert wird, vor allem deshalb, weil es in manchen Ländern (noch) verboten ist. Viele der Punkte, auf die wir im Folgenden eingehen, lassen sich auch auf die Samenspende, die Doppelspende und die Embryonenspende übertragen.

Medizinische Indikationen

Samen- und Eizellspenden sind gesetzlich geregelt. In Deutschland und der Schweiz ist die Samenspende erlaubt, die Eizellspende aber aktuell noch verboten. In Österreich ist beides erlaubt. Grundsätzlich muss die Spende medizinisch gerechtfertigt sein.
Die Grundvoraussetzung dabei ist, dass es medizinisch als unmöglich angesehen wird, mit den eigenen Samenzellen (oder Eizellen) eine Schwangerschaft zu erreichen

oder ein gesundes Kind zu bekommen. Für diese Paare ist die Spende von Keimzellen oft die einzig bleibende Option. Mittlerweile sind bereits viele Tausend Kinder nach Samen- oder Eizellspende gesund zur Welt gekommen. Mögliche, durch die Behandlung entstehende Risiken werden besonders bei der Eizellspende viel diskutiert. Frauen, die nach einer Eizellspende schwanger geworden sind, scheinen ein höheres Risiko für bestimmte Komplikationen wie Schwangerschaftsvergiftung und Geburtskomplikationen zu haben als Frauen, die auf natürlichem Weg schwanger wurden. Möglicherweise liegt dies aber auch am höheren Alter der betreffenden Frauen bzw. an deren insgesamt eher schlechterem allgemeinen Gesundheitszustand. Eine Eizellspende muss also medizinisch begründet sein und verantwortungsbewusst mit Rücksicht auf den allgemeinen Gesundheitszustand der sie empfangenden Frau und des Paares durchgeführt werden.

Medizinische Gründe, bei denen eine Eizell- oder Samenspende gerechtfertigt sein kann:

- *Chemotherapie oder andere medizinische Behandlung in der Vorgeschichte, die Unfruchtbarkeit zur Folge hat (wenn vorher keine Ei- oder Samenzellen konserviert wurden)*
- *Vorzeitige ovarielle Erschöpfung oder vorzeitige Menopause einer Frau*
- *Genetische Veränderungen, die zu Unfruchtbarkeit führen*
- *Operationen, die zu Unfruchtbarkeit geführt haben*
- *Alter der Frau*

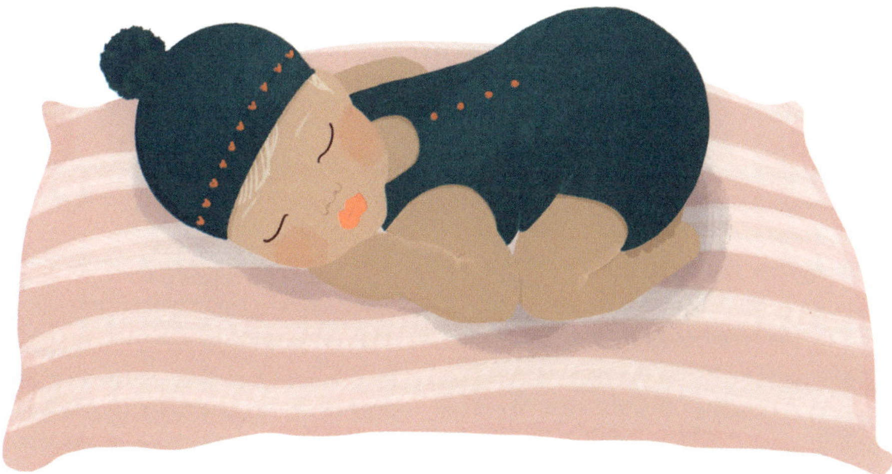

Meine Geschichte

„Als Kind habe ich mir immer eine Familie mit Vater, Mutter und zwei Kindern, am liebsten einem Mädchen und einem Jungen, gewünscht. Leider ist das Leben bei mir anders verlaufen und der Mann, mit dem dieser Traum zu erfüllen gewesen wäre, hat auf sich warten lassen. Die Zeit ist immer schneller vergangen und viele Freundinnen von früher hatten mittlerweile Mann, Haus, Katze und Kinder (vielfach sogar in dieser Reihenfolge). Ich habe meine biologische Uhr innerlich immer lauter gehört und schließlich den Mut gefasst, meinen Weg allein zu gehen. In einer Kinderwunschklinik im Ausland habe ich meine Werte untersuchen lassen. Da soweit alles in Ordnung war, wurde eine Insemination geplant. Den Spender habe ich allein ausgesucht, viele Informationen über ihn habe ich leider nicht erhalten. Nach dem 3. Inseminations-Versuch bin ich schwanger geworden, habe das Kind aber leider in der 7. Schwangerschaftswoche verloren. Nach zwei weiteren Versuchen hat es schließlich geklappt. Aktuell bin ich im zweiten Schwangerschaftsdrittel und freue mich, dass bis jetzt, außer ein wenig Schwangerschaftsübelkeit, alles problemlos verläuft. Natürlich bin ich oft unsicher, habe Sorgen und manchmal gibt es auch Kritik von anderen. Aber meine Familie und die wichtigsten Freunde stehen hinter mir und unterstützen mich. Ich bin sehr glücklich mit meiner Entscheidung."

Mona, 36 Jahre

Rechtliche Rahmenbedingungen: Was ist erlaubt?

Die Fortpflanzungsmedizin unterliegt einer ständigen Entwicklung, was dazu führt, dass die entsprechenden Gesetze immer wieder angepasst werden, rechtliche Rahmenbedingungen sich ändern und je nach Land sehr stark variieren können. Wie bereits am Beispiel von Deutschland, Österreich und der Schweiz erwähnt, ist insbesondere die Spende von Ei- und Samenzellen in jedem Land anders geregelt.

Wichtig ist zu wissen, dass man grundsätzlich offene Spenden von anonymen Spenden unterscheidet. In Deutschland, Österreich und der Schweiz sind alle Spenden nicht-anonym, anonyme Samenspenden sind verboten. So wird vor allem das Recht des Kindes auf das Wissen um seine Abstammung geschützt. Die Nachkommen aus einer Eizell- oder Samenspende haben ein Einsichts- und Auskunftsrecht zu gewissen Daten der spendenden Person. Die Klinik, die die Spende durchführt, ist verpflichtet, diese Daten der Spenderin oder des Spenders aufzunehmen.

Üblicherweise gibt es außerdem Altersgrenzen für Spender und Spenderinnen von Eizellen und Samenzellen. Sie müssen mindestens 18 Jahre alt sein, die obere Altersgrenze unterscheidet sich je nach Land, in dem die Spende stattfindet. Auch für die Empfängerinnen von Eizellspenden gibt es in den meisten Ländern Altersgrenzen, die zwischen 18 und 45–50 Jahren liegen.

Außerdem müssen die Spender und Spenderinnen umfassenden Untersuchungen zustimmen, die meistens auch bestimmte genetische Untersuchungen und eine genaue Erhebung der eigenen und familiären Krankengeschichte beinhalten. Ihre Zustimmung zur Verwendung ihrer Zellen können sie jederzeit widerrufen. Im Fall ihres Todes oder bei Verlust ihrer Entscheidungsfähigkeit dürfen die Eizell- bzw. Samenspenden nicht mehr genutzt werden.

Erwägt man eine Familiengründung mithilfe gespendeter Ei- oder Samenzellen, kann dies mit erheblichen Kosten verbunden sein, welche die Empfänger der Spende tragen müssen. Diese Kosten entstehen durch den hohen Aufwand der biologischen und medizinischen Untersuchungen, die mit einer solchen Behandlung verbunden sind. Sämtliche Untersuchungen der männlichen und weiblichen Spender sowie die Kosten für das Labor und eventuelle Fruchtbarkeitsbehandlungen, insbesondere bei einer Eizellspende, müssen übernommen werden. Die Spenderin bzw. der Spender erhalten in Österreich, Deutschland und der Schweiz hingegen keine Bezahlung für eine Eizell- oder Samenspende (allerdings eine Entschädigung für ihren Aufwand).

Können wir unser Kind genauso lieben wie ein genetisch eigenes?

Die Entscheidung, eine Familie mithilfe einer Eizell- oder Samenspende zu gründen, ist zu Beginn immer ein „Plan B". Niemand wünscht sich diesen Weg. In der Praxis berichten die meisten Paare, dass sie zu Beginn der Behandlung nie gedacht hätten, für ihren Kinderwunsch einmal „so weit zu gehen". Mit zunehmenden Fehlversuchen und Enttäuschungen rückt das Thema in der Regel immer näher und den Betroffenen wird mehr und mehr bewusst, wie intensiv ihre Sehnsucht nach einem Kind tatsächlich ist. Auch wenn es anfangs schwer vorstellbar war, kann die Gametenspende ungewollt kinderlosen Paaren eine echte Chance bieten, sich den Traum vom Wunschkind doch noch zu verwirklichen.

Allem voran stellt man sich grundsätzlich die Frage, ob eine genetische Verbindung notwendig ist, damit man das Kind als „eigenes" annehmen und lieben kann. Zahlreiche Untersuchungen konnten inzwischen zeigen, dass es nicht die Gene sind, die eine Familie ausmachen, sondern vielmehr die Qualität und Stabilität der Beziehung. In Wahrheit basiert Elternschaft also vor allem auf der Liebe und der Bindung, die im Zusammenleben wächst. Fürsorge, Unterstützung und gemeinsame Erlebnisse sind für eine starke Verbindung zwischen Eltern und Kind ausschlaggebend, nicht die Gene.

Im Vergleich zur Adoption schätzen Paare, die ihre Familie mithilfe einer Spende gründen, dass sie Schwangerschaft und Geburt gemeinsam erleben und das Kind keinen negativen oder belastenden Einflüssen ausgesetzt war, weder in der Schwangerschaft noch in den ersten Lebensmonaten oder -jahren, wie es bei Adoptionen häufig der Fall ist. Allein schon die frühkindliche Trennung von der Mutter bedeutet für Säuglinge eine hohe Belastung, die hier nicht stattfindet. Auch der Faktor Zeit spielt eine Rolle: Bei einer Adoption weiß man nie genau, ob und wann ein Kind tatsächlich zur Familie kommt. Entscheidet man sich für eine Eizellspende, variiert die Wartezeit je nach Klinik und Land. Sie liegt in der Regel aber bei durchschnittlich 3–6 Monaten. Die Wunscheltern haben also deutlich mehr Einfluss auf den zeitlichen Ablauf, bis sie ihr Kind in den Armen halten.

Frauen, die sich für eine Eizellspende entscheiden, betonen, wie wichtig es für sie ist, die Schwangerschaft selbst zu erleben und so die intime Verbindung zum Baby aufbauen zu können. Eltern können so Monat für Monat mehr in ihre neue Rolle hineinwachsen. Auch die Möglichkeit, eine Geburt zu erleben oder stillen zu können, ist für Frauen in der Regel eine lang ersehnte Erfahrung.

Außerdem beeinflussen Mütter die sogenannte Epigenetik des Kindes: durch Faktoren wie Ernährung, Stress, Umweltfaktoren oder die Lebensweise, die das Kind im Mutterleib mitbekommt, werden gewisse Gene aktiviert oder nicht aktiviert. Das bedeutet, dass ein Kind auch durch die Mutter, in der es sich entwickelt, einzigartig wird, selbst wenn es mit dieser nicht genetisch verwandt ist. So können Wunschmütter zumindest einen kleinen Teil zur individuellen Entwicklung ihres Kindes beitragen, auch wenn sie keine eigene DNA an es weitergeben können. Immer mehr Frauen, die keine eigenen Eizellen mehr haben oder deren Eizellen für die Entwicklung eines Embryos ungeeignet sind, sehen diesen Weg somit als willkommene Option.

Wenn euer Plan B zum Plan A wird, sollte dies möglichst nicht von heute auf morgen geschehen. Denn diese Veränderung ist ein (längerer) Prozess, bei dem es um das schmerzhafte Loslassen von bisherigen Vorstellungen und Wünschen und um das Prüfen und anschließende Annehmen der neuen Realität geht. Es ist nur natürlich, dass beide Elternteile dafür etwas Zeit benötigen.

Wichtige Überlegungen bei Eizell- oder Samenspende

- **Abschied von der Vorstellung eines genetisch eigenen Kindes:** Dieser Prozess ist emotional, intensiv und meist traurig. Ein bewusstes Verabschieden mithilfe eines kleinen Rituals trägt dazu bei, diesen Schritt bewusst zu gehen: Ein Brief, in dem alle aktuellen Gefühle einen Platz bekommen, kann ein erster Schritt auf dem Weg der Verarbeitung sein.

  Folgende Fragen können als Leitfaden dienen: Was war für euch auf der bisherigen Kinderwunschreise besonders schwierig? Was habt ihr euch gewünscht und erhofft? Gibt es etwas, das ihr aus dieser Zeit persönlich und als Paar mitnehmt? Habt ihr neue Erkenntnisse gewonnen? Gibt es etwas, das euch auf der Reise gestärkt hat? Was erhofft ihr euch von eurer Zukunft?

Wenn ihr alle persönlichen Gedanken aufgeschrieben habt, verbrennt ihr den Brief und lasst die alte Phase bewusst hinter euch. So setzt ihr der bisherigen Kinderwunschreise ein klares Ende und dürft gestärkt in eine neue, hoffnungsvolle Phase aufbrechen.

- **Was könnt ihr dem Kind mitgeben?** Statt eure Gedanken darauf zu fokussieren, was ihr dem Kind nicht mitgeben könnt, überlegt euch zur Abwechslung: Welche Erfahrungen und Werte möchte ich meinem Kind vermitteln? Was ist mir bei der Erziehung wichtig?

  Mit der Zeit stellt ihr vielleicht fest, dass es gar keine (so) entscheidende Rolle spielt, ob das Kind euch optisch ähnlich sieht oder nicht. Am Ende geht es vielmehr darum, dass ihr dem Kind Liebe und eine stabile und sichere Bindung bieten könnt. Darüber hinaus werden erwiesenermaßen Dinge wie Mimik, Gestik, Sprache und eure sozialen Werte das Kind von Beginn an prägen und eure Verbindung einzigartig machen.

- **Warum wollt ihr Eltern werden?** Begebt euch gedanklich noch einmal an den Anfang eurer Kinderwunschreise und nehmt euch einen Moment Zeit, über das „Warum" nachzudenken. Weshalb möchte ich eigentlich Mama oder Papa werden? Was ist für mich persönlich daran wertvoll? Was sind meine Wünsche und Sehnsüchte in Bezug auf das Leben mit einem Kind? Geht es mehr um die Chance, einem kleinen Menschen Liebe zu schenken, oder macht es mich einfach glücklich, eine kleine Version von mir aufwachsen zu sehen? Diese höchst persönlichen Gedanken sollte jeder für sich aufrichtig beantworten. Sie tragen dazu bei, sich bewusst für oder gegen eine Behandlung mithilfe einer Spende zu entscheiden.

- **Jedes Kind ist ein Individuum.** Ein Kind zu bekommen, bedeutet immer auch ein Stück weit die „Kontrolle abzugeben". Jeder Mensch ist ein Individuum und wir wissen im Vorhinein nie, wer sich zu uns gesellen wird, ob gesund, klug, extrovertiert, schüchtern, fröhlich oder stur. Die Liste der Eigenschaften ließe sich unendlich fortsetzen. Wir sind alle einzigartig in unserem Wesen und Aussehen. Dasselbe gilt auch für Familien, die auf natürlichem Weg entstanden sind. Oder kennt ihr nicht auch Geschwisterkinder, die unterschiedlicher nicht sein könnten? Vielleicht gibt es sogar große Unterschiede in eurer eigenen Familie? Egal ob auf natürlichem Weg oder mit fremder Hilfe entstanden: Wir sollten unsere Kinder mit all ihren Talenten, Stärken und Schwächen annehmen, so wie sie sind.

Tipp: Die folgende Affirmation kann beruhigend und bestärkend wirken: „Du wirst genau richtig für uns sein und wir freuen uns, dich auf deinem Weg zu begleiten."

Diese Fragestellungen helfen, sich vor der Behandlung mit den Folgen der fehlenden genetischen Verbindung, dem Ungleichgewicht in der Partnerschaft (sozialer vs. biologischer Elternteil), rechtlichen und medizinischen Gesichtspunkten sowie emotionalen Folgen auseinanderzusetzen.

Die häufigsten Fragen, die Paare mit Samen- oder Eizellspende beschäftigen

- *Wie und wann klären wir unser Kind über seine Entstehung auf?*
- *Was sagen wir unserem Umfeld und wie wird es reagieren?*
- *Was ist besser, eine anonyme oder eine nicht-anonyme Spende?*
- *Welche Rolle spielt die Spenderin/der Spender in unserem Leben?*
- *Was, wenn das Kind sagt, „Du bist nicht meine echte Mama/mein echter Papa"?*
- *Was, wenn unser Kind plötzlich Kontakt zur Spenderin/zum Spender möchte?*

1. Wie und wann klären wir unser Kind auf?
Idealerweise sollten Kinder zwischen drei und sechs Jahren über die besondere Form ihrer Entstehung aufgeklärt werden. Viele Paare wundern sich und bezweifeln, dass ein so kleines Kind die Komplexität der Sache schon verstehen kann. Doch es geht zu Beginn gar nicht so sehr darum, dass ein Kind den Begriff „Eizellspende" wirklich versteht. Vielmehr soll es schon früh erfahren, wie Babys generell entstehen und dass es bei ihm/ihr ein besonderer Weg war. Entscheidend ist, dass die Eltern von sich aus auf das Kind zugehen und regelmäßig und altersgerecht mit ihm über seine Entstehungsgeschichte sprechen. Man sollte also nicht auf Fragen oder einen „passenden Moment" warten. Ein Vorteil für Eltern ist auch, dass kleine Kinder (noch) einfache Fragen stellen.

Weil das Thema eher komplex ist, empfehlen wir Eltern von Spenderkindern, geeignete Bücher zur Unterstützung zu verwenden. Sachbilderbücher sind in kindgerechter Sprache verfasst und vermitteln Wissen auch mit Bildern, was es sowohl den Eltern als auch den Kindern leichter macht, entspannt und auf natürliche Weise miteinander über unterschiedliche Wege der Familiengründung zu sprechen. Kinder reagieren in jungen Jahren neutral oder positiv, während eine späte Aufklärung immer schwieriger wird und teilweise auch als Bruch in der Beziehung empfunden wird. Offenheit von Anfang an ist daher die empfohlene Herangehensweise für Eltern und Kind.

2. Was sagen wir unserem Umfeld?
Im Grunde geht die Spende niemanden etwas an. Dennoch ist es empfehlenswert, enge Freunde und die Familie vorab über die Spende zu informieren. Als Art „goldene Regel" könntet ihr all diejenigen, die euch oder das Kind unterstützen sollen, über die Form der Familiengründung informieren; zu einem späteren Zeitpunkt auch Kinderärzte und eventuell Erzieher und Erzieherinnen. Diese können sich entsprechend vorbereiten, sollte das Thema aufkommen.

Überlegt euch in einem ersten Schritt, wen ihr gerne ins Vertrauen ziehen möchtet. Wählt dann einen Zeitpunkt, den ihr für geeignet haltet. Ein günstiger Moment kann beispielsweise das Verkünden der Schwangerschaft sein. Viele wählen die zwölfte Schwangerschaftswoche, weil dann die ersten wichtigen Untersuchungen vorbei sind. Ihr könntet in etwa sagen: „Wir erwarten ein Baby und bei uns war es ein besonderer Weg. Wir sind dank einer Eizellspende/Samenspende schwanger geworden. Wir freuen uns sehr und hoffen auf eure Unterstützung für uns und unser Baby." So verhindert ihr, dass das Kind später seltsame Reaktionen oder Blicke von Verwandten ertragen muss.

Paare, die eine oder mehrere Fehlgeburten erlitten haben, entscheiden sich gerne für einen späteren Moment, wenn das Baby gesund auf die Welt gekommen ist. Erste Babybesuche können dann dazu genutzt werden, das Thema von Beginn an offen anzusprechen.

3. Anonyme oder nicht-anonyme Spende?
Eine weitreichende Entscheidung ist die Art der Spende. Je nach Land kann man zwischen offener oder anonymer Spende wählen.

Bei einer nicht-anonymen Spende hat das Kind die Möglichkeit, ab einem bestimmten Alter (je nach Land unterschiedlich) zu erfahren, wer die Spenderin oder der Spender ist. Es kann später selbst entscheiden, ob es Kontakt aufnehmen möchte oder nicht.

Bei einer anonymen Spende bleibt die Identität der Spenderin/des Spenders geheim. Die Eltern entscheiden damit schon im Vorfeld, dass das Kind unter normalen Umständen nie erfahren wird, wer die genetische Mutter/der genetische Vater ist. Allerdings ist es heute schwierig, Anonymität zu garantieren, da moderne Technologien wie DNA-Tests inzwischen unkompliziert und kostengünstig durchzuführen sind.

Wichtig ist: Es gibt ein „Recht auf Kenntnis der Abstammung". Jeder Mensch hat das Recht zu wissen, von wem er abstammt. Das bedeutet auch, dass das Kind später selbst entscheiden darf, ob es Kontakt zur Spenderin oder zum Spender aufnehmen möchte. Daher wird eine offene Spende von Fachkräften empfohlen.

Aufgrund der Tragweite der Entscheidungen ist es absolut empfehlenswert, sich vor der Entscheidung für eine Spende oder beim Erhalt einer Eizell- bzw. Samenspende durch eine zertifizierte Fachkraft beraten zu lassen.

4. Welche Rolle spielt die Spenderin/der Spender in unserem Leben?
Die spendende Person spielt auf jeden Fall eine Rolle im Leben des Kindes, auch wenn sie nicht direkt Teil der Familie ist. Manche Kinder interessieren sich später mehr für sie, manche weniger. Wunscheltern haben zum Teil Sorge, dass sie zu viel Raum in der Familie einnehmen könnte und sie selbst als sozialer Elternteil entsprechend weniger gelten.

Erinnert euch zurück an eure Kindheit und versetzt euch in die Position eures Kindes: Wie hättet ihr euch gewünscht, dass eure Eltern mit euch sprechen? Hättet ihr euch für eure biologische Herkunft interessiert? Wenn ja, welche Fragen hätten euch beschäftigt?

Mögliche Fragen eines Kindes könnten sein: Wer ist die Spenderin/der Spender? Wie sieht sie/er aus? Warum hat sie/er die Spende gemacht? Habe ich Halbgeschwister?

Spürt in euch hinein und fragt euch, ob sich eure Liebe zur Mutter oder zum Vater geändert hätte, wenn ihr erfahren hättet, dass ihr durch eine Spende gezeugt wurdet. Wahrscheinlich nicht, oder?

Aus Erfahrungsberichten von Spenderkindern wissen wir, dass diese oft hoffen, von einer „guten/netten Person" zu stammen. Es ist daher wichtig, als Eltern einfühlsam auf etwaige Unsicherheiten des Kindes einzugehen. Für Kinder ist es gut zu wissen, dass alle ihre Fragen zu ihrer Herkunft willkommen sind.

Tipp: Falls ihr als soziale Mutter oder sozialer Vater die Spenderin oder den Spender hin und wieder doch als mögliche „Konkurrenz" empfindet, hilft Dankbarkeit. Macht euch bewusst, wie unverzichtbar der Beitrag dieser Person für eure Familiengründung war. Ohne diesen Menschen hätte es euer Kind nie gegeben.

5. Was, wenn das Kind sagt, „Du bist nicht meine echte Mama/mein echter Papa"?
Spenderkinder machen sich hin und wieder über ihre genetische Herkunft Gedanken. Wenn ein Kind aber sagt, „Du bist nicht meine echte Mama/mein echter Papa", bedeutet das meistens schlicht, dass es gerade wütend, gekränkt oder verunsichert ist. Klare Worte schaffen Vertrauen und vermitteln in solchen Momenten Sicherheit: „Ich sehe, du bist gerade ziemlich sauer. Was ärgert dich denn gerade so sehr, dass du solche Dinge zu mir sagst? Ich bin deine Mama, das wissen wir beide." Auf diese Weise gelingt es Eltern, dass sich ihr Kind in seiner Identität sicher fühlt.

Als Eltern sollte man gerade in solchen Momenten versuchen, ruhig zu bleiben und dem Kind zu versichern, dass es geliebt wird. Dennoch ist es in Ordnung, ihm in einer ruhigen Minute zu sagen, dass derartige Aussagen verletzend sind.

6. Was, wenn unser Kind Kontakt zur Spenderin/zum Spender möchte?
Äußert ein Kind den Wunsch, Kontakt zur Spenderin oder zum Spender aufzunehmen, sollte dies innerhalb der Familie in Ruhe besprochen werden. Ob und wann sich ein Kind dafür interessiert, ist, wie bereits erwähnt, individuell unterschiedlich und kann zu jeder Zeit erfolgen.

Eltern sollten das Kind auf jeden Fall darauf vorbereiten, dass die Spenderin bzw. der Spender auch bei einer nicht-anonymen Spende für sich selbst entscheiden kann, ob sie bzw. er tatsächlich auch Kontakt aufnehmen möchte. Manche Spenderkinder berichten von einem einmaligen Treffen, andere von einer positiv erlebten Familienerweiterung. Sowohl die Bedürfnisse des Kindes als auch die der spendenden Person und deren Familie sollten möglichst respektiert werden. Daher ist es sinnvoll, diesen Kontakt mit einer Beratungsfachkraft vorzubereiten.

Das Wichtigste auf den Punkt gebracht:

- *Eine Eizellspende gibt Frauen die Möglichkeit, die Schwangerschaft selbst zu erleben und Einfluss auf eine gesunde Entwicklung des Kindes zu nehmen.*
- *Liebe, Fürsorge und eine sichere Bindung sind die am stärksten ins Gewicht fallenden Aspekte für ein glückliches Miteinander in der Familie. Eine weniger wichtige Rolle spielt dabei die genetische Herkunft des Kindes.*

- *Es gibt ein Recht auf Kenntnis der Abstammung: Die nicht-anonyme Spende bietet dem Kind später die Möglichkeit, bei Interesse Kontakt zur Spenderin bzw. zum Spender aufzunehmen.*
- *Eine offene und ehrliche Kommunikation innerhalb der Familie und mit dem Umfeld fördert einen natürlichen Umgang und eine stabile Bindung untereinander.*
- *Eine begleitende psychosoziale Beratung schon vor der Behandlung ist für beide Elternteile empfehlenswert und bei vielen Kliniken inzwischen Voraussetzung für die Behandlung.*

Gut zu wissen:

Zahlreiche Studien konnten zeigen, dass Kinder, die durch eine Samen- und/oder Eizellspende gezeugt wurden, entwicklungspsychologisch und familiendynamisch keine Unterschiede im Vergleich zu Kindern zeigen, die natürlich gezeugt wurden.

Meine Geschichte

„Eine Eizellspende war für uns immer ein No-Go, wir hätten nie gedacht, dass wir diese Option einmal in Anspruch nehmen würden. Doch mit der Zeit merkten wir, dass wir keine andere (realistische) Chance hatten, selbst ein Baby zu bekommen. Während der vielen Behandlungen wurde uns immer stärker bewusst, wie groß unser Wunsch nach einem Kind war. Die Suche nach einer passenden Spenderin stellte uns vor viele Fragen. Wir wollten sicherstellen, dass es nicht darum geht, ein ‚Designerbaby' zu bekommen. Unser Kind sollte nicht schon vor seiner Geburt mit Erwartungen belastet werden – wie etwa, dass die Spenderin musikalisch ist oder Golf spielt. Es war anfangs eine Herausforderung für uns, unsere Vorstellungen und Ansprüche loszulassen und darauf zu vertrauen, dass dieser kleine Mensch schon zu uns passen würde.
Als es dann mit der ersten gespendeten Eizelle klappte, fühlte es sich für uns richtig an. Und wenn mir heute jemand sagt, dass unser Kind ‚ganz nach der Mama aussieht', freue ich mich und lächle. Auch wenn wir nicht biologisch verwandt sind, scheint uns unser Kind auf eine andere Weise doch sehr ähnlich zu sein."

Markus, 46, und Annabelle, 41

Adoption und Pflegeelternschaft

Adoption

Für Paare, die keine leiblichen Kinder bekommen können, stellt eine Adoption eine weitere Möglichkeit zur Familiengründung dar. Adoptiveltern sollten sich bewusst sein, dass sie einem nicht genetisch verwandten Kind mit mitunter schwieriger Vergangenheit (wie z. B. Verlust der leiblichen Eltern) ein neues Zuhause bieten. Adoptiveltern durchlaufen in der Regel einen langen und intensiven Weg und sollten sich darauf einstellen, von Adoptionsvermittlungsstellen auf Herz und Nieren geprüft zu werden.

Im Mittelpunkt steht in erster Linie das Wohl des Kindes. Adoptivkinder sind meist schon früh durch eine belastende Vergangenheit mit ihrer Herkunftsfamilie geprägt. Wenn sich die leiblichen Eltern nicht selbst um ein Kind sorgen können, ist dies immer eine negative bzw. traumatisierende Erfahrung für das Kind. Es geht also nicht darum, ein für Wunscheltern „passendes" Kind zu suchen, sondern ein verständnisvolles und liebevolles Zuhause für das Kind zu finden.

Eltern sollten sich bewusst sein, dass Identitätskonflikte auftreten können, auch wenn das neue Zuhause noch so liebevoll ist. Sie sollten bereit sein, Geduld, Toleranz und Verständnis aufzubringen, und in einer gefestigten Partnerschaft sein.

Der Adoptionsprozess variiert je nach Land. Es ist ratsam, sich frühzeitig bei den zuständigen Stellen über die jeweiligen Reglementierungen zu informieren. Den Adoptionsvermittlungsstellen ist es ein wichtiges Anliegen, dass das Paar den unerfüllten Wunsch nach einem leiblichen Kind gut verarbeitet und abgeschlossen hat.

Lange Wartezeiten und strikte Regelungen können den Adoptionsprozess erschweren. Ist auch ein ziemlicher Hürdenlauf zu bewältigen, so bietet die Adoption vielen Kindern die Chance, in einer liebevollen Familie jene Geborgenheit und Unterstützung zu finden, die sie für ihre Entwicklung benötigen.

In- und Auslandsadoption

Man kann ein Kind entweder im eigenen Land oder im Ausland adoptieren. In Deutschland, Österreich und der Schweiz gibt es meist deutlich mehr Bewerber als Kinder, die zur Adoption freigegeben werden. Auch wenn es keine offiziell festgelegte Altersgrenze gibt, werden Babys und Kleinkinder in der Regel bevorzugt an jüngere Paare unter 35 Jahren vermittelt. Der Altersunterschied zwischen dem Kind und mindestens einem Elternteil sollte in der Regel nicht größer als 40 Jahre sein. Deshalb entscheiden sich besonders ältere Paare von Anfang an dafür, ein Kind im Ausland zu adoptieren. Dort gibt es weniger strenge Auflagen und zum Teil mehr Kinder, die ein neues Zuhause benötigen.

Wird ein Kind aus dem Ausland adoptiert, sollten sich die Adoptiveltern im Vorfeld mit den kulturellen Wurzeln des Kindes auseinandersetzen, die Kultur des Herkunftslandes respektieren und sie bei der Erziehung und Entwicklung des Kindes berücksichtigen.

TIPP:

Wenn ihr euch für eine Adoption interessiert und weitere Fragen habt, wendet euch am besten an eine Adoptionsvermittlungsstelle in eurer Nähe. Dort bekommt ihr alle wichtigen Informationen für die nächsten Schritte. Diese können euch auch über zugelassene Agenturen für eine Auslandsadoption informieren.

Pflegeelternschaft

Pflegeelternschaft bedeutet, einem Kind in einer schwierigen Lebensphase ein liebevolles und stabiles Zuhause zu bieten. Mit anderen Worten: Sind die leiblichen Eltern aktuell nicht in der Lage, sich in angemessener Weise um ihr Kind zu kümmern und es zu schützen, wird es in die Obhut von Pflegeeltern gegeben, bis sich die Situation zu Hause normalisiert hat. Ziel ist es, das Kind nach Möglichkeit wieder in seine Ursprungsfamilie zurückzuführen, nachdem sich deren Lebensumstände verbessert haben.

Auch Pflegekinder haben schon in jungen Jahren zahlreiche schwierige Erfahrungen gemacht. Manche wurden vernachlässigt, erlebten traumatisierende Erfahrungen oder litten bereits im Mutterleib unter einer Suchterkrankung der Eltern. Derartige frühkindliche Erfahrungen belasten die normale Entwicklung eines Kindes. Das äußert sich nicht selten in Unsicherheiten, Ängsten oder auch unkontrollierten Gefühlsäußerungen.

Eine Pflegeelternschaft ist eine verantwortungsvolle Aufgabe, die viel Geduld, Liebe und Verständnis erfordert. Es braucht Einfühlungsvermögen und kostet Kraft, Kinder bei der Verarbeitung des Erlebten zu unterstützen. Darüber hinaus sollte man sich bewusst sein, dass ein wertschätzender Kontakt zwischen Pflegeeltern und leiblichen Eltern zwar nicht immer einfach, für das Wohl des Kindes aber wichtig ist. Auch wenn leibliche Eltern Kindern keinen idealen Start ins Leben ermöglichen konnten, ist Toleranz und Respekt vor ihrer Situation gefragt. Eine gut funktionierende Zusammenarbeit mit den jeweiligen Fachstellen ist bei all diesen Herausforderungen notwendig.

Fühlen sich beide Partner dieser Aufgabe gewachsen, ist eine Pflegeelternschaft eine wertvolle Option für ungewollt kinderlose Paare. Erlebt man, wie ein Kind mit der Zeit Vertrauen gewinnt und sich kindgerecht weiterentwickeln kann, ist das eine bereichernde und erfüllende Erfahrung. Schließlich ist die geleistete Unterstützung für diesen kleinen Menschen und seine Zukunft von unschätzbarem Wert.

Fazit: Ob Adoption oder Pflegekindbetreuung, beide Formen der Familiengründung eröffnen Kindern aus schwierigen Verhältnissen die Chance auf ein liebevolles Zuhause. Diese Familienmodelle können für Eltern eine einzigartige bereichernde Erfahrung sein, auch wenn sie gelegentlich ziemlich (heraus)fordernd sein können.

Familiengründung bei Menschen aus dem LGBTQ+-Spektrum

Der Wunsch nach einem Kind und einer Familie entspringt einem tief verwurzelten menschlichen Bedürfnis und erstreckt sich über alle Gesellschaftsschichten, Geschlechter und sexuellen Orientierungen. Natürlich haben auch queere Personen und Menschen des LGBTQ+-Spektrums das Bedürfnis, ein Kind großzuziehen und Eltern zu sein. Da die individuellen Ausgangslagen sehr stark variieren, ist es schwer, allgemeingültige Konzepte zu formulieren.

Gleichgeschlechtliche weibliche Paare oder alleinstehende Frauen können sich den Wunsch nach einer Familie oft mittels Samenspende erfüllen. Homosexuelle männliche Paare oder alleinstehende Männer stehen zumindest im deutschsprachigen Raum vor einer besonderen Herausforderung, da die Leihmutterschaft (siehe rechts) hier noch verboten ist. Dies zeigt, dass die Optionen von Menschen oder Paaren aus dem LGBTQ+-Spektrum auch stark von der Gesetzgebung der jeweiligen Länder abhängen. Jeder Einzelfall erfordert daher eine sorgfältige, individuelle Betrachtung und Abwägung der jeweiligen Möglichkeiten. Eine spezielle Situation entsteht bei transsexuellen Menschen, die eine Therapie zum Wunschgeschlecht durchführen lassen. Hier sollte man sich rechtzeitig über Angebote und Möglichkeiten zum Erhalt der Fruchtbarkeit informieren. Im Folgenden werden wir auf einige Beispiele zur Familiengründung und zu den Möglichkeiten im LGBTQ+-Spektrum genauer eingehen.

Leihmutterschaft

Leihmutterschaft ist in Österreich, Deutschland und der Schweiz verboten. Hierbei wird ein Embryo, der durch eine künstliche Befruchtung entstanden ist, in die Gebärmutter einer Frau übertragen, die bereit ist, die Schwangerschaft auszutragen. Nach der Schwangerschaft und der Geburt wird das Kind den leiblichen Eltern übergeben. Leihmutterschaft kommt für Frauen infrage, die aus medizinischen Gründen, z. B. weil sie ohne Uterus geboren wurden, nicht schwanger werden können. Auch homosexuelle Männerpaare greifen auf die Leihmutterschaft zurück, um eine Familie zu gründen.

Familiengründung gleichgeschlechtlicher weiblicher Paare

Gleichgeschlechtliche Frauen nehmen für eine Schwangerschaft am häufigsten die Möglichkeit einer Samenspende in Anspruch. Sie können sich entweder für eine Spende über eine offiziell registrierte Samenbank oder eine private Spende entscheiden. Im Folgenden geben wir einen Überblick über die wichtigsten Aspekte:

Samenspende über eine offizielle Samenbank

- *Paare können Körpermerkmale, Charaktereigenschaften und andere Kriterien angeben, auf die sie bei der Auswahl des Spenders Wert legen. Anhand der angegebenen Kriterien des Paares werden dann von der Samenbank diesen Kriterien entsprechende Spender vorgeschlagen. Die Herangehensweisen sind je nach Samenbank leicht unterschiedlich.*

- *Rechte und Pflichten sind bei der Samenspende gesetzlich geregelt: Eine rechtliche Vaterschaft wird ausgeschlossen. Der Spender hat somit weder Rechte noch Pflichten in Bezug auf das Kind.*
- ***Nicht-anonyme Spende:*** *In Deutschland, Österreich und der Schweiz hat das Kind das Recht, ab einem bestimmten Alter (von Land zu Land unterschiedlich) die Identität des Spenders zu erfahren (Name, Geburtsdatum, Geburtsort und andere relevante Informationen). Die Identität des Samenspenders ist in offiziellen Registern oder medizinischen Einrichtungen erfasst.*

Private Samenspende

Auch bei einer privaten Samenspende ist es möglich, eine offizielle Samenbank zu nutzen. Der Vorteil einer offiziellen Samenbank liegt darin, dass die rechtlichen Aspekte klar geregelt sind.

Gut zu wissen:

Erfolgt die Samenspende privat durch einen Bekannten oder Freund, kann der Spender Rechte geltend machen, da er als biologischer Vater des Kindes betrachtet wird. Wenn der Weg über eine Samenbank geht, gelten klare Regelungen hinsichtlich der Rechte und Pflichten und eine Vaterschaft ist rechtlich ausgeschlossen. Zu erwähnen ist noch, dass bei einer privaten Spende ein Infektionsrisiko besteht.

Medizinisch gesehen sind verschiedene Verfahren möglich. Welches davon gewählt wird, hängt vor allem von der individuellen Situation des Paares und dem allgemeinen Gesundheitszustand ab. Infrage kommen sowohl wenig invasive Vorgehensweisen wie Inseminationen, aber auch reproduktionsmedizinische Therapien wie IVF und ICSI (siehe dazu Kapitel 5, S. 133).

Unsere Geschichte

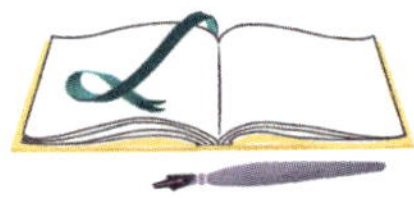

„Die Suche nach einem passenden Spender war gar nicht so leicht. Wir konnten aus einem ganzen Katalog aussuchen, was anfangs etwas befremdlich und unromantisch war. Für uns war wichtig, dass unser Bauchgefühl zu ihm stimmt. Dass wir unserem Kind von Beginn an ehrlich erzählen, dass es mithilfe eines Samenspenders entstanden ist, stand für uns beide außer Frage. Wir legten aber Wert darauf, dass der Spender keine Rechte in unserer Familie bekommt. Wir beide sind die Mütter und Erziehungsberechtigten und werden vor unserem Kind auch niemals von einem Papa oder Vater sprechen, das wäre für uns zu nah. Wenn das Kind den Spender später kennenlernen möchte, stehen wir dem Ganzen aber natürlich nicht im Weg."

Sophie, 29, und Clara, 32 Jahre

Solo-Elternschaft & Co-Parenting

Solo-Elternschaft

Solo-Elternschaft ist eine immer beliebter werdende Alternative zur traditionellen Familiengründung. Wurde kein passender Partner bzw. keine passende Partnerin gefunden, nehmen Singles ihre Familiengründung heute gelegentlich selbst in die Hand.

Solo-Mütter entscheiden sich bei der Familiengründung in der Regel für eine Samenspende, die entweder über eine Samenbank oder privat organisiert wird. Bei einer Spende über eine eingetragene, offizielle Samenbank sind viele medizinische und rechtliche Aspekte bereits von vornherein geklärt: Sorgerecht, die Rechte des Spenders sowie das Infektionsrisiko. Bei einer privaten Samenspende hingegen ist Vorsicht geboten: Hier gilt der Spender rechtlich als Vater des Kindes und kann Ansprüche geltend machen.

Für Solo-Väter gibt es das Modell der Leihmutterschaft oder die Co-Elternschaft. Sie können ein Kind adoptieren oder ein Pflegekind aufnehmen. In vielen Ländern sind jedoch nicht alle dieser Optionen zulässig, weshalb es notwendig ist, sich vorab gewissenhaft über seine Möglichkeiten zu informieren. Es gilt, unbedingt sicherzustellen, dass die rechtlichen Rahmenbedingungen klar geregelt sind. Auch bei der Solo-Elternschaft ist es empfehlenswert, das Kind von Anfang an über die besondere Form seiner Entstehung zu informieren.

Wichtige Überlegungen:

Finanzielle Sicherheit
Ein finanzielles Polster für Notfälle zur Verfügung zu haben, ist für Single-Eltern genauso wie für Alleinerziehende entlastend. Mit einem Kind kann man leicht in eine Situation kommen, mit der man ursprünglich nicht gerechnet hat: Das Kind ist länger krank, sodass man eventuell weniger Einkommen hat, oder es benötigt unvorhergesehene Pflege oder Therapien. Dann ist es beruhigend zu wissen, dass man nicht gleich in eine wirtschaftliche Schieflage gerät.

Stabiles Netzwerk
Niemand schafft es ganz allein. Gerade wenn man alleinerziehend ist, braucht man Menschen im Umfeld, auf die man sich verlassen kann – Verwandte, Freunde oder Nachbarn. Idealerweise gibt es ein, zwei verlässliche Personen in der Nähe, die in dringenden Fällen innerhalb weniger Minuten bei euch sein können. Eine weitere Möglichkeit ist die Unterstützung durch junge Menschen, die ein soziales Jahr machen oder sich in Ausbildung befinden, durch Au-Pairs oder Babysitter in der Nähe.

Offene Kommunikation mit dem Kind
Kinder sollten früh und auf eine kindgerechte Art erfahren, wie sie entstanden sind. Je offener und natürlicher man mit ihnen über ihre Entstehung spricht, desto besser lernt das Kind, damit umzugehen und seine Geschichte anzunehmen.

Psychosoziale Unterstützung
Psychosoziale Beratung wird von einigen Zentren von Single-Eltern gefordert oder

zumindest dringend empfohlen. Sie unterstützt Menschen bei der Vorbereitung auf ihre neue Lebenssituation, hilft ihnen, Ängste abzubauen und mentale Stärke zu entwickeln, und unterstützt auch später z. B. in Erziehungsfragen.

Meine Geschichte

„Ich hatte viele Dates, aber den richtigen Partner für eine Familiengründung habe ich leider nicht kennengelernt. Kinder wollte ich immer schon, doch irgendwann hörte ich meine biologische Uhr immer lauter ticken. Unter diesem Druck jemanden fürs Leben zu finden, ist nicht einfach. Deshalb habe ich beschlossen, mein Glück einfach selbst in die Hand zu nehmen.
Auch wenn der Traum einer klassischen Familie nicht in Erfüllung ging, freute ich mich sehr auf mein Kind. Leider war unser Start nicht ideal, da ich einen Kaiserschnitt hatte und auf Hilfe angewiesen war. Inzwischen hat sich aber alles eingespielt und wir sind ein gutes Team. Ich bin zwar meistens müde und am Abend völlig erledigt, aber sehr glücklich und froh, dass ich mich getraut habe, diesen Schritt zu gehen. Manchmal frage ich mich, ob mein Sohn einmal darunter leiden wird, dass wir keine ‚klassische Familie' sind. Ich habe mir vorgenommen, mit ihm offen über seine Entstehung zu sprechen."

Eva, 35 Jahre

Co-Parenting: Eltern ohne romantische Beziehung

Co-Elternschaft ist eine Option für Menschen, die sich ein Kind wünschen, aber keine Partnerschaft im traditionellen Sinne führen oder eingehen wollen. Dabei entscheiden sich zwei Personen, gemeinsam Eltern zu werden, ohne eine romantische Beziehung zueinander zu pflegen.
Bei der Co-Elternschaft sollte man unbedingt beachten, dass die Beteiligten von Anfang an klare Vereinbarungen treffen: Erfolgt die Zeugung beispielsweise über Geschlechtsverkehr oder mithilfe eines Kinderwunschzentrums? Wer übernimmt die Kosten für Letzteres? Sämtliche Fragen zum Sorgerecht, zu finanziellen Verpflichtungen und grundlegende Erziehungsfragen sollten vorab geklärt werden, um spätere Konfliktpotenziale zu vermeiden. Zur Sicherstellung, dass die Zuständigkeiten und Rechte beider Elternteile zum Wohl des Kindes klar geregelt sind, ist bei dieser Art der Familiengründung eine rechtliche und psychosoziale Beratung dringend angeraten.

DER DAUERHAFT UNERFÜLLTE KINDERWUNSCH

Wenn der Kinderwunsch trotz aller Bemühungen unerfüllt bleibt, sind Paare in ihrem Leben mit tiefgreifenden Fragen konfrontiert: „Was gibt meinem/unserem Leben jetzt Sinn?", „Wie finden wir einen neuen Weg?" ,„Wie geht es jetzt weiter?", „Können wir auch ohne ein Kind glücklich sein?" oder „Was bedeutet das für unsere Beziehung?"

De facto muss der bisherige Lebensplan umgeschrieben werden. Aber wie kann man lernen, mit dieser Situation umzugehen, und trotzdem ein erfülltes Leben führen?

Auch wenn es sehr schmerzhaft ist, kann man mit der Zeit lernen, neue, erfüllende Lebensinhalte für sich und miteinander zu entdecken. Das Leben wird nicht nur durch das Erreichen eines bestimmten Ziels oder Wunsches erfüllend. Im Gegenteil: Gerade die schwierigen Erfahrungen auf unserem Weg eröffnen uns zum Teil unerwartete Chancen. An ihnen zu wachsen, könnte unser neues Ziel sein.

Akzeptanz endgültiger Kinderlosigkeit

Ein erster entscheidender Schritt für die Verarbeitung ist, sich Zeit zu nehmen und die Trauer zuzulassen. Bleibt der Kinderwunsch unerfüllt, kann es zu ähnlichen Trauerphasen kommen, wie wenn uns ein geliebter Mensch verlässt.

Elisabeth Kübler-Ross formuliert einzelne Phasen des Trauerprozesses. Sie können auch auf die Verarbeitung eines unerfüllten Kinderwunsches übertragen werden:

1. ***Verleugnung:***
   Es fällt schwer, die Realität anzunehmen.

2. ***Wut:***
   Frustration und das Gefühl der Ungerechtigkeit kommen auf. Warum gerade wir?

3. ***Verhandlung:***
   Es wird nach möglichen Lösungen gesucht. Machen wir doch noch eine letzte Behandlung?

4. ***Depression:***
   Verzweiflung, Traurigkeit und Verlust werden in dieser Phase besonders stark erlebt.

5. ***Akzeptanz:***
   Die Situation wird akzeptiert und in das eigene Leben integriert. Der Schmerz bleibt zwar, aber der Umgang mit dem Erlebten wird mit der Zeit leichter.

Trauerphasen treten bei jedem Betroffenen in anderer Dauer und Intensität auf und können sich im Verlauf verändern.

Wie geht es nach der Trauer weiter?

Klar, das Leben geht weiter, aber in welcher Form? Es gibt verschiedene Wege, wie man sich mit der Zeit von dem Schmerz erholen und neue Kraft schöpfen kann. Welche Strategien dabei helfen können, neue Perspektiven zu entwickeln, möchten wir im Folgenden genauer vorstellen.

Verschiedene Studien zeigen, dass es Paaren am meisten hilft, die Situation anzunehmen, die Kinderlosigkeit zu akzeptieren und nach neuen Wegen sowie sozialen Kontakten zu suchen. Vermeidungsverhalten, ständiges Grübeln oder das Festhalten an Trauer und dem Gefühl der Machtlosigkeit sind hingegen wenig förderlich.

In einer groß angelegten Studie, der Heidelberger Katamnese-Studie, gaben mehr als die Hälfte der Frauen und ein Drittel der Männer an, dass der offene Austausch über ihre Gefühle und die soziale Unterstützung für sie sehr wertvoll bei der Verarbeitung der endgültigen Kinderlosigkeit waren. Die Studie zeigt außerdem, dass es sehr hilfreich sein kann, die Situation zu akzeptieren und neue Lebensziele zu finden, etwa durch den Fokus auf berufliche oder persönliche Interessen. Durch gemeinsame Projekte entstehen Möglichkeiten für Wachstum, Veränderungen und wertvolle Chancen.

Neue Lebensziele gestalten

Hinter dem Wunsch nach einem eigenen Kind stehen immer auch persönliche Werte oder Sehnsüchte, wie beispielsweise einem anderen Menschen Liebe zu geben, sich um jemanden zu kümmern, nicht allein zu sein, Wertvolles weitergeben zu können oder etwas Bleibendes zu hinterlassen.

Die folgende Selbstbefragung hilft euch, die Motive hinter eurem Wunsch nach einem Kind besser zu verstehen. Möglicherweise bringt sie euch auf eine Spur und gibt euch eine Idee, wie ihr bislang unbefriedigte Bedürfnisse und Wünsche auf andere Weise realisieren könnt. Je besser ihr euch und eure Sehnsüchte versteht, desto eher findet ihr neue erstrebenswerte Ziele.

Eine einfache Übung, um über die Motivation des Kinderwunsches nachzudenken:

1. Was genau erscheint mir erstrebenswert an einem Leben mit Kind zu sein?
Z. B.: „Ich habe viel Liebe zu geben."
„Ich möchte etwas Bleibendes hinterlassen."

2. Was ist für mich persönlich das Wichtige daran?
Z. B.: „Ich möchte mehr Lebensfreude in meinem Leben."
„Ich möchte meine Werte an jemanden weitergeben können."
„Ich möchte mich gebraucht fühlen."

3. Wie kann ich diese Werte auch ohne ein eigenes Kind leben?
Z. B.: „Ich möchte andere weiterbilden und ihnen ein guter Lehrer sein."
„Ich möchte statt einem Kind anderen Bedürftigen meine Liebe schenken."
„Ich engagiere mich in Vereinen und Organisationen."

Übung:

LEBENSZIELE NEU DEFINIEREN

VORBEREITUNG:
Du brauchst ein großes weißes Blatt Papier und bunte Stifte oder Kreide.

Schließe die Augen, atme tief ein und aus und stelle dir einen Ort vor, an dem du dich wohlfühlst. Nimm dir 5–10 Minuten Zeit, um zur Ruhe zu kommen, und spüre, welche Bereiche in deinem Leben du verändern oder stärken möchtest. Öffne dann langsam die Augen.

Nimm das Papier und male in die Mitte ein „ICH“ oder ein Strichmännchen. Ziehe Linien zu verschiedenen Lebensbereichen wie Beruf, Beziehungen, Hobbys, Familie und persönliche Wünsche. Überlege, was du in diese Bereiche hineinlassen möchtest, um dein Leben erfüllend und lebendig zu gestalten. Gestalte das Blatt so bunt und kreativ wie möglich, um die Vorfreude auf das Kommende förmlich zu spüren.

Kann man ohne Kinder glücklich sein?

Diese Frage stellen sich wohl alle Paare, deren Kinderwunsch unerfüllt geblieben ist. Die Sorge ist verständlich. Kann das Leben ohne Kinder genauso erfüllend und glücklich sein? Die Antwort lautet: Ja, das ist möglich!

Glück ist nicht ausschließlich an die Frage gebunden, ob wir Kinder haben. Es geht vielmehr um die Art und Weise, wie wir unser Leben gestalten. Natürlich können auch Paare, die lange versucht haben, ein Kind zu bekommen und kinderlos geblieben sind, glücklich sein. Sie haben enge Freundschaften, interessante Hobbys, reisen, erleben berührende Momente und finden Erfüllung in ihrer Arbeit oder in anderen Dingen.

Glück ist nichts, worauf wir einen Anspruch haben oder was wir erzwingen können. Es sind die kleinen, unscheinbaren Momente im Leben, die es ausmachen. Entscheidend ist das achtsame Erleben oder „Auskosten" solcher Momente. Wenn ihr also das Gefühl habt, ohne Kinder nicht glücklich sein zu können, erinnert euch daran: Glück findet sich genauso in all den kleinen täglichen Erlebnissen. Ein gemütlicher Morgenkaffee, der Duft von Blumen, ein tiefer kalter Atemzug beim ersten Schnee, ein Lächeln eines Entgegenkommenden oder ein Spaziergang in der Sonne. Die Summe dieser kleinen Dinge ist es, die unser tägliches Leben interessant und schön machen. Ihr habt es in der Hand, diese zauberhaften Momente zu erkennen und wertzuschätzen.

Existenzanalyse: Ein nachhaltiger Blick auf das Leben

Im letzten Abschnitt dieses Kapitels möchten wir euch einen Einblick in die Sichtweise der Existenzanalyse geben, einer psychotherapeutischen Methode, die auf der Logotherapie von Viktor Frankl basiert und seit 1986 von Alfried Längle weiterentwickelt wurde. Sie beschäftigt sich insbesondere mit unserer inneren Haltung, die uns in die Lage versetzen kann, schwierige Lebenssituationen zu bewältigen.

Frankl zufolge hat jeder Mensch – auch in Zeiten von Krankheit oder Krisen – die Möglichkeit, bewusst Entscheidungen zu treffen und Verantwortung für sein Leben zu übernehmen. Wenn die Veränderung der äußeren Umstände nicht möglich ist, was immer mal wieder sein kann oder sogar eher die Regel ist, geht es darum, wie wir mit diesen Umständen umgehen.

Am Beispiel des unerfüllten Kinderwunsches bedeutet das: Auch wenn ihr kein eigenes Kind bekommen könnt, bleibt euch zumindest die innere Freiheit, zu entscheiden, wie ihr mit dieser Situation umgeht. Statt euch zu fragen: „Warum passiert das ausgerechnet uns?", besteht ein Ausweg aus dieser Situation darin, dass ihr die Dinge annehmt, wie sie sind, und überlegt, wie ihr euer Leben so gestalten könnt, dass ihr es trotzdem als erfüllend empfindet.

Folgende Fragen können euch bei euren Überlegungen helfen:

- *Was ist mir in dieser Lebensphase von besonderer Bedeutung?*
- *Gibt es etwas, das ich gerne verändern möchte?*
- *Für welche Werte möchte ich mich gerne mit voller Kraft einsetzen? (z. B. Ehrlichkeit, Liebe, Gerechtigkeit)*
- *Was könnten neue, sinnvolle Ziele in meinem Leben sein?*

Wenn es für euch generell bedeutungsvoll ist, einem Kind Liebe zu schenken, könnt ihr überlegen, wie ihr diesen Wert in anderer Form in euer Leben integrieren könnt. Ihr könntet euch für soziale Projekte engagieren oder statt einem gleich vielen Kindern eure Zeit und Fürsorge schenken – etwa durch eine Tätigkeit in einem Verein oder einer Hilfsorganisation.

Andere entscheiden sich nach einem unerfüllten Kinderwunsch dafür, gänzlich neue Lebensziele zu verfolgen: Sie wagen eine berufliche Veränderung, widmen sich einem Hobby, kümmern sich um ein Haustier oder erfüllen sich den Traum einer Weltreise. Entscheidend ist, dass ihr einen Weg findet, der euch glücklich macht und euch das Gefühl gibt, euer Leben bewusst und erfüllt zu gestalten.

Ganz nach dem Motto von Pippi Langstrumpf:

> *„Ich mache mir mein Leben, wie es mir gefällt."*

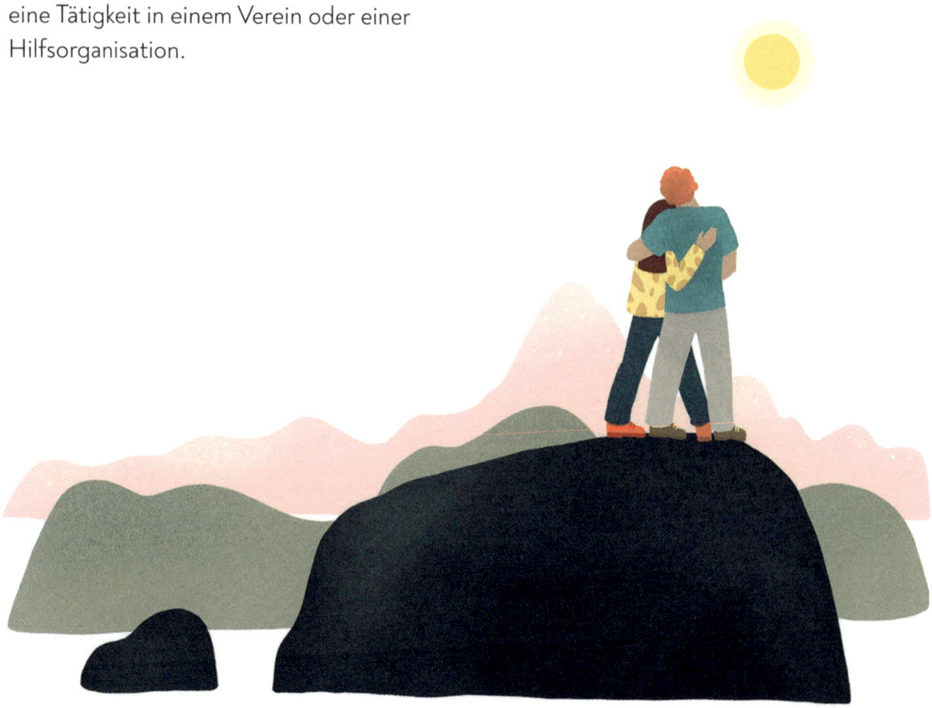

SCHLUSSWORT DER AUTORINNEN

Aus der Begleitung von Menschen auf ihrer Kinderwunschreise haben wir, Anna und Julia, gelernt: Diese Zeit stellt für die meisten eine der größten Herausforderungen ihres bisherigen Lebens und ihrer Beziehung dar. Sie bringt Betroffene an ihre Grenzen und prägt sie auf verschiedensten Ebenen.

Die Paarbeziehung wird auf die Probe gestellt. Weitreichende Entscheidungen müssen gemeinsam getroffen werden. Nicht wenige stehen vor der Frage, ob die Liebe auch dann stark genug ist, wenn der gemeinsame Lebensentwurf nicht wie geplant aufgeht. Doch das Füreinanderdasein, das sich gegenseitige Stärken und Stützen bekommt in dieser Zeit eine ganz neue Qualität und Tiefe und viele Paare lernen sich dadurch noch besser kennen und lieben.

Auch das Vertrauen und das Verhältnis zum eigenen Körper gerät ins Wanken. Kann ich akzeptieren, dass mein Körper etwas nicht kann, das bei anderen „kinderleicht" scheint? Ebenso ist auf der seelischen Ebene der ungewisse Ausgang für Betroffene in unserer kontrollierten Welt eine neue Erfahrung. Wir sind es gewohnt, mit Fleiß und Einsatz unsere Ziele zu erreichen. Beim Kinderwunsch müssen wir schmerzlich erleben, dass vieles nicht in unserer Hand liegt. Durch diese Erfahrung lernen Menschen sich und ihre körperlichen und emotionalen Ressourcen, Reaktionen und Grenzen intensiver kennen und stehen vor der Herausforderung, diese Grenzen akzeptieren zu müssen.

Zu guter Letzt prägt diese Reise auch die Familien, deren Wunsch nach einem Kind sich erfüllt. Die Bezeichnung „Wunsch-Kind" bekommt für sie eine vollkommen neue Qualität. Kinder, deren Eltern für die Familiengründung so viel Geduld, Hoffnung und Einsatz aufgebracht haben, erfahren in der Regel besonders große Wertschätzung und liebevolle Zuwendung und erleben eine sichere und tragfähige Bindung zu ihren Eltern.

Unser Leben verläuft selten nach Plan. Die entscheidende Frage ist daher, wie wir mit dem umgehen, was ist. Wir möchten allen Betroffenen Mut machen: Krisen fordern uns ungeheuer heraus und bieten uns doch auch die Chance, uns selbst und unsere Mitmenschen besser kennenzulernen, Wesentliches zu erkennen und bewusster zu leben.

Wir wünschen euch von Herzen Zuversicht sowie den Mut, euren ganz eigenen Weg zu finden, der für euch stimmig, lebendig, wertvoll und sinnhaft ist – mit oder ohne Kind(er).

Anna & Julia

Hilfreiche Websites:

- **www.bkid.de** – Beratungsnetzwerk Kinderwunsch
- **www.donogene-insemination.de** – Richtlinien zur Spendersamenbehandlung
- **www.di-familie.de** – Netzwerk für Familien nach Samen- und Eizellspende
- **www.spenderkinder.de** – Verein von Spenderkindern, setzt sich für Rechte und Aufklärung ein
- **www.bmfsfj.de** – Bundesministerium für Familie, Senioren, Frauen und Jugend, Informationen und Unterstützung bei ungewollter Kinderlosigkeit

Quellenverzeichnis:

Medizinische Aspekte:

Evers, J. L. H. (2002). Female sub fertility. Lancet, 360, 151-159

van Noord-Zaadstra et al., Delaying childbearing: effect of age on fecundity and outcome of pregnancy, 302, p. 1363, 1991

Bunting, L. & Boivin, J., Development and preliminary validation of the Fertility Status Awareness Tool: FertiSTAT. Human Reproduction, 25, 7, 1722–1733, 2010

Rudolf Virchow: Thrombose und Embolie (1846–1856). Leipzig 1910 (= Klassiker der Medizin. Band 7–8)

S2k-Leitlinie Diagnostik und Therapie vor einer assistierten reproduktionsmedizinischen Behandlung (ART) 015/085, Februar 2019

S3-Leitlinie Prävention und Therapie der Adipositas 050/001, Oktober 2024

S3-Leitlinie Gestationsdiabetes mellitus (GDM), Diagnostik, Therapie und Nachsorge, 0 57-008, 2018

S2k-Leitlinie Diagnostik und Therapie von Frauen mit wiederholten Spontanaborten 015/50, Version 6.1, August 2022

S1 Leitlinie: „Adrenogenitales Syndrom (AGS)" AWMF-Register-Nummer: 174-003 Version 2.0 (Oktober 2021)

S2k-Leitlinie Diagnostik und Therapie von Endometriose 015/045, August 2020

S2k-Leitlinie Diagnostik und Therapie der Venenthrombose und Lungenembolie 065/002, Version: 5.5, 14.02.2023

International Evidence-based Guideline for the assessment and management of polycystic ovary syndrome 2023, ESHRE Teede, Helena; Tay, Chau Thien; Laven, Joop S. E.; Dokras, Anuja; Moran, Lisa J; Piltonen, Terhi; et al. (2023). International Evidence-based Guideline for the Assessment and Management of Polycystic Ovary Syndrome 2023. Monash University. Online resource. https://doi.org/10.26180/24003834.v1

Guideline for unexplained infertility, Guideline of European Society of Human Reproduction and Embryology, ESHRE 2023

ESHRE Guideline Group on POI, L. Webber, M. Davies, R. Anderson, J. Bartlett, D. Braat, B. Cartwright, R. Cifkova, S. de Muinck Keizer-Schrama, E. Hogervorst, F. Janse, L. Liao, V. Vlaisavljevic, C. Zillikens, N. Vermeulen, ESHRE Guideline: management of women with premature ovarian insufficiency, Human Reproduction, Volume 31, Issue 5, May 2016, Pages 926–93

ESHRE Add-ons working group, K Lundin, J G Bentzen, G Bozdag, T Ebner, J Harper, N Le Clef, A Moffett, S Norcross, N P Polyzos, S Rautakallio-Hokkanen, I Sfontouris, K Sermon, N Vermeulen, A Pinborg, Good practice recommendations on add-ons in reproductive medicine, Human Reproduction, Volume 38, Issue 11, November 2023, Pages 2062–2104

ESHRE Working Group on Recurrent Implantation Failure, D Cimadomo, M J de los Santos, G Griesinger, G Lainas, N Le Clef, D J McLernon, D Montjean, B Toth, N Vermeulen, N Macklon, ESHRE good practice recommendations on recurrent implantation failure, Human Reproduction Open, Volume 2023, Issue 3, 2023, hoad023

The Guideline Group on Unexplained Infertility, D Romualdi, B Ata, S Bhattacharya, E Bosch, M Costello, K Gersak, R Homburg, M Mincheva, R J Norman, T Piltonen, S Dos Santos-Ribeiro, D Scicluna, S Somers, S K Sunkara, H R Verhoeve, N Le Clef, Evidence-based guideline: unexplained infertility, Human Reproduction, Volume 38, Issue 10, October 2023, Pages 1881–1890

Guideline on the management of recurrent pregnancy loss, ESHRE, February 2023

Christian M Becker, Attila Bokor, Oskari Heikinheimo, Andrew Horne, Femke Jansen, Ludwig Kiesel, Kathleen King, Marina Kvaskoff, Annemiek Nap, Katrine Petersen, Ertan Saridogan, Carla Tomassetti, Nehalennia van Hanegem, Nicolas Vulliemoz, Nathalie Vermeulen, ESHRE Endometriosis Guideline Group , ESHRE guideline: endometriosis, Human Reproduction Open, Volume 2022, Issue 2, 2022, hoac009

Guido de Wert, Sanne van der Hout, Mariëtte Goddijn, Rita Vassena, Lucy Frith, Nathalie Vermeulen, Ursula Eichenlaub-Ritter, ESHRE Ethics Committee, The ethics of preconception expanded carrier screening in patients seeking assisted reproduction, Human Reproduction Open, Volume 2021, Issue 1, 2021, hoaa063

ESHRE Guideline Group on Female Fertility Preservation, Richard A Anderson, Frédéric Amant, Didi Braat, Arianna D'Angelo, Susana M Chuva de Sousa Lopes, Isabelle Demeestere, Sandra Dwek, Lucy Frith, Matteo Lambertini, Caroline Maslin, Mariana Moura-Ramos, Daniela Nogueira, Kenny Rodriguez-Wallberg, Nathalie Vermeulen, ESHRE guideline: female fertility preservation, Human Reproduction Open, Volume 2020, Issue 4, 2020, hoaa052

Grimbizis GF, Di Spiezio Sardo A, Saravelos SH, Gordts S, Exacoustos C, Van Schoubroeck D, Bermejo C, Amso NN, Nargund G, Timmermann D, Athanasiadis A, Brucker S, De Angelis C, Gergolet M, Li TC, Tanos V, Tarlatzis B, Farquharson R, Gianaroli L, Campo R. The Thessaloniki ESHRE/ESGE consensus on diagnosis of female genital anomalies. Gynecol Surg. 2016;13:1-16. doi: 10.1007/s10397-015-0909-1. Epub 2015 Nov 4. PMID: 26918000; PMCID: PMC4753246.

ESHRE working group on Ectopic Pregnancy, Emma Kirk, Pim Ankum, Attila Jakab, Nathalie Le Clef, Artur Ludwin, Rachel Small, Tina Tellum, Mira Töyli, Thierry Van den Bosch, Davor Jurkovic, Terminology for describing normally sited and ectopic pregnancies on ultrasound: ESHRE recommendations for good practice, Human Reproduction Open, Volume 2020, Issue 4, 2020, hoaa055

ESHRE Guideline Group on Ovarian Stimulation, Ernesto Bosch, Simone Broer, Georg Griesinger, Michael Grynberg, Peter Humaidan, Estratios Kolibianakis, Michal Kunicki, Antonio La Marca, George Lainas, Nathalie Le Clef, Nathalie Massin, Sebastiaan Mastenbroek, Nikolaos Polyzos, Sesh Kamal Sunkara, Tanya Timeva, Mira Töyli, Janos Urbancsek, Nathalie Vermeulen, Frank Broekmans, ESHRE guideline: ovarian stimulation for IVF/ICSI†, Human Reproduction Open, Volume 2020, Issue 2, 2020, hoaa009

Tsampras, N., Palinska-Rudzka, K., Alebrahim, Y., Craciunas, L., & Mathur, R. (2024). Prevention of ovarian hyperstimulation syndrome (OHSS): British Fertility Society policy and practice guideline. Human Fertility, 28(1).

Maheshwari, A., Muneer, A., Lucky, M., Mathur, R., & McEleny, K. (2020). A review of varicocele treatment and fertility outcomes. Human Fertility, 25(2), 209–216.

Wilde, R., McTavish, A., & Crawshaw, M. (2013). Family building using donated gametes and embryos in the UK: Recommendations for policy and practice on behalf of the British Infertility Counselling Association and the British Fertility Society in collaboration with the Association of Clinical Embryologists and the Royal College of Nurses Fertility Nurses Forum. Human Fertility, 17(1), 1–10.

Psychosoziale Aspekte:

AWMF (Arbeitsgemeinschaft der Wissenschaftlichen Medizinischen Fachgesellschaften). (2020). S2k-Leitlinie: Diagnostik und Therapie der Unfruchtbarkeit der Frau (AWMF-Leitlinienregister Nr. 016/003). Verfügbar unter: https://register.awmf.org/de/leitlinien/detail/016-003

Benyamini, Y., Gozlan, M., & Kokia, E. (2005). Variability in the difficulties experienced by women undergoing infertility treatments. Fertility and Sterility, 83(2), 275–283. https://doi.org/10.1016/j.fertnstert.2004.10.014

Boivin, J., Griffiths, E., & Venetis, C. A. (2011). Emotional distress in infertile women and failure of assisted reproductive technologies: meta-analysis of prospective psychosocial studies. British Medical Journal, 342, d223.

Bowlby, J. (1982). Attachment and Loss: Volume III. Loss: Sadness and Depression. Basic Books

Bowlby, J., & Ainsworth, M. D. S. (1978). Bindung und menschliche Entwicklung: John Bowlby, Mary Ainsworth und die Grundlagen der Bindungstheorie. Lawrence Erlbaum Associates.

Cumming, D. C., et al. (2016). Psychological and emotional responses to pregnancy loss. British Journal of Obstetrics and Gynecology.

DELTA-Institut. (2015). DELTA-Kinderlosenstudie, Basis: Kinderlose Frauen und Männer im Alter von 20 bis 50 Jahren; 3.049 Fälle.

Enchelmaier, I. (2004). Abschied vom Kinderwunsch. Stuttgart: Kreuz.

Golombok, S. (2019). Parenting and Family Relationships in Non-Traditional Families. In J. Doe (Ed.), Advances in Child Psychology (pp. 123–145). Springer.

Golombok, S. (2015). Modern Families: Parents and Children in New Family Forms. Cambridge University Press.

Greil, A. L., McQuillan, J., & Slauson-Blevins, K. (2020). The psychological burden of infertility: A comparison of fertile and infertile women. Journal of Psychosomatic Obstetrics & Gynecology, 41(3), 202–211.

Hammarberg, K., Kirkman, M., & Fisher, J. (2016). Psychological aspects of infertility. Best Practice & Research Clinical Obstetrics & Gynaecology, 34, 45-53.

Jadva, V., Freeman, T., Kramer, W., & Golombok, S. (2009). The experiences of adolescents and adults conceived by sperm donation: comparisons by age of disclosure and family type. Human Reproduction, 24(8), 1909-1919.

Jordan, C., & Houghton, M. L. (2012). The psychological impact of miscarriage: A review of the literature. Journal of Reproductive and Infant Psychology, 30(1), 43–56.

Kübler-Ross, Elisabeth. On Death and Dying. Macmillan, 1969.

Lampic, C., Skoog Svanberg, A., Karlström, P., & Tydén, T. (2005). Fertility awareness, intentions concerning childbearing, and attitudes towards parenthood among female and male academics. Human Reproduction, 21(2), 558–564.

Lampic, C., Skoog Svanberg, A., Karlström, P., & Tydén, T. (2006). Attitudes toward parenthood and awareness of fertility among postgraduate students in Sweden. Gender Medicine, 3(3), 187-195.

Mackay, J. (2008). The Work-Life Balance: A Practical Guide.

Myrskylä, M., Barclay, K., & Goisis, A. (2017). Advantages of later motherhood. Gynäkologe, 50, 767–772.

Pasch, L. A., Gregorich, S. E., Katz, P. K., Millstein, S. G., Nachtigall, R. D., Bleil, M. E., & Adler, N. E. (2012). Psychological distress and in vitro fertilization outcome. Fertility and Sterility, 98(2), 459-464.

Stammer, H., Verres, R., & Wischmann, R. (2004). Paarberatung und Therapie bei unerfülltem Kinderwunsch. Göttingen: Hogrefe.

Tordy, K., & Riegler, J. (2014). Der Gynäkologe, 47, 251-257. Heidelberg: Springer-Verlag.

Thorn, P. & Wischmann, T. (2008). Leitlinien für die psychosoziale Beratung bei Gametenspende. J Reproduktionsmed Endokrinol, 3, 147-152.

Thorn, P., Wischmann, T., Quitmann, S., & Dorn, A. (2018). Psychosoziale Kinderwunschberatung – Medizinische, ethische und psychosoziale Aspekte, beraterische Interventionen (2. überarbeitete Auflage). Mörfelden: FamART.

Verhaak, C. M., Smeenk, J. M., Eugster, A., Kremer, J. A., Kraaimaat, F. W., & Braat, D. D. (2005). Stress and marital satisfaction among women before and after their first cycle of in vitro fertilization and intracytoplasmic sperm injection. Fertility and Sterility, 83(3), 635-642.

Volgsten, H., Skoog Svanberg, A., Ekselius, L., Lundkvist, Ö., & Sundström Poromaa, I. (2008). Prevalence of psychiatric disorders in infertile women and men undergoing in vitro fertilization treatment. Acta Obstetricia et Gynecologica Scandinavica, 87(3), 265-272).

Wallraff, D., Thorn, P., & Wischmann, T. (2015). Kinderwunsch – Der Ratgeber des Beratungsnetzwerkes Kinderwunsch Deutschland (BKiD). Stuttgart: Kohlhammer.

Wischmann, T., Stammer, H., Gerhard, I., & Verres, R. (1997). „Heidelberger Kinderwunschsprechstunde" – Ein Modell psychosomatischer Beratung von Paaren mit unerfülltem Kinderwunsch. Geburtshilfe und Frauenheilkunde, 52, 405-412.

GLOSSAR

Amenorrhoe
Ausbleiben der Regelblutung über einen Zeitraum von mindestens 3 Monaten.

Autoimmunerkrankung
Erkrankung meist unbekannter Ursache, bei der sich das Immunsystem gegen körpereigene Strukturen wie bestimmte Zellen oder bestimmtes Gewebe richtet.

Azoospermie
Komplettes Fehlen von Samenzellen im Ejakulat des Mannes.

beta-HCG
Das humane Choriongonadotropin (beta-HCG) wird von der Plazenta zum Erhalt der Schwangerschaft gebildet. In Blut und Urin nachweisbar, wird beta-HCG für Schwangerschaftstests verwendet.

Blastozyste
Frühes Embryonalstadium an Tag 5 nach der Befruchtung mit etwa 100 bis 300 Zellen. Die Blastozyste wird bei einer IVF (In-vitro-Fertilisation) oder ICSI (intrazytoplasmatischen Spermieninjektion) in die Gebärmutterhöhle transferiert.

Chromosomen
Träger der Erbinformation, der DNA, die sich in den Zellkernen befinden. Der Mensch hat 46 Chromosomen in 23 Paaren, eines mit den Geschlechtschromosomen X und Y. Frauen haben zwei X-Chromosomen (XX), Männer ein X- und ein Y-Chromosom (XY) .

Eileiterdurchgängigkeit
Die Eileiterdurchgängigkeit ist ein wichtiger Faktor für die weibliche Fruchtbarkeit, damit die Eizelle nach dem Eisprung ihren Weg zur Gebärmutter und die Spermien den Weg zur Eizelle finden können. Sie lässt sich mittels Ultraschalluntersuchung mit Kontrastmittel oder mit Bauchspiegelung (Laparoskopie) prüfen.

Eizellreserve
Auch ovarielle Reserve genannt. Bezieht sich auf die Anzahl an reifungsfähigen Eizellen in den Eierstöcken einer Frau. Sie ist bereits im Mutterleib angelegt und nimmt im Laufe des Lebens ab. Auch die Qualität der Eizellen nimmt mit den Jahren ab, was das Risiko für Fehlbildungen und Chromosomenanomalien erhöht.

Embryo
Lebewesen in der Frühphase seiner Entwicklung, beim Menschen die befruchtete Eizelle bis zur 9. Schwangerschaftswoche.

Gen
Ein bestimmter Abschnitt auf der DNA eines Chromosoms, der verschlüsselte Information über ein bestimmtes Merkmal enthält und diese weitervererbt.

Hormone
Die Botenstoffe unseres Körpers. Sie regulieren lebenswichtige Körperfunktionen wie Stoffwechsel, Wasserhaushalt, Nahrungsaufnahme und Fortpflanzung, aber auch die

Psyche, Stimmungen, zwischenmenschliche Beziehungen und vieles mehr.

Hormonstatus
Analyse der Hormonspiegel bei ausbleibender Schwangerschaft, aufgrund der Zyklusschwankungen am 2.–5. Zyklustag. Zu den wichtigsten untersuchten Hormonen gehören: FSH, LH, Östradiol, Progesteron, Prolaktin, Testosteron, AMH und Schilddrüsenhormone (TSH, fT3, fT4).

Infertilität
Die Unfähigkeit, eine Schwangerschaft auszutragen. Bei „primärer Infertilität" tritt trotz ungeschütztem Geschlechtsverkehr keine Schwangerschaft ein, bei „sekundärer Infertilität" kommt nach vorherigen Schwangerschaften keine weitere zustande.

Kryokonservierung
Einfrieren von Embryonen zur Lagerung über einen längeren Zeitraum, um sie später wieder aufzutauen und in die Gebärmutter einzusetzen, häufig im Rahmen einer In-vitro-Fertilisation (IVF) oder einer intrazytoplasmatischen Spermieninjektion (ICSI), wenn mehrere Embryonen entstehen und nicht alle übertragen werden sollen, oder einer Präimplantationsdiagnostik, während der Wartezeit auf das Ergebnis.

Menopause
Bezeichnung für die Phase nach der letzten Regelblutung im Leben einer Frau.

Mikrobiom
Bakterien, die unseren Körper besiedeln und zahlreiche Funktionen in unserem Körper steuern. Es wird inzwischen angenommen, dass sie großen Einfluss auf Gesundheit (und damit Fruchtbarkeit) und Krankheit eines Menschen haben.

Myom
Gutartige Knoten aus Muskel- und Bindegewebe, die sich an verschiedenen Stellen in der Gebärmutterwand, auf der äußeren Oberfläche oder im Inneren der Gebärmutterhöhle bilden können.

Oligomenorrhoe
Übermäßig lange Zeitspanne zwischen zwei Regelblutungen (mehr als 35 Tage).

Spermiogramm
Eine Untersuchung der Anzahl, Beweglichkeit und Form der Spermien in einem Ejakulat, um die Fruchtbarkeit des Mannes zu ermitteln.

Thrombophilie
Krankheit mit speziellen Veränderungen im Blut, die zu vermehrter Bildung von Blutgerinnseln führen und das Risiko für Komplikationen während einer Fruchtbarkeitsbehandlung und in der Schwangerschaft erhöhen.

Zervixschleimbeobachtung
Beobachtung des Gebärmutterhalsschleims zur Bestimmung der fruchtbaren Tage. Kurz vor dem Eisprung wird der Schleim dünnflüssiger und lässt sich zwischen den Fingern zu einem Faden ziehen.

Zyklus
Zeitraum zwischen zwei Regelblutungen, vom ersten Tag einer Blutung bis zum ersten Tag der nächsten Blutung. Zykluslängen zwischen 25 und 35 Tagen gelten als normal.

REGISTER

Texte Dr. med. Anna Aulitzky,
Dipl.-Psych. Mag. Julia König
Lektorat Anke Wellner-Kempf
Layout, Grafiken und Covergestaltung
Julia Leissing
Illustrationen Katharina Ralser

DK Verlag
Projektbetreuung Caren Kinscherf
Herstellung Sophie Schiela

ISBN 978-3-8310-5160-1
5902-970894-24064-01

Repro Regg Media GmbH, München
Druck und Bindung TBB, a.s., Slowakei

MIX
Papier | Fördert gute Waldnutzung
FSC® C018179
FSC
www.fsc.org

www.dk-verlag.de

Wichtiger Hinweis

Autorinnen und Verlag lehnen Haftung für Schäden aller Art ab, die sich direkt oder indirekt aus der Anwendung der Informationen in diesem Buch ergeben. Die Angaben in diesem Buch dienen zu Informationszwecken und als Orientierungshilfe und können die Beratung durch einen Arzt nicht ersetzen.

Die beschriebenen Inhalte basieren auf den aktuellen wissenschaftlichen Erkenntnissen und den zum Zeitpunkt der Veröffentlichung verfügbaren Informationen zum Thema. Die Wissenschaft ist jedoch einem ständigen Wandel unterworfen, und neue Forschungsergebnisse können zu einer Anpassung bestehender Empfehlungen führen. Obwohl wir uns bemüht haben, die Informationen so präzise und vollständig wie möglich darzustellen, können wir keine Garantie für die absolute Fehlerfreiheit oder dauerhafte Aktualität übernehmen.

Dieses Buch ist für die breite Öffentlichkeit bestimmt, daher erlauben sich die Autorinnen gelegentlich, komplexe wissenschaftliche Zusammenhänge vereinfacht darzustellen.